imaginist

想象另一种可能

理
想
国

imaginist

IMMUNE

A Journey into the Mysterious System
That Keeps You Alive

战斗 细胞

人体免疫系统奇妙之旅

Philipp Dettmer

［德］菲利普·德特玛 著 李超群 译

海南出版社
·海口·

IMMUNE: A Journey into the Mysterious System That Keeps You Alive
by Philipp Dettmer
Copyright © 2021 by Philipp Dettmer
Simplified Chinese character translation copyright © 2022
by Beijing Imaginist Time Culture Co., Ltd.
All Rights Reserved.

图字：30-2022-050

图书在版编目（CIP）数据

战斗细胞：人体免疫系统奇妙之旅 /（德）菲利普·德特玛 (Philipp Dettmer) 著；李超群译 . — 海口：海南出版社，2022.10
书名原文：Immune: A Journey into the Mysterious System that Keeps You Alive
ISBN 978-7-5730-0785-8

Ⅰ.①战… Ⅱ.①菲… ②李… Ⅲ.①免疫学—普及读物 Ⅳ.① R392-49

中国版本图书馆 CIP 数据核字 (2022) 第 165829 号

战斗细胞——人体免疫系统奇妙之旅
ZHANDOU XIBAO——RENTI MIANYI XITONG QIMIAO ZHI LÜ

作　　者	[德]菲利普·德特玛
译　　者	李超群
责任编辑	陈泽恩
特约编辑	伊　寄
封面设计	Philip Laibacher　高　熹
内文制作	伊　寄

海南出版社 出版发行

地　　址	海口市金盘开发区建设三横路2号
邮　　编	570216
电　　话	0898-66822134
印　　刷	天津市银博印刷集团有限公司
版　　次	2022 年 10 月第 1 版
印　　次	2022 年 10 月第 1 次印刷
开　　本	710mm×960mm　1/16
印　　张	21
字　　数	265千字
书　　号	ISBN 978-7-5730-0785-8
定　　价	106.00元

如发现印装质量问题，影响阅读，请与发行部门联系：010-64284815

献给凯西和莫基

目　录

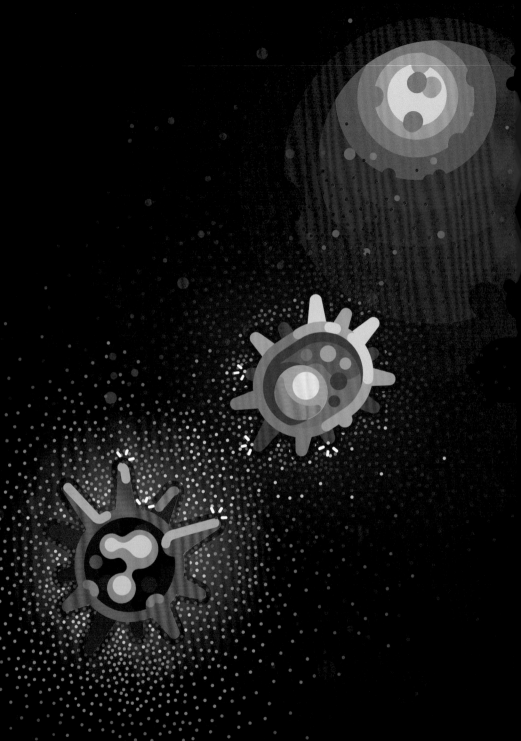

前　言

　　想象一下，明早一醒来，你就有点不舒服：咽痛、流涕、还有点咳嗽。你一边准备冲澡，一边想：人生不易啊，不过还没严重到要请假的地步。你不是一个爱抱怨的宝宝，而你的免疫系统更加任劳任怨，默默无闻。它们时刻都在辛勤地工作，确保你能活着，继续哀叹人生的不幸。"入侵者"在你体内横突东西，杀死了十万百万的细胞，而此时，你的免疫系统正在组织复杂的防御，它通过远距离的通信，启动精密的防御网络，给百千万乃至十百亿的敌人致命的一击。而这一切都发生在你有点心烦意乱地站在淋浴间里的那一刻。

　　不过，免疫系统的复杂性常常不为人们所知。

　　这太遗憾了，毕竟能像免疫系统那样深刻影响人们生活质量的事物并不多。免疫系统给我们提供全方位的保护，从感冒、擦伤、割伤这些小毛病，到威胁生命的癌症、普通肺炎甚至 COVID-19 这样的致命性感染，等等，它都在发挥作用。免疫系统就像心、肺一样重要。实际上，它也是体内最大、分布最广的器官系统之一，尽管我们往往没有这样看待它。

　　对我们大多数人来说，免疫系统是一个模糊不清的东西，令人捉摸不透，它有时起作用，有时又会罢工。它有点像天气那样难以预知，因此引发了无数猜测和臆想，于是其行事在我们看来毫无规律可循。不幸的是，许多人谈起免疫系统时言之凿凿，实际上却一知半解，我们很难判断要相信哪些信息，以及为什么要相信它们。那么免疫系统究竟是什么？它又是怎样发挥作用的呢？

读读本书，了解时刻保护你性命的免疫机制，不只锻炼脑力，满足对知识的好奇，更是在接受生存必需的常识。理解了免疫系统的运作，你就能明白疫苗的原理，会感激它为保护你和你孩子的生命做出的贡献，你面对疾病的心态就会很不一样，恐惧会大大减少。你也会不那么相信推销离谱"神药"的人了。在生病的时候，你能更好地知道什么样的药才会有用，以及怎样做才能增强免疫力。你能保护孩子免遭危险微生物的感染，同时又不会在孩子从外面玩得脏兮兮地回来时过分紧张。在极端情况比如全球疫情蔓延之时，了解病毒的危害以及身体的应对措施，你能更好地理解公共卫生专家给出的建议。

除开这些实际用途之外，免疫系统本身就是造物的无上杰作，蕴藏着自然之美。它可不仅仅是让你不再咳嗽的工具，而是和体内几乎所有生命进程都交织在一起。不过，虽然免疫系统对维持生命至关重要，免疫缺陷或免疫亢进也可能是早逝的原因。

我被免疫系统那超乎想象的复杂性吸引并为之着迷，已有近 10 年的时间。一开始我在大学学习信息设计，做学期项目，我想免疫系统或许是个不错的课题。我借了厚厚一摞关于免疫学的书，一头扎了进去，可是不管我读了多少书，仍是一头雾水。我了解得越多，就越难以对免疫系统加以简化，因为每多了解一层，都会揭示出更多机制、更多特例和更多的复杂性。

于是，原本打算春天完成的项目拖到了夏天，接着又延到了秋天、冬天。免疫系统各部分的相互作用如此精妙，它们的共舞如此优雅，我被深深地吸引着，无法自拔。而这一学习过程彻底改变了我对身体的认知和感受。

得了流感的话，我不再只是一味地抱怨，而是会关照自己的身体，摸摸那些肿大的淋巴结，试着去想象免疫细胞正在怎样应对，免疫防御网的哪些部分被激活了，T细胞又是怎样消灭百千万入侵者来守卫着我。在森林里不小心割伤自己时，我也对巨噬细胞心怀感激，正是它们对细菌展开追击并加以歼灭，才能让伤口免于感染。在因为误食了某种燕麦棒出现过敏性休克被紧急送医的时候，我还在想着肥大细胞和 IgE 抗体，它们本是试图保护我免受食物"毒害"，结果反应错误，差点要了我的命！

32 岁时，我被确诊了癌症。在接受了一系列手术和化疗后，我越来越痴迷于研究免疫学。免疫系统的职责之一是扼杀癌细胞，在这一点上，我的免疫系统失职了。

不过我不能生气，也不能怪它们，因为我已经知道，这对免疫细胞来说是项艰巨的任务，而癌细胞为了遏制身体的免疫，也拼尽了全力。化疗杀死癌细胞后，我又想起体内的免疫细胞，想象它们是怎样侵入濒死的肿瘤内部，把死去的细胞一个个地吞噬掉。

生病让人恐慌不安，我也尝够了生病的苦。但是知道我的免疫细胞——我这不可或缺的一部分——正守卫着"我"这个存在，知道它们冲锋陷阵、英勇牺牲、疗愈并重建我所栖居的身体，总是会带给我极大的安慰。认识免疫系统让我的生活更优质、更有趣，也大大减轻了患病带来的不安。了解免疫系统能让我们正确地看待事物。

因为这些好处，更因为学习免疫系统本身的乐趣，我对免疫学的兴趣延续至今。如今我已成了一名科学传播者，解释复杂的东西成了我的使命。8 年前我创立了一个名为"简而言之"（Kurzgesagt—in a

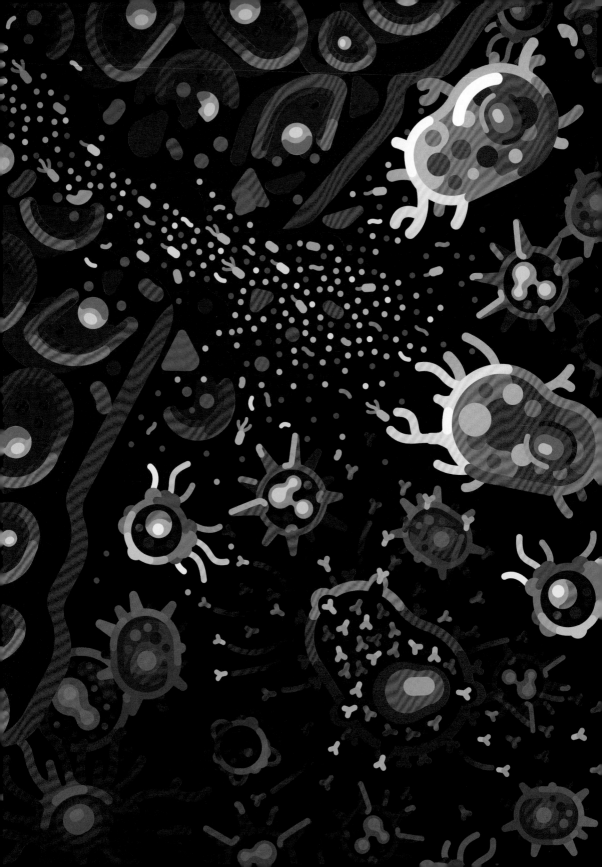

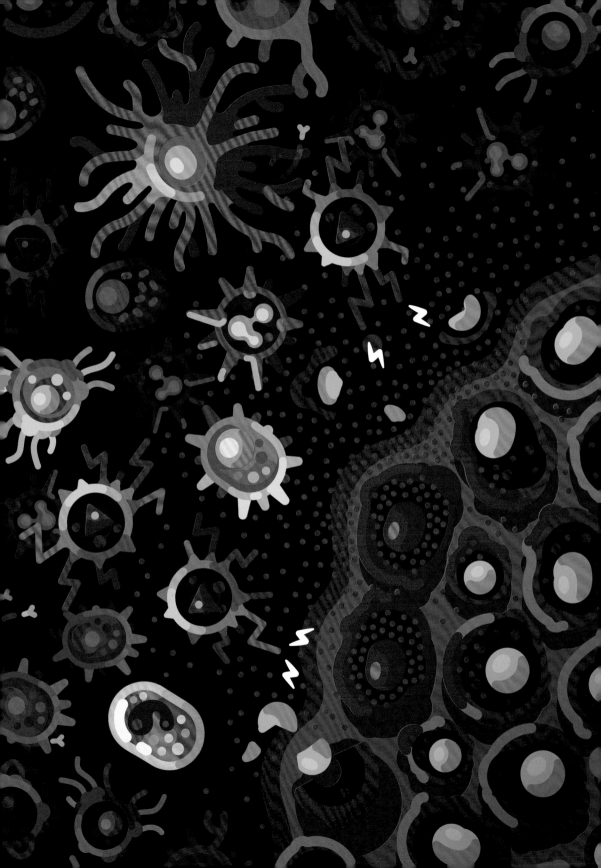

Nutshell）的 YouTube 频道，目的是在尽可能忠于科学的前提下，让知识变得简单、易懂而又优美。到 2021 年初，"简而言之"已经拥有了一个逾 40 人的团队共同致力于这一愿景，订阅人数超过 1400 万，月浏览量约 3000 万次。那么，有了这样的广阔平台，我为什么还要劳心劳力来写这本书呢？因为尽管我们有一些大受好评的视频是关于免疫系统的，但因为无法在视频中充分深入地讨论这个妙趣横生的主题，我一直备感困扰。10 分钟的视频不是合适的媒介。因此写作本书，是将我对免疫系统的十年情缘转化到纸间，希望它能以有趣的方式帮助大家了解我们须臾不可或缺的免疫系统那令人惊叹的复杂之美。

可惜，免疫系统实在太复杂了，用"复杂"这个词来形容都还远远不够。说它复杂，就好比说攀登珠穆朗玛峰是"到大自然里走走"。说它复杂，就好比认为读德国税法的日语译本是打发周日下午的好方法。在人类已知的生物系统中，除人脑外，就属免疫系统最复杂了。

关于免疫学的教材越厚，层层细节就堆积得越多，特例也越多，系统也越错综复杂，每一种可能性就越要具体分析。免疫系统有众多组成部分，每个部分都有多种职责和功能，它们相互交织，相互影响。就算你通过了一些难关后，仍然保持着学习免疫系统的兴趣，你还会遇到另一个挑战：刻画免疫系统的人（免疫学家）。

靠着勤奋工作和无穷的好奇心，科学家们为我们所生活的现代世界建构起知识基础，对此我们深怀感激。不过，许多科学家并不擅长命名，也不擅长用通俗易懂的语言来描述他们的发现。在这方面，免疫学的情况最严重。复杂得令人望而却步的领域充斥着各种名词，比如 I、II 型主要组织相容性复合体，$\gamma\delta T$ 细胞，干扰素 -α、-β、-γ、-κ，以及补体系统（包括名为 C4b2a3b 的复合物，一种激活物）。这一切都使得拿起相关教材开始自学不是什么愉快的事。不过就算没有这方面的障碍，免疫系统各种激活物的复杂关系，以及其中无数的特例和反直觉的规则，本身都是一大挑战。就算对公共卫生领域的工作人员、免疫学研究者甚至顶端专家来说，免疫学也依然很难。

所有这一切都让解说免疫系统变得困难重重。解释得太简略，读者就无法体会免疫系统那无穷的复杂性中蕴含的演化智慧，体会这关乎生命关键问题的系统的美与惊奇；但讲得太详细，又会很快让人头脑发木、看不下去。将免疫系统的方方面面都罗列出来，那就太冗杂了，就好像在第一次约会时就把你一生的故事都原原本本讲一遍似的：信息太多，令人招架不住，约会对象很可能对你失去兴趣。

所以写这本书的时候我会尽量绕开这些类困难。除非别无选择，否则我会只说"人话"，不搞复杂措辞。我会在忠于科学的前提下，适当地简化相关的过程和相互作用。不同章节的难易程度会起起伏伏，在信息密度大的章节之后，会接续一些轻松有趣的章节来调节。我也会经常做些总结。我希望这本书能帮助每位读者了解自己的免疫系统，同时读起来又有意思。因为免疫系统的美与复杂和你的健康及生存息息相关，你想必会有实用的收获。当然，希望读者再面对小疾大病的时候，看待身体的方式会不一样。

免责声明：本人乃科学传播者和免疫研究爱好者，非免疫学家。本书大概不能令免疫学家都满意，这显而易见，因为从免疫研究开始之初，科学家们就对免疫系统的细微之处持有许多不同意见和观念，彼此也多有分歧（科学研究正是如此！）。比如，有些免疫学家认为某些细胞是没有功能的演化残迹，而另一些免疫学家认为这些细胞对免疫力来说很关键。因此，本书的写作，只能力求尽可能地基于和免疫学家的探讨、当前免疫学教材以及经过同行评议的论文。

当然，将来某个时候，本书的一些章节也需要更新。这可是好事！ **007**

免疫科学日新月异，新的发现层出不穷，不同的观点和理论彼此激荡。科学家们仍在不断创造着伟大的发现，免疫学仍有着勃勃生机。这意味着我们对自身和所处世界的了解越来越深入，真是令人激动。

好，在开始了解免疫系统之前，我们先来明确一下相关概念，打好坚实的基础。免疫系统是什么？它所处的环境是怎样的？实现免疫功能的"小部件"们又是什么？在讲过基本概念之后，我会接着探讨受伤时身体内部会发生什么，免疫系统会怎样快速响应，构筑防御。接下来看看身体最脆弱的部位，免疫系统又会怎样奋力保护它们免受严重感染。最后，我们会讲一讲过敏、自身免疫性疾病这样的免疫障碍，以及怎样增强抵抗力。现在就让我们从头开始吧。

第 1 部分

认识免疫系统

1　免疫系统是什么?

　　35 亿年前,地球还是一片蛮荒之地,在某个神奇的泥坑里,生命诞生了,而免疫系统也随之出现。我们不知道这些初代生命做过什么,又怎样活下来,但知道它们很快就开始了互相攻击。要是你因为每天都要早起帮孩子收拾好,或是买个汉堡半冷不热,就觉得生活不易,那原始的单细胞生命可以给你好好上一课。它们必须想办法把周围的化学物质转化成能为己所用的东西,同时获取生存必需的能量,而其中有些细胞就盯上了"捷径"。如果能偷别人的,干吗还要自己干呢?有几种办法实现这一目标,比如可以整个吞噬其他细胞,或是在别的细胞上打洞并从其内部吸食营养——不过这样做颇有风险,成功了能饱餐一顿,失败了则会惨遭反噬,特别是在对手更大、更强的情况下。风险更小的办法是潜入对手细胞内部并在此安家:分享宿主的食粮,享受它的呵护。这个方法很漂亮,当然对宿主来说就很可怕了。

　　既然擅长"吸血"成了有效的生存技能,那么保护自己不被"吸"就也成了演化上的必需。接下来的 29 亿年里,微生物们凭借相似的招数,互相竞争厮杀。要是有时光机,能回到过去一睹此类战争的宏大场面,你其实多半会失望:除了潮湿的石头上有一些纤薄的细菌膜之外,什么都没有。在最初的几十亿年里,地球是个相当乏味的地方。直到生命形式的复杂程度发生了那一次最大的飞跃。

我们现在并不特别清楚，到底是什么让单打独斗的细胞开始向着密切合作并有专门分工的庞大细胞群发展的。*

大约在 5 亿 4100 万年前，多细胞动物出现了爆发性增长，体型变得肉眼可见，多样性也以极快的速度大大增加。这当然就给刚演化出来的古代微生物们提出了一个问题：几十亿年来，生活在微型世界中的它们，无论进入任何生态系统，都要为其中的空间和资源争斗，而对这些细菌及其他微小生物来说，还有比多细胞动物更好的生态系统吗？这个系统里，从头到脚都是免费的营养啊！所以从一开始，多细胞生命就面临着细胞入侵者和机体寄生者的威胁。

只有能应付这种威胁的多细胞生物才能存活下来并有机会演化得越来越复杂。可惜，经过数亿年的时间，细胞和组织都没有得到好好的保存，我们看不到免疫系统的化石遗迹。但通过科技的魔法，我们可以看到生命树的各个分叉，并观察现存动物，研究它们的免疫系统。如果有些免疫特征，为生命树上差距越大的物种共同拥有，那么一般而言，这些特征也就越久远。

那么重要的问题就变成了：免疫系统会在哪里产生区别，不同动物的免疫系统有哪些共性？几乎所有当今的生物都有某种形式的内部防御机制，而生物越复杂，免疫系统也越复杂。选取相差悬殊的动物，比较它们的防御机制，我们就可以了解很多免疫系统的历史。

---

* 　有趣的是，这可能就是单细胞生物互相争斗的副产品。某一刻，一个细胞吞噬了另一个细胞，但没有把它消化掉，相反，二者展开了地球上最为杰出的合作之一——这种模式至今依然强大。"内部细胞"（现在我们叫它"线粒体"）专门为宿主合成能量；"外部细胞"提供保护，送来免费食物。双方的交易大获成功，新兴的超级细胞也成长得越发复杂和精密。（若无特别说明，本书脚注均为作者原注）

从最微小的层面来说，细菌也有抵御病毒的方法，它们不可能乖乖就范。而在动物世界中，海绵这种已经存在了5亿多年的最古老、最简单的动物，就拥有可能是最原始的动物免疫反应："体液免疫"（"体液/humor"一词来自古希腊语，这里可不是"幽默"）。体液免疫主要通过游离在细胞外体液中的微小蛋白来实现功能，杀伤、歼灭不该出现的外来微生物。这类防御非常有用，也非常成功，几乎所有现存的动物，包括我们人类，都有体液免疫。它没有被演化淘汰，而是变得举足轻重。原则上说，体液免疫在5亿年里都没怎么变。

但体液免疫只是个开端。多细胞动物的优势之一是它擅长调动多种多样的特化细胞。因此，从演化上来看，动物很可能没用多久就发展出了专业的防御细胞，相应的免疫就叫"细胞［介导］免疫"。这种新型的免疫一开始就大获成功。连在蠕虫和昆虫的小小身体里，我们都发现了专门的免疫细胞卫士，它们能在小虫体内自由巡行，与入侵者正面交锋。沿着演化之树，越是向枝头探寻，免疫系统就变得越是精妙。而在最早的脊椎动物身上，我们就已经看到了重大的创新：出现了专门的免疫器官暨细胞的"训练场"，以及最为强大的免疫原理之一——能够识别特定的敌人，并快速制造大量的针对性武器实现精准打击，还要牢牢记住它们！

即使是最原始的脊椎动物，比如样子诡异的无颌鱼，体内也有同样的免疫机制。在数亿年的岁月里，这些防御机制变得越发复杂和精密。不过，简而言之，上面都是基本的免疫原理，它们有着出色的防御效果，所以或许在5亿年前的某些生物体内就已经存在了。因此，虽然你我的免疫系统很复杂、很强大，但其底层机制在动物界却很普遍，其起源可以追溯回几亿年前。演化之手无须一次次地重新发明免疫系统——它发现了一套了不起的系统，并将其不断完善。

好，话题终于要回到人类，回到你我身上了。我们都在享受着数亿年来免疫系统不断演进的丰硕果实。不过，免疫系统并不只是存在于你的体内，它就是你本身。"免疫"只是对守护自身并维系生命的所有生物机制的一种表达方式。所以讨论免疫系统就是在讨论人本身。

免疫系统也不是一个单独的东西。它像一套军队系统，是由成百上千的营地和征兵处组成的遍布全身的复杂网络。它们和心血管系统一样，分布广泛，无处不在，由像高速路网一样的管道网连接起来。另外，人体还有专门的免疫器官，位于胸腔内，大小和鸡翅差不多，会随着人的老去而逐渐退化。

基于免疫器官和免疫"基础设施"，有几百亿免疫细胞在免疫路网和血流中巡逻，可以随时应召和敌人作战。此外，人体外部组织表面也有几十上百亿的免疫细胞形成的屏障，准备抵挡入侵。这还只是积极防御，还有 10^{18} 数量级的蛋白质武器组成的防御系统，它们就像能自动组装、四处散布的地雷。免疫系统中还有专门的"大学"，供细胞学习如何识别敌人及怎样作战。这所大学有着世界上最大的生物学图书馆，可以教你识别一生中可能碰到的所有敌人并记住它们。

在最核心的意义上，免疫系统就是区分自身和异物的工具。对方是否有恶意并不重要，只要不是享有自由通行证的贵客，就会遭受免疫系统的攻击和歼灭，因为它有可能造成威胁。对免疫系统来说，为任何"他者"冒险都不值得。没有它们的此种忠诚，我们可能活不了几天。可惜，免疫系统如果忠诚不足或忠诚过头，也会造成困扰甚至致人死亡，后面我们会谈到这些情况。

区分自身和异物尽管是免疫功能的核心，但并不是它的目标。免疫系统的首要目标是维持"稳态"，即维持体内全部细胞及物质的平衡。免疫系统真是投入了最大的努力保持平衡，也在尽心安抚自己免于反应过激，这一点我们怎么强调也不为过。你也可以理解成，它在追求和平，追求让生存变得愉悦和轻松的稳定秩序，也就是我们所说的"健康"。健康是轻松自由地生活的基础，拥有健康，我们才能从心所欲，不受病痛的阻挡。

健康的宝贵，只有在失去它时才最能体会。健康其实是一个抽象的概念，因为它描述的是没有病痛、不受限制的状态，不是"有"而是"无"。拥有健康的时候，你觉得一切正常，感觉良好。而一旦健康离你而去，哪怕只有几天，你都很难忽视人的脆弱和生命的稍纵即逝。疾病是生命中不可避免的事情。可能你比较幸运，迄今都还没有遭遇过病痛。但如果你或你的亲人曾不幸患病，你就会明白，对于美好生活而言，没有什么比健康的身体更重要。对免疫系统来说，健康就是稳态。尽管这场守护健康的战争终会不可避免地输掉，变成徒劳，但我们仍在努力夺取多一些岁月，哪怕只是几个小时。因为总体而言，生而为人是幸福的，我们都希望自己可以活得久一点。

但维持健康殊非易事，因为我们每天都会遇到上亿的细菌和病毒，它们巴不得占领你的身体，就像几十亿年前那些单细胞生物之间发生的战争那样。对微生物来说，你就是一套有待征服的生态系统。这片广袤无垠的土地资源丰富，适合繁殖，充满了机遇，是理想的栖居之地。当然，等我们最终死去时，它们还是会胜利的；没有了免疫系统的保护，大量疯狂的微生物组成的军团会大大加速尸体的分解过程。

要担心的还不止这一大堆想要入侵的微生物，还包括可能误入歧途的身体本身，就是癌症。预防癌症是免疫系统的头等大事之一。事实上，在你读这几页书的时候，身体里可能就有早期癌细胞正在被免疫系统悄无声息地清除掉。

但旨在保护你的免疫系统也可能出错，可能堕落。免疫系统一旦受了蒙骗，可能就会助长疾病的蔓延，或是保护癌细胞不被发现。免疫系统也可能失衡或受损，从而糊涂地攻击自身。它会把"我"误判为"他"，实实在在地攻击起它本该保护的那些身体细胞，导致一系列自身免疫性疾病，而病人不得不长期服用可能伴有严重副作用的免疫抑制药物。

还有过敏反应，它是指免疫系统对无害的物质产生了过激反应。"过敏性休克"就是一种严重的过敏反应，它凸显了免疫系统有多强大，一旦出错又多么可怕：疾病未必会马上置人于死地，而免疫系统带来的过敏性休克却能在几分钟内夺人性命。

另外，就算是运行正常，免疫系统也会在帮助你的同时带给你痛苦：生病时的很多糟糕症状都是被激活的免疫系统引发的后果——对某些疾病来说，最严重的损伤甚至死亡都是免疫系统对入侵事件的失控反应造成的。比如，COVID-19 导致的许多死亡病例都是免疫过激的结果。

免疫系统发挥防御功能的同时造成的附带损害会不断累积，于是今天有人认为，免疫系统的正常运转正是一些致命疾病的发展基础。因此，尽管拥有能对外界威胁做出快速有力反应的免疫系统对健康很是关键，但同时保证它不会失控和搞破坏也很重要。就和人类社会一样，如果你的身体不得不打仗，那它至少想要快速地结束战争，赢得干净利落，而不想经历长期的被占领或冲突，那只会耗尽资源，毁坏基础设施。

所以，免疫系统肩负的是尽可能保卫健康的重任。哪怕我们最终会输，但在当下，认真、尽职地打好这场守卫战，对我们来说很重要。

总结：区分自身和异物是免疫系统的核心，维持稳态是其目标，另外免疫系统还有许多种可能会出错。

免疫系统的各部分看似盲目、孤立甚至笨拙，但却能彼此合作，应对瞬息万变的外界环境,执行复杂的免疫功能,这正是免疫系统的奥妙之处。想象一下第二次世界大战吧,但规模还要大 10 倍,而且没有指挥官。战场上只有鲁莽的免疫士兵想弄明白仗要怎么打,需不需要坦克和战斗机,要往哪儿集结。而战争在几天之内就会结束。这就是你每次生病,哪怕只是普通感冒时,免疫系统在体内作战的情景。

接下来让我们来认识一下免疫系统。下次你边冲澡边因为感冒的症状而心烦意乱时,起码可以先想想那些辛勤工作的免疫细胞们。

2 守卫每一寸身体

在开始了解错综复杂的免疫系统之前，我们要先来看看免疫系统的守卫对象：你的整个身体——某种意义上说，这很简单明了，就是皮肤包裹之下的一切和皮肤本身，对吧？不过，就像从太空俯瞰星球时只有大概印象那样，看待身体时，你也不能只是远远地囫囵观望。

所以最开始，就让我们一起开启一段旅程，去到一个比深海或外星更神秘的世界：这个世界的生命甚至不知道它的存在；这个世界中，怪物袭击是家常便饭，但大家都习以为常；这个世界已经存在了几十亿年，就在我们每个人体内以及周遭万物之中，无所不在却又隐而不显。它是微观的世界，在这里，生死的界限变得模糊；在这里，化学反应衍生出了生命，而其中的道理我们至今还不能理解。现在让我们把人体放大，进入身体内部，我们会看到器官，看到组织，再放大一些，直到看到一个个的细胞。

细胞是非常微小的生命体，是地球上最小的生命单元之一。对单个细胞来说，人体就像是一颗星球，漂流在危机四伏的宇宙之中。只有从细胞的视角出发，我们才能理解身体有多么庞大。在细胞的尺度下，人体就是一片宛如山系的超大管道系统，其间充满汪洋般浩瀚的体液，还有奔涌的激流灌入遍布国土的复杂洞穴体系。对细胞来说，除了坚如晶石的骨骼，它周围的整个世界都是有生命的。它可以礼貌地请一堵墙放行，墙就会打开一道窄窄的缝隙让它挤过去，随后又紧紧闭上。它可以在人体内畅游管网，远足山脉，去任何想去的地方。

假如你小得就像一个细胞，那么人体对你来说就有 15 到 20 座珠穆朗玛峰摞在一起那么大。这座血肉之躯将有至少 100 千米高，直插入大气外层。你要是正坐在窗边，可以停下来看看天，想象一下这是怎样的庞然大物：客机只会擦着它的小腿飞过，而它的头会高到你根本望不到。

你的免疫细胞要守护的就是这样的庞然大物。特别是容易遭到入侵的外部"边境"。说到身体外部，人们首先想到的当然是皮肤。皮肤的总面积约有 2 平方米，相当于半张台球桌那么大，幸运的是它不难守备，因为大部分皮肤本身就是坚固的屏障，并且有自己的防御系统。皮肤摸着柔软，但完好的皮肤其实很难攻破。

真正薄弱、易受感染的，其实是黏膜，它们分布在气管和肺、眼睑、口腔和鼻腔、胃肠道、生殖道和膀胱的内表面。因为个体差异巨大，很难说出黏膜的面积有多大，不过健康成年人的黏膜面积约有 200 平方米，相当于一块网球场，其中大部分分布在肺和消化道。

你可能会误以为黏膜属于身体内部。但其实，它们属于外部。仔细想想，其实从某种意义上说，人体不过是一根复杂的管道。没错，一根两端可闭合的管道，只不过更加湿漉漉、滑溜溜、乱糟糟一些。

生殖器官、鼻孔、耳朵都是朝外的开口，是通向身体内部更大的管道及其他洞穴系统的入口。这些部位是身体的边境，直接和外界接触。身体就被这些黏膜包绕着。在这些"体内的外部"表面，每天发生着上百万起外敌入侵。所以细胞可是有大片的领土需要守卫。对细胞来说，黏膜就像中欧或者美国中部对你那么辽阔。在边境修筑隔离墙是无济

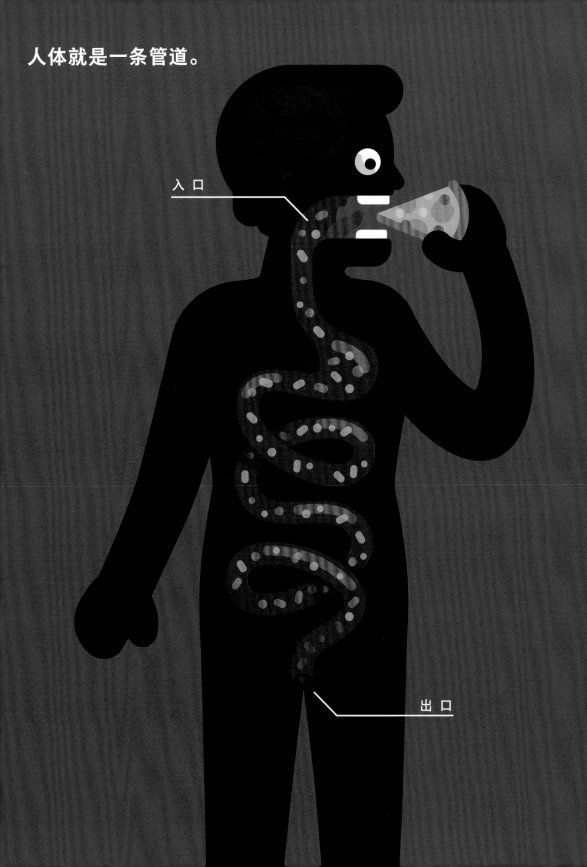

地球上的全部活人 ~78 亿

人体细胞数量 ~40 万亿

于事的，因为它们守卫的不光是边境线，而是<u>整个表面</u>！入侵者们可不会只攻击边境，而可能会乘降落伞空降。免疫细胞要守卫的是整片大陆，每一寸土地。

不过，把敌人阻挡在重要关隘还是要容易得多。举例来说，体内所有的大小血管包括毛细血管，连起来有 12 万千米长，是地球周长的 3 倍，面积有 1200 平方米那么大。相比之下，边境的范围要小得多，也更好防守，能在这里消灭敌人是最好的。但这也是说着容易做来难。

我们来做一个趣味实验：假设我们要按比例搭建一个人体模型，但是用你我这样的活人来搭。这样我们可以对尺度的悬殊有直观感受。

要搭建这样一个模型需要数不清的人。人体平均而言约有 40 万亿个细胞。40 万亿！就是 4 的后面跟 13 个零。实在大得不得了。假如让一个人来代表一个细胞，需要的人数就是整个 25 万年智人史上总人口的 100 多倍。我们来想象一下。现在地球上有 78 亿人。这些人肩并肩站在一起，只能覆盖约 1800 平方千米的面积，比伦敦大一点。把这幅场景复制 120 遍，才能达到 40 万亿人。*

好，现在有 40 万亿人肩并肩站在一起。这片茫茫人海会占据整个英国，每一个角落，每一片湖泊，每一座山峦。为了按比例搭建人体，我们要把人摞起来，这些人牵着手、挽着胳膊、踩着肩膀，层层叠叠

---

* 情况还不止如此，身体内还有大量的有益菌。有多少？和身体细胞数量一样多（从大小上说这些细胞相当于一个棒球场；把细胞比作人，细菌就相当于一只兔子大小）。为了让情景不那么吓人，我们可以把细菌想象成小兔宝宝，它们大部分都生活在肠道里。在肠道这个巨大的洞穴里，生活着 36 万亿只兔子，它们不停地生生灭灭，分解消化那些对它们来说好似摩天大楼的食物碎块，为组成血肉大陆的每一个"细胞人"输送能量。另外 4 万亿只兔子则爬行在皮肤表面、耳道内外和肺脏内部，跳跃在舌齿之间，游弋在泪液之中。后面我们还会谈到它们，但现在你只需想象身体表面覆盖的都是可爱的小兔子，它们都是你的朋友，全心全意为你服务。

垒在一起，组成一个生命结构。这副庞大的血肉之躯将高达 100 千米，突破天际。组成巨人身体的，有阔如小国家一般的地洞，有密实、宽广如山脉的骨骼，山脉之中还满布着错综复杂的山洞和隧道；血管里汪洋一片，人们忙着将养分和氧气运送到身体每个角落。你要是一个红细胞，就会在宏伟如城市的心脏的推动下，在血流中快速穿行，相当于一分钟在巴黎和罗马之间走个来回。一切都运转良好。大家齐心协力，确保这具"山躯"同时还有各人自身能好好活着。

但丰富的资源和养分、充足的温湿合宜的空间都太诱人了。对于不速之客，这尊巨人同样是一片沃土。足足几十亿寄生生物想在这片土地上安家。有些寄生生物大如大象甚至蓝鲸，它们想在这儿产下巨卵，让后代以组成巨人组织的可怜小人儿为食。有些只有浣熊或是老鼠大小，它们想偷取养分，永久定居，代代繁衍。它们可能并不想伤害组成巨人的小人儿，但是它们到处排泄，这还是损害了巨人的健康。而巨人每天都要对付的最恶心的害虫，是十亿百亿蜘蛛大小的入侵者，它们试图钻进"细胞人"的嘴里、耳朵里，并在他们的胃里繁殖。对于由几十亿细胞人构成的巨人来说，各处的小损伤并不危险。但这些害虫要是肆意繁殖，也会危及巨人的生命。光是想想就觉得很可怕吧？

细胞们就是这样，从你出生直到离世的每天每夜，它们都在面临这样的挑战。活着并不是一件理所当然的事。不过也不要太担心外来的袭击。人体可不是一座束手待毙的肉山。在这场生存大战中，你有一位忠诚的盟友；尽管没有得到应有的重视，但它仍然兢兢业业——我们现在知道了，这就是人体的免疫系统。

有了它，人体就变得坚如堡垒，而这座堡垒还配备了数十亿宇宙最强战士。他们有无限量的武器，使用起来毫不手软。在你的一生中，免疫系统已经消灭了十亿百亿的敌人，而且依然时刻准备着为你而战。

3 细胞是什么样的?

关于细胞我们讨论得已经够多了,后面我们还会进一步谈到它。想要了解人体、人体免疫系统以及从流感到癌症等各种疾病,我们必须对细胞这一人体的基本组成单位有些了解。好在学习细胞是很有趣的。这章之后我们会真正开始讲免疫系统。

那么细胞究竟是什么,它又是怎样发挥功能的呢?

前面我们说过,细胞是生命的最小单元,当然也就可以看作是有生命的。"生命"的定义本身很宽泛、很复杂也很烧脑。看到生命,我们很容易识别出来,但定义它就很难。通常来说,我们认为生命应该具备这样几种属性:它活着时,能够独立于周围环境;有新陈代谢过程,即从环境中吸收营养并从内部排出废物;对刺激有反应;能够成长、繁殖。这些,细胞都能做到。人体几乎都是细胞,肌肉、器官、皮肤、头发等都由细胞构成,血液里也充满了各种细胞。细胞很微小,它们没有意识,没有感情,没有目标,没有自由意志,也没有主动决策。简而言之,细胞就像生物机器人,完全受更小的细胞构成部件所引导的生化反应驱动。

细胞的"器官"叫"细胞器"。比如细胞核,它是细胞的信息中心,是相对大型的结构,有自己的戍边屏障,核内居住着遗传物质 DNA。

还比如线粒体，它是细胞的能量工厂，能将养分和氧气转化为维持细胞运转的化学能。细胞内还有专门的转运网络、打包中心、消化和回收部门以及组装中心。书里常常把细胞画成一个空袋子，里面装着上述细胞器，这是在传递错误的印象；其实细胞内部拥挤喧闹，复杂繁忙——不妨看一眼你现在所处的房间。*

请想象这个房间堆得满满的。里面有数百万颗的沙粒和大米，几千只苹果和桃子，还有几十个大西瓜。细胞里面大概就像这样。这在现实中意味着什么？

一个人体细胞内，有几千万个分子。其中一半是水分子，相当于上述房间中的沙子；以分子尺度看，水不再是液体，而变得像蜂蜜一样黏稠，† 它们使细胞内部有了一定黏稠度，好像软果胶一样，其他分子可以在里面自由移动。

另一半主要是千百万的蛋白质。细胞功能和任务不同，含有的蛋白质也不同，种类有1千到1万种，相当于我们房间中的大米和小水果。而西瓜就是我们在教材示意图里看到的细胞器。因此细胞主要是蛋白质构成和填充的。

我们得简单介绍一下蛋白质，因为它对理解免疫系统、细胞及其所处的微观世界来说至关重要，重要到都可以把细胞叫蛋白质机器人。你大概听说过蛋白质，但可能主要和食物有关——要是你正在健身，想要增肌，说不定正在吃高蛋白饮食。这是对的，因为除脂肪外，身体大部分固体都是肌肉（就连骨骼也是蛋白质和钙的混合）。不过蛋白

---

* 　要是看书的时候你在室外，那这个比喻就不好了——就请你假装你在室内吧。

† 　你可能会好奇为什么会这样。这个问题其实很有趣，我们可以花大把时间来讨论，但这样可能会引出许多其他麻烦。所以我们只说，大小很重要。对人来说，水是均一的液体；对蛋白质来说，一个水分子就很大了，真的会撞上来，可不是容易游过去的。

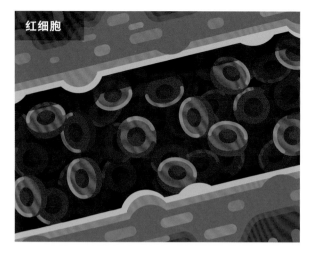

红细胞

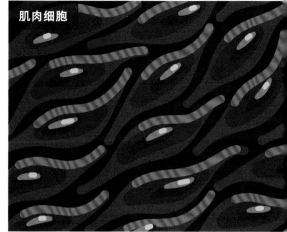

肌肉细胞

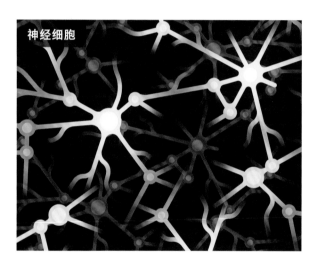

神经细胞

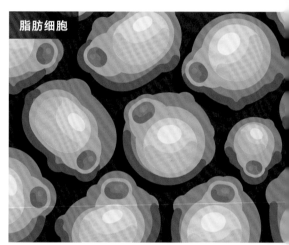

脂肪细胞

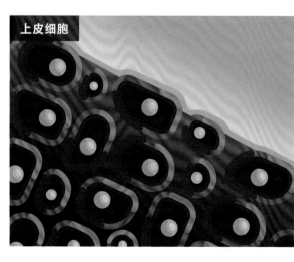

上皮细胞

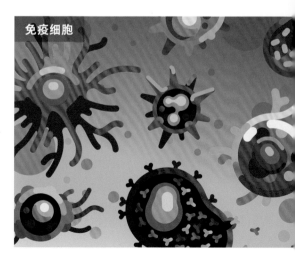

免疫细胞

质不仅仅是肌肉的必要部分，它更是所有地球生物最基本的有机构件和工具。它们种类丰富，用途广泛，从信号传递，到合成细胞壁及简单结构，再到形成复杂细胞器，细胞的所有活动都离不开它们。

蛋白质是由氨基酸链形成的。氨基酸这种微型有机构件有 20 种，把它们以无论什么顺序连成一串，就能得到蛋白质。这一原理能让生命构建出超级多不同种类的蛋白质。举例来说，从 20 种氨基酸中选 10 种组成氨基酸链，形成简单的蛋白质，就有 10.24 万亿种组合。

可以想象一下老虎机。只有 3 条图案框的老虎机出现相同图案的概率就已经很小了，那有 20 种图案、10 条图案框的蛋白质老虎机，可是能提供多少种组合啊。典型的蛋白质通常包含 50 到 2000 个氨基酸（相当于有 50 到 2000 条图案框的老虎机），最长的有 3000 个氨基酸。也就是说理论上细胞可能合成的蛋白质种类会超过 10^{3900} 数量级。

当然，其中大部分组合都是无效的。据估计，合成有效蛋白质的概率只有百万分之一到十亿分之一。不过因为可能的组合太多，十亿分之一也很多了！那细胞是怎么知道要按怎样的顺序组装氨基酸，合成所需蛋白质的呢？

这离不开所谓的生命密码：脱氧核糖核酸（DNA），它含有对生命来说至关重要的长串信息序列。这是在说，DNA 中约有 1% 的序列会指导蛋白质的合成，这些序列就是"基因"。其余 DNA 调控合成蛋白质的时机、种类、方式和数量。也就是说，蛋白质对生物来说很重要，所谓的生命编码基本上就是构建蛋白质的指导手册。这个过程是怎样实现的呢？因为这对于后面要讲的病毒来说很有意义，所以我们简单说一下：细胞通过两步把 DNA 上的指导信息转录进蛋白质。

第一步，特殊的蛋白质读取 DNA 串上的信息，将其转录进"信使核糖核酸"（mRNA）这种特殊分子中。基本上，DNA 就是用这种语言来传达指令的。第二步，mRNA 分子被从细胞核运出，运到另一种细胞器，即蛋白质组装工厂"核糖体"那里。在这里，mRNA 分子上的信息被读取并翻译，形成按指令组装的氨基酸链。好啦，细胞就这样基于 DNA 制造出了蛋白质。所以，DNA 基本就是一束编码（其中有些片段叫"基因"），是细胞工厂的蛋白质构建与调控手册。这一切都会体现为"你之为你"的个人特征：身高、瞳色、直发还是卷发、对某些病症的易感性，等等。DNA 并不是直接命令人"长出卷发"，而是命令细胞"合成相应的蛋白质"。简单来说，所有的个人特征都是以这种方式展现出来的。

人体内有大量的遗传编码。单一个细胞中的 DNA，展开连在一起就有 2 米长。没错，每个细胞中的 DNA 展开长度，都很可能超过你的身高。要是把你身体里的所有 DNA 都连成一长串，它就足够从地球到冥王星连一个来回。这么多编码仅仅就是为了生成氨基酸链！[*]

氨基酸链生成后，会变形折叠，从二维的线条变成三维的立体结构。它们就这么自行折叠，方式非常复杂，我们现在还没有完全弄清楚。基于氨基酸的种类和排列顺序，氨基酸链会折叠成不同的特殊形状。

蛋白质的形状会决定它的功能。形状就是一切。某种意义上，你可以把蛋白质想象成特别复杂的三维立体拼图。基于形状的不同，有些蛋白质可以执行功能，有些则被用作建筑原料。细胞几乎可以用蛋白质合成出所需的一切。不过蛋白质的魔力远不止于此。它们还是传

---

* 有些读者可能已经算了起来，然后得出了更疯狂的数字。40 万亿乘以 2 米，结果是 80 万亿米，这是冥王星到地球往返距离的至少 5 倍。不过在对身体的简介中，我们有一个小点还没提：人体大部分细胞是不含 DNA 的。红细胞占细胞总数量的 80%，但它没有细胞核，因为它们满载着铁元素，好能运送氧气。所以 DNA 连在一起只够从地球到冥王星一个来回。

递信息的信使，可以收发信号，借此改变自身的形状，并触发极度复杂的连锁反应。蛋白质是细胞的一切。回想一下前面装着大米和水果的房间的例子。蛋白质其实都不像球体，而更像由齿轮、开关、多米诺骨牌和轨道等构成的无敌复杂组合。

细胞只要活着，就会一刻不停地动来动去。齿轮转动，碰倒多米诺骨牌，后者推动开关，带动连杆，让轨道上的弹珠滚起来，弹珠再让更多齿轮转动，不断进行下去。用个比喻来说就是，细胞这台机器人的灵魂，就是蛋白质及其背后的指导性生化反应。

细胞中，一些最常见的蛋白质数量充足，会有多达 50 万个拷贝。另一些特殊的蛋白质，总数量则不到它们的 1/10。不过这些蛋白质可不是四处漂荡，各行其是。这些微小的蛋白质拼图块会和细胞内的结构以复杂、繁多而又酷炫的方式相互作用。它们是怎么做到的呢？靠快速地移动。蛋白质如此微小、几无重量，它们的世界和我们的有本质区别，因此其运动方式在人类看来也会非常奇特。重力对它们这个尺度的东西不起太大作用，于是理论上，在室温下，一个蛋白质平均每秒能移动 5 米。这听起来不快，不过别忘了，蛋白质也只有指尖的百万分之一那么大。在人类的世界里，如果你能跑得像蛋白质这么快，你就会快似一架喷气式飞机，撞到障碍物就会不幸死去。

但实际上，蛋白质在细胞内动得没有这么快，因为细胞中还有许多其他分子挡路。蛋白质会不停地撞到四周的水分子和其他蛋白质，并被反弹。它推挤别人，同时也受到推挤。这种过程叫"布朗运动"，指的是气体或液体中的分子所做的随机运动。正因为如此，水对于细胞才格外重要——有了水，其他分子才能容易地移动。尽管细胞内的分子会做随机运动，造成一片混乱，而蛋白质拼图块的速度又那么快，细胞仍然能行使正常的功能——说不定正是因为这样的局面，细胞才

蛋白质

蛋白质是人体细胞最常见的建筑材料。它也可以传递信息。基本上，细胞可以用蛋白质合成任何东西。

胃蛋白酶

肌动蛋白

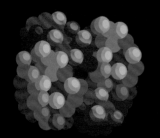

抗 体

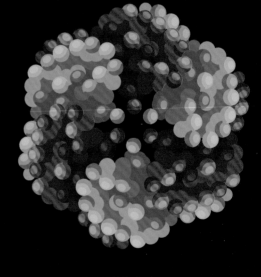

谷氨酰胺合成酶

血红蛋白

10 纳米

能正常工作。*

　　让我们简化一下这个过程。为了理解细胞合成物质的基本原理，我们可以用三明治来打个比方。要在细胞内做三明治，最好的办法就是把面包片和果胶都抛到空中，再稍等几秒。细胞内的一切物质都会快速地撞击，所以它们会自动合在一起，组成三明治，你只用等它从天上掉下来就好了。†

　　在微观世界里，分子的形状决定了它们是互相吸引还是互相排斥。因此细胞内蛋白质的形状也决定了蛋白质会互相吸引还是排斥，以及它们之间会发生怎样的相互作用（作用的频率则由不同种类蛋白质的数量决定）。地球上所有细胞的生化反应都是由这些相互作用组成的。它们对生物机制来说非常重要，叫"生物学通路"。"通路"是个形象的说法，用来描述细胞内各成分之间能引发变化的一系列相互作用，比如组装出新的特殊蛋白质或分子，这些新产物又可以开启或关闭基因的表达，进而改变细胞的功能；也可以是触发细胞的反应，使其产生某种"行为"，如面对危险时逃之夭夭。

　　前面几页我们讲了不少内容，细胞却还没有讲完。不过就快了！

　　我们来快速总结一下：细胞里有很多蛋白质。蛋白质就像三维拼图的小块。其特殊的形状决定了蛋白质能否互相结合或以某种方式相互作用。一系列的此类相互作用促成了细胞的行为，这些作用就叫"通

---

*　　这并不是说人类细胞完全依赖随机性。细胞内部存在复杂且精妙的机制，能确保物质恰恰出现在需要的地方，这里我们先不展开。如果你实在好奇，那我可以简单说说：转运蛋白可以在细胞内的"脚手架"（内膜）上移动，实现物质转运。它们看起来就像滑稽的大脚，像有魔法似的向前跳跃，如果有时间，你可以在 YouTube 上看看相关视频。

†　　现实中更像是把几千片面包和几千罐果胶同时抛到空中。一个三明治没什么用，因为各种材料都需要很大量，细胞才能好好运行。

路"。这就是我们为什么说细胞是生化反应指挥下的蛋白质机器人。蛋白质没有头脑，没有生命，它们之间复杂的相互作用创造出了可以做出反应且有生命的细胞，而细胞之间复杂的相互作用又创造出了相当智慧的免疫系统。

就像免疫学的大多数话题一样，这里我们也无意中涉足了一个宏大的主题。它错综复杂，神秘莫测。这就是：为什么许多没有头脑的东西集合起来，就能创造出比这些部分的简单加和更有智慧的东西？讲免疫的书往往没有讲这个问题，不过我觉得它值得讨论一下再接着往下讲。因为它为免疫系统和细胞又增添了一层神奇，而我们在等流感好转或伤口愈合的时候从来没好好想过这些问题。

但又因为讨论这类问题很快就会变得很抽象，所以我们又需要一个比方，这次我们稍微来聊聊蚂蚁。蚂蚁和细胞有一些共性，最重要的就是它们都很笨。我不是要说蚂蚁的坏话。把一只蚂蚁单独放在一边，它就只会没头没脑地乱转，什么也干不了。但如果有一群蚂蚁，它们就可以交换信息，彼此互动，一齐做出了不起的成就。蚁群可以搭建复杂的巢穴，里面有专门的育卵室、垃圾站和控制气流的复杂通风系统。蚂蚁们会自发地组织起来，形成不同的小组和分工，有的负责找食，有的负责守卫，有的负责养育后代。这种分工不只是随机的，而是按对蚁群的生存最有利的比例来分配的。如果有哪一组蚂蚁遭遇了不测，比如被饥饿的食蚁兽路过吃掉，那剩下的蚂蚁中就会有一部分改换工种以作填补，恢复恰当的分工比例。所有这些都是一只只呆呆笨笨的蚂蚁合作完成的。一旦形成蚁群，它们就变得不再渺小，能完成个体做不到的事，足堪称奇。自然界中这种现象很常见，叫"涌现"（emergence），指的是实体拥有它的组成部分所没有的属性和能力。单只蚂蚁做不到的复杂事情，蚁群这个实体可以做到。

人体内部的情况也大体如此。细胞只不过是一袋袋由生化反应控制的蛋白质。但这些蛋白质集合起来构成的生命,却能完成相当精密的工作。同样,尽管细胞本身仍然是没头脑的小机器人,单独一个细胞还没有蚂蚁聪明,但许多细胞集合在一起,能做到单个细胞做不到的事,比如形成专门的组织和器官,从让心脏跳动起来的心肌,到让人能思考、阅读的脑细胞等等。也是许多笨笨的部件、细胞凑在一起,经过复杂的相互作用,创造出了极富智慧的免疫系统。

好,我们下面要讲免疫系统了。但希望从上面的逸笔中,你已经了解到:细胞本身就是复杂的生命机器;构成和填充细胞的,主要是一批拼图块,它们由大量不同的蛋白质形成,并完全受生化反应的支配;这一切凑在一起,不知怎么就创造出了生命,能感知环境,并与环境互动。细胞没有感情,没有目标,但工作尽职尽力,值得我们的感激和多一点的关注。在接下来的章节中,我们会时不时地把细胞这些小机器当作人来看待。

我们会谈到细胞的需求、目标、想法和梦想。这能赋予它们一点性格,方便我们讲解,尽管这并不真实。细胞是很神奇,但你也要记住:它们什么都不想要。细胞全无感情,既不悲伤也不开心。它们就只是存在于当下,和石头、椅子或是中子星一样没有意识。细胞遵从着演变了几十亿年的编码——你此刻要是能舒服地坐着看这本书,就说明这套编码很了不起。不过把细胞想象成小人儿也许会让我们更尊重、更理解它们,也会让这本书读起来更有趣,这应该是个好借口。

现在你可能会自问:要是人体的血肉大陆上生息的都是这样一群内部复杂、个体蠢笨但却拥有集体智慧的细胞小人儿的话——那它们究竟是怎样守卫身体的呢?

是这样的……

4　免疫帝国

假如你是免疫系统的总设计师。你的任务是组织防御，抵挡千百万入侵者的占领。你可以按心意修建防御工事，不过会计好心地提醒你：人体的能量预算吃紧，没有富余，用起来可不能大手大脚。那你要怎么完成这项艰巨的任务？你会把哪些部队派到前线，哪些放在后方？你怎样保证部队能对突然袭击做出有力的反应，又不致自我消耗得太快？你怎样保卫广袤的身体，应对形形色色、多如牛毛的敌人？幸好，免疫系统找到了许多巧妙而有效的方法来解决这些问题。

就像上一章里提过的，免疫系统是一个复合系统，里面包含了许多东西，有数百种小器官和一些稍大的器官，还有管道和组织的网络，特化为几十种类型的数十亿细胞，以及 10^{18} 数量级的游离蛋白。*

这些部分组成了既不尽相同又有所重叠的层次和系统，为方便理解，我们把它们想象成许多王国联合起来，成为守护人体大陆的帝国。我们把它们分成两个迥异的部分，代表大自然找到的最有效、最巧妙

---

* 你大概听说过"体内有白细胞，白细胞差不多就是免疫细胞"这样的说法。"白细胞"这个词在特定环境里有它的用途，但它指的就是"所有免疫细胞"，我觉得它对免疫学没多大用处。许多功能不同、种类不同的细胞都叫白细胞，当谈到具体免疫过程时，这个词就失去了意义。我们不会用到这个词，你可以不管它。

免疫系统中的重要玩家

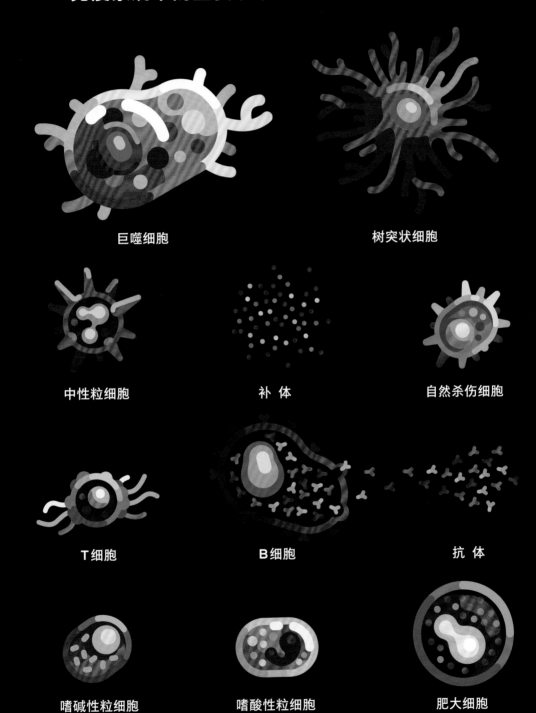

巨噬细胞

树突状细胞

中性粒细胞

补 体

自然杀伤细胞

T细胞

B细胞

抗 体

嗜碱性粒细胞

嗜酸性粒细胞

肥大细胞

的两种免疫原理：先天性（innate）免疫系统和适应性（adaptive）免疫系统。

先天性免疫系统王国包括所有与生俱来的、在遇袭后马上就能调动起来的免疫机制。它们是人体的基本防御机制，历史可以回溯到地球上最早一批多细胞生物，对生存来说至关重要。先天性系统的核心特征是智能，有能力区分自身和异物，一旦检测到异物就会快速反应。不过，先天性免疫没有针对特定敌人的定制武器，而是无差别地大范围攻击各种敌人。比如，先天性免疫没有专门针对特定几种大肠杆菌的武器，它的武器针对所有的细菌。它为的就是进行最广泛的打击。你可以把它想象成新手套装：它包含所有基础工具，但是没有高级套装里才有的特殊工具。不过没有基础工具，特殊工具也派不上用场。

没有先天性免疫系统，几天或者几周内你就会被微生物们打败、杀死。先天性免疫干的都是累活，也参与了大部分真刀真枪的战斗。千亿万亿的免疫细胞，大部分都隶属于先天性免疫系统部队，它们都是狠角色，比起讨论和思考，更喜欢迎头痛击。大部分成功入侵的微生物都是在你根本没注意到的情况下被先天性免疫系统消灭了。因为先天性免疫是第一道防线，所以它不仅仅负责向危险区域派遣士兵，还要做出重要判断：某次入侵有多危险？敌人是什么类型？需不需要使用更为重型的武器？

这些判断举足轻重，因为它们关系到免疫系统整体将调用何种武器。细菌袭来，需要的反应就和病毒入侵时不同。所以在交战中，先天性免疫系统会收集情报数据，再做出往往关乎生死存亡的决策。如果判断情况严峻，它有权激活并召集二线部队，调动它们加入战斗。

而适应性免疫系统王国，则由特化的超级细胞组成，会配合并支援一线部队。它拥有能生产重型蛋白质武器的工厂，和在病毒入侵时捕获、清除感染细胞的专门细胞。适应性免疫的典型特征是有针对性，难以想象的针对性。它"了解"所有可能的入侵者——它叫什么、早餐吃什么、最爱什么颜色、最深的渴望和梦想又是什么，等等。对于地球上现有的和将来可能出现的每个微生物，适应性免疫都能想出专门的招数。想想这有多可怕。假如你是一个细菌，你不过是想侵入人体，找个地方繁衍后代，突然冒出来一群特工，他们知道你叫什么、长什么样、你的过去和你藏在心底的秘密，而且他们全副武装。

这种令人咋舌的专门化防御及其运作机制，将是后续章节的重点，不过现在我们只需要记住适应性免疫系统拥有可知宇宙中最大的图书馆，现有和将来可能出现的敌人在其中都有相关条目。还不仅如此，它还能记住只入侵过一次的敌人的一切。这也是为什么有些病一生只会得一次。不过，庞大的知识库和复杂的机制也有其缺点。

和先天性免疫不同，适应性免疫在人出生时还远未就绪，它需要长时间的训练和打磨。人在出生时完全没有适应性免疫力，后来这种免疫力会不断增强，等到老年又会减弱。正因为适应性免疫较弱，老人和孩子才会比正值壮年的人更容易因为某些疾病而死去。母亲可以通过母乳传给婴儿一点适应性免疫力，给他们保护，帮他们存活。

可能你很容易觉得适应性免疫是更高级的防御，但其实它最重要的任务之一就是激励先天免疫细胞更努力、更高效地战斗，从而增强先天性免疫（这个我们后面再说）。

现在总结一下：免疫系统由两大王国组成，先天性和适应性免疫。人一出生就有先天性免疫，它能区分自身和异物，并以后者为敌。先天性免疫系统在一线和敌人近身肉搏，也会判断敌人属于哪一大类，有多危险。它还能激活第二道防线，即适应性免疫系统，这种免疫力要经过一些年才能准备就绪，有效地投入使用。适应性免疫力有针对性，能借助非凡的信息储备和强大的超级武器来打击自然界中可能出现的每一个敌人。不过尽管它很强大，它的主要任务之一还是增强先天性免疫力。

两个王国有着非常深刻且复杂的交织。而免疫系统的一部分神奇和美妙之处也正在这两个系统的交织。

为了更好地探索这两个王国，给予它们应有的重视，剩下的章节会分成三大部分。第 2 部分我们讲皮肤和细菌感染。第 3 部分我们看看病毒偷偷地通过黏膜入侵身体后会发生什么。第 4 部分我们会讨论不同的部块如何整合，以及特殊的免疫失调类疾病，从自身免疫性疾病到癌症，等等。

现在我们来看看边境失守时会怎样。

惨重损伤

5 认识你的敌人

要了解防御系统，首先要弄清楚敌人是谁。就像前面讲的，在生命界的主体——微生物——眼里，人体是一片由资源丰富的森林、沼泽和海洋所覆盖的地域，有广阔的空间适合它们成家并且安顿下来。对它们来说，人体就是一个星球，一个家园。

大部分无意中闯入人体的微生物，并没有准备好面对人体的酷烈防御措施，很快就被处理掉了。因此环境中的大部分微生物对免疫系统而言都只是小麻烦。

真正的敌人，是能够更有效地攻破人体防线的精锐部队。其中有些甚至专门感染人，或是把寄生人体作为其生命循环的重要部分——比如麻疹病毒，就一直专让人类特别困扰；还有结核分枝杆菌，它们和人类共同演化了 7 万年，至今每年仍造成约 200 万人死亡。另一些微小生命，比如引发 COVID-19 的新型冠状病毒，是偶然传播到人类中间的，连它们自己都不信能这么走运。

在现代社会，我们提到致病的微生物，想到的往往是细菌和病毒。但在发展中国家，单细胞的"原生动物"依然是严峻的问题，它们会引发疟疾等病，而疟疾每年会夺去多达 50 万人的生命。

任何能激发免疫系统反应的入侵者，都叫"病原体"（pathogen），

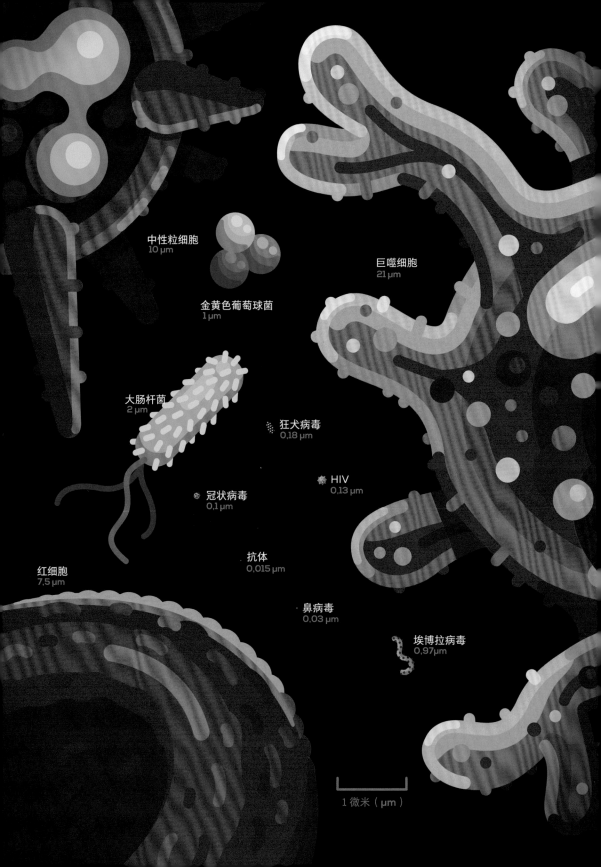

中性粒细胞
10 μm

巨噬细胞
21 μm

金黄色葡萄球菌
1 μm

大肠杆菌
2 μm

狂犬病毒
0,18 μm

冠状病毒
0,1 μm

HIV
0,13 μm

抗体
0,015 μm

红细胞
7,5 μm

鼻病毒
0,03 μm

埃博拉病毒
0,97μm

1 微米（μm）

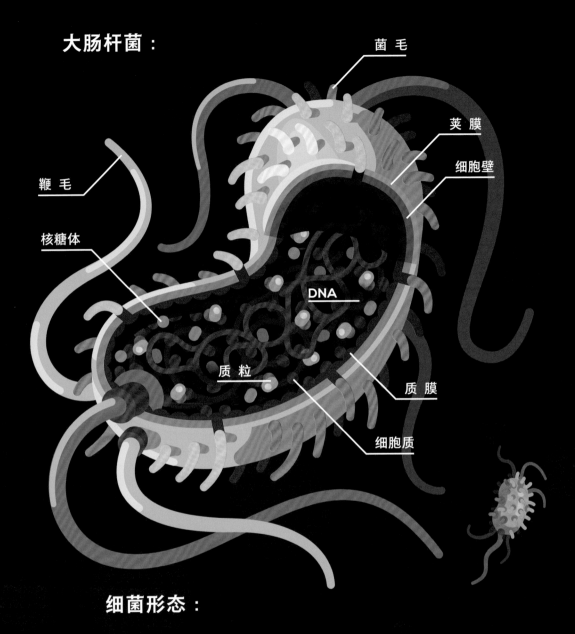

大肠杆菌：

菌毛

荚膜

细胞壁

鞭毛

核糖体

DNA

质粒

质膜

细胞质

细菌形态：

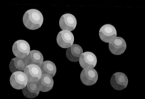

球菌

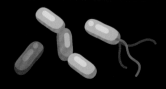

杆菌

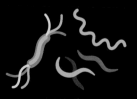

螺旋菌

词源的字面意思就是"痛苦制造者"，这个名字恰如其分。也就是说，所有能致病的微生物都叫病原体，不管它是哪种生物，也不管它多大多小。在合适的条件下，几乎所有微生物都能成为病原体。比如，长期、大量生活在皮肤表面的细菌原本不会惹任何麻烦，可要是你正在接受化疗，或是免疫功能受损导致抵抗力下降，那么这些细菌也会成为病原体。所以任何时候看到"病原体"，只要记住它们就是"让你生病的东西"就可以了。

免疫系统"知道"病原体有很多种，需要非常不同的方法来对付它们。它随之演化出了针对每种敌人的武器系统，能对各种类型的外敌入侵做出响应。要一下子把它们全讲完，可就有点太多了，也会让原本就很复杂的免疫系统更难理解。为简单起见，我们会借助不同的病原体来讲复杂的免疫机制，一个一个来讲。接下来我们会讲一些具体的病及其具体危害，最后我们会讲癌症、过敏和自身免疫性疾病等内源性疾病。

在本书第 2 部分，我们会讨论人们熟知的病原微生物：细菌。细菌是地球上最古老的生物之一，已经热热闹闹地活了几十亿年。它们是我们能毫无困难地认定的最小"生"物。像前面打的比方，如果把细胞看做一个人大小，那细菌平均而言就相当于一只兔子。和人体细胞一样，细菌也是单细胞的蛋白质机器人，形状和大小的区别非常大，同样受生化反应及自身遗传编码的控制。

人们往往误以为细菌很原始，就因为它体积小，没有人体细胞复杂。实际上细菌经历了悠久的演化，复杂程度刚刚好，在地球上超级成功！它们是生存大师，有养分的地方基本都能找到它们的踪影。要是实在没有营养物质，它们有时也可以通过吸收辐射或摄入其他一些通常不能消化的东西来自产养分。细菌遍布于你脚下的泥土、你的桌面，也飘在空气当中。你正在读的这页书上也有细菌。有些细菌生活在最恶劣的环境中，比如海底上千米深的热泉喷口附近；有些则生活在更舒适的地方，比如你的眼皮上。

关于地球上所有细菌的总生物量有多少，一直有些争议，不过哪怕根据最保守的估计，至少也是所有动物生物量的 10 倍。1 克土壤中生活着 5000 万细菌，1 克牙菌斑上的细菌比地球上所有的活人都多（这倒可以很好地激励孩子们刷牙，不过也可能让他们做噩梦）。

在适宜的环境下，细菌每二三十分钟就能分裂增殖一次。那么经过 4 小时的裂殖后，一个细菌就可能变成 8000 个，再过几小时就是几百万，几天之后数量就会多得足以填满全球所有海洋。幸好现实并非如此，因为没有足够的空间和营养让它们如此繁殖，而且也不是所有细菌都能这样快速裂殖，但理论上这是可能的。

我想说的是，细菌极高速的繁殖潜力会给免疫系统带来很大的挑战。细菌在地球上无处不在，你几乎无时无刻不是盖满了细菌，根本不可能摆脱它们。所以身体必须面对现实，善加利用环境。没有细菌的生命是无法想象的。事实上，大部分细菌对人不但无害，反而有益，人类的祖先早早就和它们达成了合作。数万亿细菌是人类友好的邻居、伙伴，它们赶走有害的细菌，帮人类分解食物的特定部分，而作为回报，它们也得到家园和免费的食物。不过这些细菌不是本书的重点。

也有许多有害的病原细菌想要侵入你体内，让你害病。它们会引发一系列可怕的疾病，从腹泻及各种肠道不适，到结核、肺炎，乃至真正恐怖的疾病如黑死病（鼠疫）、麻风病、梅毒等。一旦有可乘之机，你受伤了，让身体内部暴露在了环境之中，它们就会想方设法感染伤口，因为环境中的细菌无所不在。在抗生素问世以前，很小的伤口感染都

可能引起严重病症，甚至死亡。[*]

即使有了现代药剂的神力，每年仍有不少人死于细菌感染。那么，从细菌开始讲免疫系统，就再合适不过了。我们来看看，细菌成功入侵人体后会发生什么。它们要成功抵达，先要跨越一道强大的屏障："皮肤"这片荒漠之国。

---

* 　就此我们可以多说两句，也提醒我们自己，祖辈的生活的确比我们艰难得多。1941年波士顿医院的数据显示，血液受细菌感染后，82% 的病例以死亡告终。我们很难想象这一数字代表了怎样的恐怖景象：小小的擦伤接触一点点污秽，可能就意味着丧命。现今在发达国家，这种感染的死亡率不到 1%。我们很少真正想到这些，这说明人类有多健忘，生活在当下而非过去又有多幸福。

6　荒漠之国：皮肤

皮肤包裹着身体内部，覆盖了几乎所有你认为是体表的地方。它和身体各部分所面对的世界都有最直接的接触。这样一来，皮肤也必须成为绝佳的屏障，来阻挡所有试图入侵的微生物。另外，在一生中，皮肤会不断地受到损伤，因此需要持续地再生。幸运的是，这些任务对皮肤这片荒漠之国来说都不在话下。它有一些巧妙的防御策略，入侵者几乎无法破解。首先皮肤细胞会不停地死去。你可以想象它们是一条死亡传送带，而不是一道铜墙铁壁。要理解个中情形，我们得深入皮肤的底层，这个皮肤细胞发源和生长的地方。

皮肤是从约1毫米深的"基底层"开始生长的。这里是皮肤合成工厂的所在地。基底层的干细胞什么都不干，只顾闷头增殖，它们夜以继日地自我克隆，产生的新生细胞再踏上从内部到表层的旅程。这里产生的新细胞很特殊，因为它们担负着艰巨的任务。皮肤要很坚韧（不是比喻性说法），因此皮肤细胞会生成大量的角［质化］蛋白，这种蛋白质强度很高，是皮肤表层、指甲和毛发的组成部分。皮肤细胞是一群强硬的家伙，因为含有特殊蛋白质，所以很难被攻破。

新的皮肤细胞一出生就要离开家门。皮肤干细胞不停增殖，新生代不断推动旧细胞朝表层移动。因此皮肤细胞是一直被下层的新生细胞推动着的。越靠近表面，就越要准备好承担防御的职责。皮肤细胞在发育成熟的过程中，会形成长长的突起，借此与周围的细胞连锁在一起，形成一道牢不可破的坚固屏障。随后皮肤细胞会制造出"板层小体"，这是一种囊泡样结构，可以分泌脂质，在细胞上和细胞间的微小空隙中，覆盖上防水、防渗的"膜衣"。

这层膜有三项作用：形成另一重难以穿越的物理屏障；便于后续处理死去的皮肤细胞；富含名为"防御素"的天然抗体，有直接杀菌的功能。在短短 1 毫米的神奇旅程中，皮肤细胞就从一无所知的婴儿成长为了训练有素的卫士。[*]

在向表层不断迁移的过程中，皮肤细胞会开始准备迎接它们的终极使命：死亡。细胞会变平、膨大，更紧地粘在一起，直至融合成不可分割的一团，最后脱水并死去。

人体内的细胞自然死亡很常见，每秒钟就有至少 100 万细胞正经历着某种形式的程序性死亡。通常，细胞自然死亡后，其残骸会很好清理。不过死去的皮肤细胞还能派上大用场。你甚至可以说，皮肤细胞活着就是为了在合适的地方变成齐整的尸体。融合后的死亡皮肤细胞会被不断推向表层。足足有 50 层死细胞叠在一起，形成皮肤那"死去"的表层，覆盖整个身体。

所以你照镜子的时候，看到的其实是薄薄的一层死细胞，覆盖着身体活着的部分。死皮会随着磨耗和损伤不断脱落，并不断被从深层

---

[*] 防御素是一种很有趣的狠角色。它有几个亚型，主要由上皮细胞和激活的特定免疫细胞产生。它们的作用？扎洞。你可以把它想象成专门针对细菌、真菌等特定入侵者的小小针头。要是碰到微生物，它们就会整个穿进微生物的里面，形成孔隙。只是一个小伤口，入侵者可能会"流点儿血"。一个针头杀不死一只细菌，但几十个就会了。防御素针对性很强，所以对体细胞完全无害，但却能凭一己之力杀死微生物。

干细胞生发而来的新细胞代替。根据年龄的不同，皮肤细胞全部翻新需要 30 到 50 天。人体每秒会脱落约 4 万个死皮细胞。人体的外层屏障在不停地经历生发、涌现和丢弃的过程。想想这道防线有多聪明，多神奇。"边境之国"皮肤的屏障层，不仅仅会被不停地更替和修复，它在向上迁移时，也会被裹上一层脂质的天然被动"抗生素"。此外，就算敌人成功安家，开始吃死皮细胞，它们也会随死细胞一起不停地脱落，要想在皮肤表面立足是难上加难。*

天热的时候，人会大量流汗，在给人降温的同时，也把大量盐分带到体表。大部分盐分会被重新吸收，不过还有一些会留在皮肤上，这样一来，皮肤表面就变成了一片盐碱地，而许多微生物不喜欢这种环境。要是这还不够，那汗液中还有更多的天然抗生素，也能被动杀灭细菌。

所以，皮肤是在想方设法让自己变成阴曹地府。在细菌看来，这是一片干燥的盐碱荒漠，上面遍布着能喷出毒液把敌人冲走的间歇泉。

这还不够，皮肤还有一重被动防御。皮肤的表面覆盖着一层非常薄的酸性膜，叫"酸罩"，它由汗液和皮下腺体的分泌物混合而成。酸罩的酸性并不太强，不会损伤身体，它只是使得皮肤的 pH 值微微小于 7，呈弱酸性，这样很多微生物就不喜欢了。想象一下你在洒满了电池酸液的床上睡觉。你很可能不会死，但会被灼伤，你也不会喜欢这种处境。

---

* 本书第 3 部分会详细讨论病毒。不过既然这里讲到了，我们应该提一下：皮肤的构造使得它对病毒几乎免疫。因为病毒这种微小的寄生体只能感染活细胞，而皮肤表层只有死细胞，没什么可被病毒感染的。只有极少数病毒演化出了一些办法可以感染皮肤。因此细菌和真菌造成的麻烦会更大。

病原体

皮肤表面是一片荒漠！

酸性层

死亡细胞

含有板层
小体的细胞

桥粒（"突起"）

基底细胞

细菌也是这么觉得的。[*†]

酸罩还有一重了不起的被动防御作用，主要针对细菌：体表和内部 pH 是有差别的。如果某细菌适应了体表的酸性环境，并通过适当的机会（比如开放性伤口）进入了血液，那么它将马上面临挑战：血液的 pH 要高一些。细菌会发现自己突然置身于不适应的环境当中，且留给它去适应的时间也很少，这对一些菌种来说可是个大麻烦。

好，我们现在知道，皮肤就是一片被酸、盐和防御素覆盖着的荒漠，"地表"就是死细胞的坟场，不幸落到上面的微生物会随着死细胞不停地脱落。听到这里，你可能会觉得细菌无法在皮肤上生存。事实远非如此。在浩瀚的微生物世界里，就没有不适合居住的地方。不管条件多恶劣，处处都是好家园。但人体也正利用了这一点，进一步加强了防守。肠道几乎是专为受邀前来的细菌而打造，并被后者统治着。在肠道之后，皮肤表面是微生物数量第二庞大的地方，这些微生物虽然不是你本身，但也是真正受欢迎的客人。健康人的皮肤上生活着多达

---

*   pH 就是酸碱度。pH 就是那些常常讲不清楚、而一旦讲清楚就会被快速忘掉的概念之一。曾几何时，科学家们取了一个很棒的名字：pH 代表"氢离子强度"（power of hydrogen），听起来很响亮也很好记。结果科学家又把它给简化了，这岂止是令人惋惜。我们不把事情搞复杂，就说"氢离子强度"是描述水溶液中氢离子浓度的一个比值。

†   等等，脚注还有脚注？还能这样？别急，我只是就"强度"这个概念展开一下。这里的强度不是强大之类的意思，而是和美妙的数学世界有关，指的是"幂""指数"之类的东西。pH 值增加 1，氢离子浓度变为 1/10，pH 值增加 6，氢离子浓度变为 $1/10^6$。（pH 值增加为什么氢离子浓度反而减少？因为这个比值是反比——科学家们能把事情搞得复杂，才不会让它容易。）

氢离子浓度高意味着酸性强，比如可口的柠檬或是不可口的电池酸液；氢离子浓度低的溶液就是碱性的，比如肥皂或漂白剂，这两者都不怎么好喝。通常，液体中的氢离子太多或者太少都不好，因为它会接受或者给出质子。弱酸没问题，比如挤柠檬给食物提升风味；但强碱性或强酸性的物质都会腐蚀身体。腐蚀指的是它会破坏和分解细胞的结构，造成化学灼伤。pH 的微小变化会给细菌带来很大的影响。

40 种微生物，而不同位置的皮肤也有独特的气候和温度，形成了迥异的环境。腋窝、手、脸和屁股这些位置都很不一样，生活的微生物种类都不同。总体而言，每平方厘米的体表平均生活着 100 万细菌。此刻你的体表总共就生活着 100 亿有益的细菌。你可能不愿意想这一点，但你很需要它们！

皮肤表面的细菌就像一群"门口的野蛮人"。皮肤筑起高高的城墙，邀请细菌部落在城外安家。尊重边境的细菌可以在这片土地上生活，享用免费的资源和空间。只要维持平衡，皮肤这片"边境之国"和细菌的各个"部落"不但能和谐共处，甚至还会合作共生。如果皮肤因受伤而破损，于是这些细菌想要侵入体内，免疫系统的士兵就会毫不留情地攻击、消灭它们。那么，这百亿细菌对人有什么好处呢？最主要的就是把位置占住：要强占有住户的房子，就要难上很多了。

皮肤上的"微生物组"对自己的居住环境很满意，可不想和陌生人分享。它们不光利用资源，占据地方，它们还会和边境部队以及体内的免疫细胞互相沟通、直接互动，起到调节后两者的作用。比如，有些细菌卫士能产生消灭有害的不速之客的物质。它们甚至能调节皮肤之下的免疫细胞，告诉免疫细胞要生产哪些抗菌物质、生产多少。

成年后，人体皮肤表面微生物的组成就相对稳定了，余生都不会有大的变化，这也意味着对细菌部落和人体来说，找到平衡、和平相处对双方都有利。双方都想维护这份约定。科学家们现在还没完全弄清楚细菌和人体怎样达成的一致，免疫系统怎样决定哪些细菌可以住下，细菌又是怎样对免疫系统表明自己意图的。不过我们知道双方确实有这样的关系，而且这种关系很重要。

哪怕拥有这层层的杰出防护，国家仍然可能被攻破。皮肤细胞是很强硬，但外面的世界更强硬。只要有机会，总有细菌要碰碰运气。

下面我们就来看看，免疫系统是怎样出击的。

在讲故事之前，我必须指出：我们会用理想化的方式来讲述感染和免疫反应。理想状况下，事情是一步步、有条不紊地发生的，免疫应答是层层升级的，每一层都明确地由上一层的应答所激发。但你得记住：现实情况复杂得多。我们会做出简化，不牵涉太多细节，好让后面的讲述直接明了。好，这一点讲明白了，现在就让我们化身细菌，破坏你的皮肤防线，向免疫系统宣战！

7 伤 口

不起眼的行为会带来严重后果，小小的错误可能酿成大型灾难。有些事对人这样的庞然大物来说只是小麻烦，落在小小的细胞头上，却会引发全面告急。

想象一个宜人的夏日，你在小树林里散步。天气炎热潮湿，你穿着轻便时髦的鞋子，没穿防护力强的靴子——这是小树林，又不是茂密丛林，再说了我是大人，穿什么我自己决定！你正在山间徒步，突然一阵刺痛袭来。低头一看，原来你踩到了一块破木板上。木板原本是钉在树上的，可是早就掉了下来，成了一处"死亡陷阱"。一枚长长的生锈铁钉扎透了鞋底。你把钉子拔出来，咒骂了几句，抱怨整个世界，抱怨自己倒霉。谁都没想到会发生这种事。还好疼得不厉害。你脱下鞋袜看伤口，情况并不严重，只是流了点血。于是你一边低声嘟囔，一边继续上路了。

而你的细胞经历的一切和你完全不同。扎穿鞋底的钉子扎破了你的大脚趾。尖锐的铁钉能穿透皮肤，这毫不意外。对你的细胞来说，这本来是普普通通的一天，可突然之间整个世界天翻地覆。在它们看来，钉子尖就像一颗小行星，把它们的世界砸了个大洞。更糟的是，钉子上面满是泥土和脏东西，还有千千万万细菌发现自己穿过了本来不可逾越的皮肤屏障来到了体内。这下事情闹大了。

细菌很快就播散到了无助细胞的温暖间隙里，准备吃吃喝喝，再四处逛逛。这地方可比土里好多了！有吃有喝，温暖舒适，周围的可怜细胞更是犹如待宰的羔羊。细菌们再也不想走了。土里的细菌还不是唯一的不速之客。原本生活在体表和汗湿袜子上的成千上万细菌，也打算逛逛这个不知道从哪儿冒出来的天堂。对它们而言，这是多么幸运而完美的一天啊！

不过对于这样的看法，你的身体礼貌地表示了异议。从天而降的不明物体划破皮肤，数十万细胞居民因此死去，还有许多细胞受伤、遇险。和人类面对灾难时一样，细胞们也恐慌地呼叫，把警报和惊惶情绪传去所有等待接收这些的地方。这些恐慌信号、死细胞的尸骸和万千细菌的臭味都被传去了周围的组织，拉响了紧急警报。

先天性免疫系统立即做出了反应。最先出现的是哨兵细胞——它们正在周围平静地巡逻，"大撞击"发生后听到呼救，看到碎屑瓦砾，火速赶到了出事地点。这些细胞名叫"巨噬细胞"，是体内最大的免疫细胞。巨噬细胞的体型很是惹眼。假如把普通细胞比作人类大小，巨噬细胞就相当于黑犀牛。而且就跟黑犀牛一样，你最好不要招惹它们。它们的工作是吞噬死去的细胞和活生生的敌人，组织防御，并帮助伤口愈合。现在有大量的活要干，那些全无去意的细菌正在飞速繁殖，必须在它们形成气候前尽快阻止它们。

这一片混乱使得巨噬细胞变得前所未有地狂暴。几秒之内，它们就和细菌开始正面交战，整个扑到细菌身上——想想发狂的犀牛要把惊慌失措的兔子踩死的景象。兔子当然也不想被踩死，它们四下逃窜，要逃离巨噬细胞的魔爪。但它们的挣扎是白费力气，巨噬细胞可以像章鱼一样伸出触手，嗅着慌乱的细菌散发出的气味，变形延伸。一旦落入巨噬细胞手中，细菌的命运就毫无悬念了。巨噬细胞会牢牢抓住细菌，一切反抗都是徒劳，它会把倒霉的细菌拉到跟前，整个生吞。

尽管巨噬细胞高效有力地做出了无情的反击，可是伤情严重，伤口暴露的组织面积太大。巨噬细胞一个接一个地吞下敌人，但也意识到它们最多也只能减缓入侵，做不到阻止。巨噬细胞开始请求支援，发出紧急警报，为即将到来的增援部队准备好战场。幸好，后援部队已经在路上了。血液中有成千上万的"中性粒细胞"听到了呼救，闻到了死亡的气息，已经开始动员。在感染的地方，中性粒细胞从奔涌的血液海洋中游离出来，投身战场。和巨噬细胞一样，中性粒细胞也被恐慌情绪和警报信号激活，它们一改往日的平静，化身为疯狂的杀手。

它们马上开始追杀和吞食细菌，但不太顾及周围的情况。中性粒细胞的时间更紧迫：一旦被激活，几小时后它们就会弹尽粮绝、筋疲力尽而死。它们只得接受现实，不管不顾地去杀敌——不只是杀灭敌人，还会对原则上需要它们保护的组织造成不小的破坏。附带损害它们不会去管，现在和将来都不会去管，因为细菌感染扩散的威胁太严峻，顾不上考虑那些平民了。中性粒细胞不光会去杀伤，还会自我牺牲——它们中有些会破裂，在周围形成一张张有毒的大网。这些网包含大量杀伤性化学物质，可以封锁战场，困住并杀灭细菌，让它们难以躲藏和逃脱。

回到人类世界。你又一次坐下来检查伤势。小小的伤口已经被一层薄痂覆盖。现在伤口表面已经愈合，因为几百万特殊细胞——血小板——已从血液中赶赴到了前线。血小板这种血液细胞，主要作用就是充当应急救援人员修复伤口。它们会形成一张有黏性的大网，把自己和一些不幸的红细胞粘在一起，构建一道临时屏障，快速止血，阻止更多敌人的侵入，也为皮肤细胞再生、伤口缓慢愈合创造了条件。[*]

总体而言，你的脚趾有点肿，有点发热，还有点疼。烦人是肯定的，不过你心想不是大问题，一边埋怨自己不小心，一边准备跛着脚继续走。至少你是这么想的。你感觉到的轻微肿胀，其实是免疫系统有意做出的反应。它名为"炎症"，是抵抗感染的细胞展开的重要防御过程。

在炎症的指挥下，血管会增加通透性，让温暖的体液流向伤口处的战场，就像打开大坝向山谷放水。这样做有几个作用，其中一项就是可以刺激和挤压对处境已经深为不满的神经细胞，向大脑传递疼痛信号，提醒主人有状况，身体受伤了。

当然，这还是阻止不了数十万成功侵入的敌人，幸运的是，伴随因炎症而大量涌来的体液赶到前线的，还有一位无声的杀手。在它到达之后，许多细菌晕了过去，有些因为身体表面莫名出现了数十处微小伤口，造成内部细胞液渗出而开始抽搐——这很糟糕，会要了它们的命。后面我们会认识这位神秘的杀手。

激烈的战斗仍在继续，越来越多的细菌被剿灭，首批上场的免疫战士也纷纷阵亡。它们竭尽了全力，现在只想睡去。数百万数百万的细胞士兵源源不断地涌来，在牺牲之前尽可能多多消灭敌人。现在我们到了一个十字路口，战争可以往不同方向发展。在大多数情况下，如果一切顺利，损伤大体就到此为止了。所有细菌都被消灭，免疫系

---

[*]   好，现在我要讲一个不得了的真相了！血小板实际上不是真正的细胞，而是"巨核细胞"的碎片。巨核细胞体积庞大，是一般细胞的 6 倍，生活在骨髓之中。它有着章鱼一样的长触手，这些怪触手会伸进血管中，并开始生长，长到一定时候就会有些小碎片脱落下来，被血流带走。这些颇有作用的碎片，就是血小板，每当人体遭遇割伤及其他外伤时，血小板就负责愈合伤口。单个巨核细胞一生会生成大约 1 万个血小板，都来自那些从骨髓伸到血管中的软趴趴的长触手。人体真是古怪又奇妙。

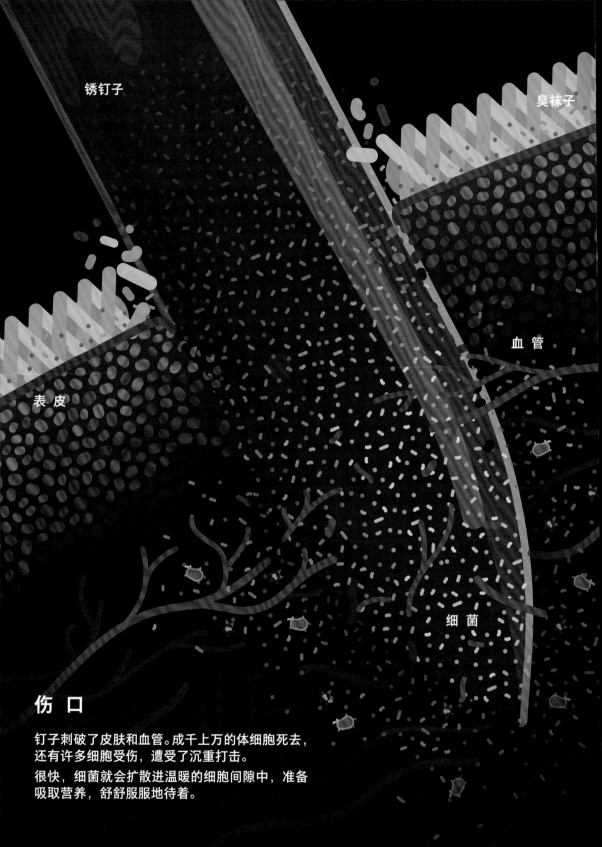

锈钉子

臭袜子

血管

表皮

细菌

伤口

钉子刺破了皮肤和血管。成千上万的体细胞死去，
还有许多细胞受伤，遭受了沉重打击。

很快，细菌就会扩散进温暖的细胞间隙中，准备
吸取营养，舒舒服服地待着。

统协助平民细胞慢慢地修复。最后，伤口会变得毫不起眼，就像经常出现、而你甚至都不会注意到的伤口那样。

不过在这个故事里，情况可不顺利。入侵者中有病原体。那是一种土壤细菌，它们对付得了免疫应答，并能快速繁殖。细菌有生命，能对处境做出反应。它们启动了防御机制，变得更难杀死，甚至扛住了免疫系统的攻击。先天性免疫系统最多只能让情况不恶化。

于是另外一种免疫细胞就要做出重大决定，加入战斗了。它一直在后方静静地活动，密切关注着战场上的事态变化。灾难发生几小时后，感染开始出现，终于轮到它上场了。

它就是"树突状细胞"，先天性免疫系统强大的信使和情报员，它是不会对灾难袖手旁观的。人体边境的易攻破处，到处都驻扎着树突状细胞。周围的混乱和恐慌使它们受了震动，马上开始收集战场的样本。和巨噬细胞一样，树突状细胞也有长长的触手，可以抓住入侵者，把它们撕成碎片。但树突状细胞的目标不是吃掉敌人，而是收集死亡敌人的样本，呈递给免疫系统的情报中心。经过几小时的取样，它们会采取下一步行动，离开战场去找适应性免疫系统帮忙。树突状细胞要走差不多一天才能到，当它们终于找到了要找的东西，或毋宁说是要找的人后，一头猛兽将从沉睡中醒来，使得天昏地暗、风云变色。

我们先暂停一下，想想身体为了应对紧急情况做了多么充分的准备。我们不用太过担心生锈又锋利的东西造成的割划、擦伤、刺破等问题。生活中我们常常弄伤自己，几乎都不会引起大麻烦。要是感染没有得到控制，用上一个疗程的抗生素也就行了。不过人类历史上绝大多数时期，没有这样的特效药，一点小伤就可能致命。

所以，人体必须演化出一些办法，能够在外部防线失守后快速有力地粉碎入侵。先天性免疫系统表现得是多么出色啊！我们只是简单地认识了巨噬细胞、中性粒细胞、树突状细胞这些位于第一道防线上的免疫细胞，实际上先天性免疫系统能做的还多得多。还有那支击晕甚至杀死敌人的神秘隐身部队，我们还没有提它们的名字，讲它们的故事。

8 先天性免疫士兵：
巨噬细胞和中性粒细胞

就像前面我们描述的，巨噬细胞和中性粒细胞是先天性免疫系统主要的杀伤力量。它们一起构成一类特殊细胞，叫"吞噬细胞"。这个名字不是免疫名词中最难懂的，西文字面意思就是"吃东西的细胞"。巨噬细胞的意思就是"大吞吃者"，这名字大大地适合它。细胞没有嘴，因此这个尺度下的"吃"自有不同的含义。

假如你没有嘴，要像吞噬细胞一样进食，情况就会是这样：你抓起三明治往身上送。身上哪里都可以，位置不重要。接着身上的皮肤凹进去一块，把三明治"拉"进去包起来，形成一个皮肤口袋，这口袋漂到胃的地方，融入胃里，三明治也就掉进了胃酸当中。

人这样吃东西可能有些可怕，不过细胞这样进食就很实用。整个过程其实挺有趣。吞噬细胞比如巨噬细胞要吞食敌人时，会伸出触手去紧紧抓住敌人，一旦抓牢，就会把猎物拉过来，这时细胞膜会向内凹陷包裹住敌人，像是把它关在了细胞内部的迷你牢笼中。某种意义上，巨噬细胞表面的一部分凹陷进去变成了某种从里面扎口的密封垃圾袋。巨噬细胞里有许多这样的"小隔间"，里面充满大量类似胃酸的物质，起溶解作用。这些小隔间可以和包裹着吞噬物的迷你牢笼融合，把致死性的物质泼遍猎物全身，将其分解成氨基酸、糖和脂肪等，这些分

吞噬作用

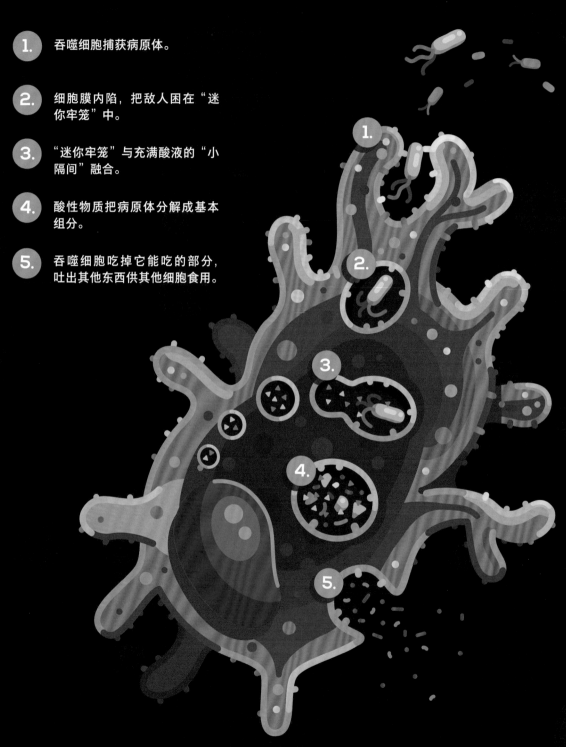

1. 吞噬细胞捕获病原体。

2. 细胞膜内陷，把敌人困在"迷你牢笼"中。

3. "迷你牢笼"与充满酸液的"小隔间"融合。

4. 酸性物质把病原体分解成基本组分。

5. 吞噬细胞吃掉它能吃的部分，吐出其他东西供其他细胞食用。

解物不但无害，还有用处：有些给巨噬细胞提供养分，有些会排出巨噬细胞再被其他细胞利用。生命可是最痛恨浪费资源的。

这个过程非常重要，是身体清除入侵部队及其产生的废物的主要方式。事实上，巨噬细胞的主要工作就是吞食身体不需要的物质，不管是否需要战斗。

有意思的是，巨噬细胞吃掉的大部分是人体自身的部分。身体的大部分细胞都寿命有限，这样它们就不至于出错或变成癌细胞一类的坏东西。所以每秒钟体内都有约 100 万细胞经历程序性死亡，这个过程称为"凋亡"（它很重要，我们后面还会提几次）。细胞觉得自己寿命已到的时候，会释放特殊信号，告诉大家它准备离开了。随后，细胞进入凋亡过程，自行分解成碎片，整齐地打包成废弃物。巨噬细胞被信号吸引过来，清理细胞碎片，回收零件。

巨噬细胞大概是免疫系统极为古早的发明，甚至有可能是最早的专门防御细胞，因为几乎所有的多细胞动物都有巨噬细胞式的细胞。某种意义上，巨噬细胞有点像单细胞生物。它们的工作主要是巡逻边境和清运垃圾，但也参与协调细胞合作、引发炎症从而准备好战场、在身体受伤后促进伤口愈合，等等。要是你有文身，可能很多染料都是被巨噬细胞吞了下去，才留在了你身上的。*

---

* 　你有没有想过皮肤下有大量的染料为什么会没事？要知道一般而言，免疫系统是不喜欢身体里有任何异物或是不速之客的。可文身时用快速移动的针头刺入皮肤的第二层，却可以让染料注入皮下，在那里保留多年。身体可不喜欢皮肤下面有染料，不过如果文身师在你身上戳刺大作时手法到位，也不会对身体有很大危害。尽管如此，面对此种侵犯，免疫系统仍然会不高兴。文身之后皮肤会红肿，一些染料颗粒也会被清除。但大部分染料都会留在组织里。这不是因为巨噬细胞没有尽力去消化它们，而是因为这些金属盐染料颗粒都太大了，吞不下去，所以就留下了。足够小的一些染料颗粒就被吞掉了。

巨噬细胞分解细菌和细胞垃圾很厉害，但它们其实无法分解染料，所以只能把染料留在体内。你要是有文身的话，下次看文身时别忘了，它有一部分是困在你的免疫系统里的。

巨噬细胞可以存活达数月。我们的皮下有几十亿巨噬细胞，负责在脏器表面比如肺以及肠道周围的组织中巡逻。身体里面还有几十亿巨噬细胞。肝脏和脾脏中的巨噬细胞可以捕获衰老的红细胞，将它们整个吃下，回收其中珍贵的铁。在脑内，巨噬细胞占到细胞总量的15%，在这里，它们非常平和，不会误伤那些不可再生的神经细胞——对理解电影或是呼吸这些头等大事来说，神经细胞都必不可少。

巨噬细胞的生活很平淡。它们在负责的区域内游走，四处吞食，也清理垃圾和死细胞。不过一旦被惹怒，它们就会变成令人胆寒的战士。一个被激活的愤怒的巨噬细胞，可以吃掉多达 100 个细菌，直至力竭而亡——长久以来人们以为巨噬细胞就是这样，像个坏脾气的保安，但后来人们发现其实它扮演了多种不同角色，也和许多其他种类的细胞有着互动，一起发挥一系列作用。

所以，巨噬细胞更像先天性免疫部队中的地方长官：在战斗中，它们指挥其他细胞该做什么，也告诉它们要继续还是停止作战。

最后，当感染得到控制后，巨噬细胞能下令减慢甚至终止相应部位的免疫应答，避免对身体造成进一步损害。持续的免疫反应对你可不好，因为免疫细胞一般都会让身体处于压力之下，并消耗大量的能量和资源。所以，战斗平息后，有些巨噬细胞会把战场变成工地，还

而且糟糕的是，如果几年后你发现身上文的汉字原来是"汤"，于是扫兴之至，想把文身去掉，你的免疫系统也会让去除过程非常不易。

常用来去除文身的是一种能穿透皮肤的激光，它会把皮下的染料颗粒加热到一定程度，令其在热的作用下分解得更小。有一些小颗粒会漂走，另一些会被巨噬细胞吞下，而这就会让去除文身很难。因为，尽管含有染料的巨噬细胞某个时刻会死去，但新生的巨噬细胞会把前辈的尸体连同染料一起吞下，而新生代们同样不能分解染料，也只能任由其留在体内。这样一来，文身图案历经多年仍可辨出。随着时间流逝，每一轮细胞更替都会损失一些染料，某些新生的巨噬细胞也可能稍微移动位置。于是，文身会慢慢变淡，边缘也会变得不清晰。

会确确实实地吃掉剩下的战士。随后，它们会释放化学物质，促进平民细胞的再生和血管等受损组织的重建，这样伤口就能更快愈合。再说一遍，免疫系统讨厌浪费任何资源。

中性粒细胞就要简单一些了。它就是为了战斗和为集体献身而生的。它就好像是免疫系统的斯巴达战士，随时准备着发起疯狂的自杀式袭击。如果还是用动物打比方的话，它就像是嗑了兴奋药的黑猩猩，脾气暴躁，手里还拿着机枪。它是免疫系统的泛用型武器，是特为快速解决绝大多数常见敌人、特别是细菌而打造的。它是血液中数量最多同时无疑也是最厉害的免疫细胞。中性粒细胞的确很危险，因此都带有自毁装置。它们寿命很短，不发挥作用的情况下只能活几天，随后就会启动程序性死亡。

而在战斗中，它们只能活几小时。它们给身体的基础设施造成大灾难的风险实在太高了。每天都有 1000 亿中性粒细胞自行死去，同时也有约 1000 亿中性粒细胞新生，准备在必要时为你而战。[*]

尽管可能危及身体，但它们对你的日常生存来说依然必不可少，没有它们，你的防御力量将大大削弱。在交战中，除了生吞敌人外，它们还有两大武器：向敌人释放酸，以及牺牲自己以制造死亡陷阱。中性粒细胞体内有大量"颗粒"，这些颗粒基本就是装满致命弹药的小包裹。你可以把它们想象成小刀小剪，能把敌人割划伤残。要是中性粒细胞碰到一群细菌，它就会发射大量的颗粒，把细菌的外表面割碎。这种方法的问题是它的针对性不强，可能误伤无辜，比如会误伤正常细胞。这也是身体有点怕它的原因之一。它们杀敌的效率很高，可一

---

[*]　实际上每千克体重就会有 10 亿中性粒细胞，你可以自己算一下。

旦反应过激，就可能害多利少。[*]

不过中性粒细胞在战斗中最令人不解的行为是不惜牺牲自己，用体内的DNA形成致命的网。为了更好地理解这个过程，想象你是个盗贼，想要夜闯博物馆，让自己和同伙们大偷一把。你成功地躲过了摄像头和警报器，进入了满是珍玩的宝库。"事情太顺利了"，你一边往包里塞名画一边想。

突然，你看到一名守卫大叫着向你冲来，于是你做好了打斗的准备。可是守卫并没有朝你挥拳，而是撕开自己的胸膛，把肋骨劈成无数尖利的碎片，还掏出了肠子。你甚至来不及困惑，他就已经舞起扎满骨头碎片的肠子，像挥舞一条世上最恶心的鞭子一样，朝你打来。他狠狠地抽打你，你疼得大喊大叫，在茫然不解中就受了重伤，彻底被打晕，跑也跑不了了。接着他一拳打在你脸上。"这跟我想的不一样啊"，你心想，而此时守卫已经开始大口地生吞你了。

简而言之，中性粒细胞在制造"中性粒细胞胞外陷阱"（NET）时就和上面的守卫一样。它一旦觉得有必要采取极端措施，就会开始疯狂的自杀。首先是细胞核溶解，释放出DNA。这些DNA充满细胞后，大量的蛋白质和酶——相当于故事中尖利的骨头碎片——会黏附其上。随后中性粒细胞会吐出所有这些DNA，在细胞周围形成巨大的网。这种网不但能困住并伤害敌人，还构建出了一道物理屏障，阻止细菌、

---

[*]　中性粒细胞对自己可能造成的附带损害实在是很不上心，有时候巨噬细胞甚至会把受伤的细胞藏起来不让它发现！因为各种各样的原因，比如走路看手机撞到了路牌，体内每天都有一些细胞非自然死亡。通常这些损伤都很轻微，不需要免疫系统做出激烈反应。这些后面我们会再细讲。但死亡的细胞会引来中性粒细胞，中性粒细胞只要发现一个死细胞，就会使得事态升级，造成更大的、不必要的破坏。为了避免这种情况，巨噬细胞就会用身体掩护死细胞，把它藏起来，这样一来中性粒细胞只得困惑地离开。

病毒逃逸及进一步深入体内。在这之后，英勇的中性粒细胞会一命鸣呼——不死才怪呢。

有时候，这些猛士虽然已呕尽DNA，却仍在坚持战斗，朝敌人投掷酸性颗粒或是直接吞食敌人，发挥中性粒细胞的作用，直至力竭而亡。损失了所有遗传物质的细胞还是不是活细胞，这是个问题。不管怎样，它也就坚持到这儿了——没有DNA细胞就无法维持内在机制的运转。不管这个细胞是什么——是活物，还是无脑地服从最后一条指令的僵尸——它仍然在做它该做的事：为你而战，为你而死，让你活下去。不管中性粒细胞使用了哪套武器，它都是你最勇猛的战士之一，无论敌人还是你自身，都很有理由怕它。*

巨噬细胞和中性粒细胞，还和免疫系统的其他成员一起承担着另一项重要工作，下一章我们就细讲这个，因为它对人体的防御至关重要。它们负责引发炎症，这个过程对人体的防御和健康意义重大，值得我们进一步了解。所以，在重新讲回战场和你的免疫部队之前，我们先岔开一笔，了解一下免疫系统在战斗中使用的几种既有趣又重要的机制。

---

* 另一个关于中性粒细胞的小细节是，它们在追击病原体时，常常是成群结队的，和昆虫群遵循同样的数学规律。想象被一群像牛那么大的马蜂追赶的场景，你就能体会细菌在临死之前的悲惨处境了。

9 炎症：玩火的艺术

你大概从没仔细想过炎症这个问题，因为它平平无奇。不就是受伤了伤口红肿吗，有什么大不了的？但其实炎症对于生存和健康都至关重要，它使得免疫系统能处理突发伤害和感染。

炎症是免疫系统对所有类别的损伤做出的普遍反应，不管是烧伤、划伤还是擦伤，不管细菌还是病毒造成了鼻腔、肺部或肠道感染，也不管是新生肿瘤偷取了正常细胞的养分造成细胞死亡，还是对食物过敏，身体统统会出现炎症反应。任何真实或误判的损伤、危险都会引发炎症。昆虫叮咬后的红肿刺痒是炎症，感冒时的咽痛也是炎症。

简而言之，炎症反应的目标是将感染局限在一定范围内，防止它扩散，同时也协助清除受损和死去的组织，为免疫细胞和免疫蛋白搭建起直达感染部位的特快通道。*

讽刺的是，炎症一旦变成慢性，就成了健康的头号敌人。最新研

---

* 炎症帮助免疫细胞抵达战场的方式很古怪也很有趣。过程基本是：炎症释放的化学信号会使信号源附近的血管以及被信号激活的免疫细胞发生变化。两者都会伸出许多具有黏附性的小分子，有点像魔术贴。于是，在血液中疾行的免疫细胞可以黏附到血管壁细胞上，在感染部位附近慢下来。此外，炎症也使血管通透性增加，好让免疫细胞能从血管壁上的狭小缝隙中挤出去，开赴战场。

究表明，每年一半以上的死亡都和慢性炎症有关，它是多种疾病的潜在原因，从各种癌症，到中风，再到肝衰竭。你没看错，<u>当今，每两个去世的人中，至少就有一个死于慢性炎症引发的疾病</u>。尽管慢性炎症会给身体施加重负，"常规"炎症本身对免疫防御功能来说还是必不可少的。

炎症是免疫系统的复杂生理反应，是多种因素共同作用的结果，旨在快速抵御损伤和感染。简而言之，炎症就是血管壁细胞变形，于是血液的液体组分"血浆"大量渗出，涌到受损或感染部位的过程。你可以把它想象成堤坝开闸，含有盐分和各种特殊免疫蛋白的巨浪在细胞间隙疾速奔流，使得面积好比城市大小的组织肿胀起来。细胞一旦怀疑哪里不对劲，就会率先引发炎症作为快速应对措施。[*]

你可以凭五个标志来判断是否发炎：红、热、肿、痛和功能丧失。比如在前面踩到钉子的故事中，受伤的脚趾充血肿胀，于是皮肤发红。

血液还带来额外的体温，使受伤的脚趾发热。这对身体有好处：大部分微生物都不喜欢热，所以伤口的升温会让病菌变得不那么活跃，生存压力增加。对你来说，病原体们当然是越难受越好。与此相对，有修复作用的正常细胞很喜欢升温，这会加快它们的新陈代谢，促进伤口快速愈合。

然后是疼痛。炎症释放的化学物质让神经末梢对疼痛更加敏感，在局部肿胀的过程中，具有疼痛感受器的神经细胞应压力而激活，把疼痛信号传给大脑。疼痛是有力的刺激信号，因为我们不想感到痛。

---

*   与免疫系统有关的任何事都有例外。这个规则对脑、脊髓、眼球的某些部位、睾丸（要是你有睾丸的话）等就不适用。这些部位都非常敏感，炎症可能即刻就对它们造成不可逆的损害，所以它们拥有免疫特权，意思是免疫细胞会被血液—组织屏障阻挡在这些部位外面——只有一些遵奉超特殊命令而行事的细胞才能进入。

炎 症

免疫系统为快速应对损伤或感染而发动的复杂生物反应。受损组织处的血流量增加，引起红、热、肿、痛和功能丧失。

发炎的伤口

巨噬细胞

中性粒细胞

"战 场"

表 皮

血 管

血管中渗出血浆，用液体、蛋白及免疫生力军冲刷"战场"。

　　最后是功能丧失。这很好理解，比如手烧伤后因为发炎而又肿又痛，你就不能用它好好做事了。踩到钉子也一样——你的脚肯定非常不喜欢这种事。功能丧失和疼痛使你只得休息，不去增加患处的负担。它迫使你给身体一些时间修复。上面说的就是炎症的五大标志。

　　后面我们也会一再讲到，炎症会给身体造成不利影响，它给受累的组织带去压力，激活中性粒细胞这些会造成损害的免疫细胞，因此炎症也自有一些自我平息的内在机制。比如引起炎症的化学信号分子会消耗得很快，免疫细胞要持续不断地释放信号才能引发炎症，否则炎症就会自行消失。你可能会问，具体是什么引发了炎症？那，好些机制都可以。

　　第一种是死亡细胞引发炎症。非常神奇，身体演化出了能区分细胞是自然死亡还是意外惨死的本领。免疫系统会把细胞非自然死亡和重大危险联系在一起，因此细胞死亡是引发炎症的一种信号。

　　通常，细胞走到生命的终点时，会通过我们前面提到的凋亡程序来自行了断。凋亡基本就是细胞平静地自杀，此时细胞的内容物会保持得完好有序。但如果细胞意外死亡，比如被钉子扎、被烧红的锅烫，或是被细菌感染产生的废物毒死，细胞内容物就会散落得到处都是。像 DNA 和 RNA 等类的细胞内容物，会高度激活免疫系统，引发快速的炎症反应。[*]

　　趁此机会，我们正好来认识一种非常特殊的细胞，不过后面我们对它了解更多后，你可能会讨厌它——要是你曾经有过严重的过敏，

---

[*]　你大概在学校里学过，细胞的能量来源"线粒体"是一种古老的细菌，在很久以前和人体细胞的远祖融合，形成了共生物体。如今，线粒体已是一种细胞器，在内部为细胞供能。不过免疫系统依然记得它曾是细菌，一旦落到细胞外面，就是不相关的外来物了。所以如果细胞破裂，漂出的线粒体被免疫系统发现，免疫细胞就会做出超级警觉的反应。

身体明显水肿，那很可能跟这种细胞有关：它就是"肥大细胞"。它长得肥肥大大，细胞内充满了小炸弹似的颗粒，颗粒里都是超强效的化学物质，能在局部快速引发重度炎症（比如被蚊子咬了会痒，大约就是肥大细胞释放的化学物质引起的）。幸好大部分时候它们都待在皮下，各行其是（近乎无所事事）。而一旦人体受伤，组织受损，肥大细胞就会死去或被激活，释放出超级化学武器，大大加快发炎过程。

这就相当于皮下组织拥有引发炎症的紧急按钮。这里我们很应该提一下，有的免疫学家认为，肥大细胞在免疫系统中有着更直接和更重要的作用，尽管大多数教材上没有这样写。科学的伟大正在于，证明现有观念的错误对所有人都有好处，因此过些年后我们就会知道肥大细胞是不是值得更多的关注。

引发炎症的另一条途径更像是种主动策略：战斗中的巨噬细胞和中性粒细胞下令启动炎症反应。这样，只要战斗还在继续，它们就会释放化学物质冲刷战场，随时准备接收增援部队。不过，这也正是各种长时间的免疫战争都会造成损害的原因。

假如你得了肺炎或是感染了 COVID-19，肺部的炎症及液体会让人呼吸困难，产生溺水之感。用溺水感来描述这种状态贴切得可怕，因为你的确是被大量液体淹没，只不过液体来自体内而非体外。

好，关于炎症我们先讲到这儿。再总结一下：细胞非自然死亡，皮下的肥大细胞破裂或是被激活，以及免疫系统处于战斗状态，都会释放化学物质，引发炎症。在炎症反应中，大量的体液和各种各样的化学物质会让敌人头痛，也能召唤增援部队，帮生力军快速到达感染区域；这些都使战场上的防御更容易。但炎症也会给身体压力，许多情况下会实实在在地危及健康。

10 光秃、盲目又惊惧：
细胞怎么知道要去哪儿？

到现在为止我们都忽略了另一个很重要的细节：细胞是怎么知道哪里需要它们、自己又该怎么走的呢？把细胞想象成人时，我们得记得，它们的巡逻区域相当于欧洲大陆那么大，所以你的第一个问题可能是，它们怎么有可能走对啊？难道不会经常迷路吗？另外还有增加难度的事：细胞什么都看不见，你想一下就会明白这一点。

光波打到物体表面然后反弹出来，被眼睛这样的感光器官接收，再由几亿特化的细胞把光信号转换成电信号传给大脑去解读，这样我们才能看到东西。对单个细胞来说，拥有这一大套功能太奢侈了。*

就算细胞真有"眼睛"，"看见"对它们来说也没有太大用处。因为它们的世界实在是太小、太小了，对单个细胞来说，光波都太长了，没有实际意义。要是你像细胞那么大，可见光的波长能从你的脚趾直接拉到肚脐。细菌已经很小了，很难通过光学显微镜看到，在图像上也粗糙不清；病毒就更小了，比光波还短得多，在视觉的意义上真是不可见，只有用专门的电子显微镜才看得到。另外，你体内大部分地方都是黑乎乎的。要是身体里面亮堂堂的，那就是出了大问题。

---

* 　是，一些单细胞生物有光受体，能区分明暗，辨别光源方向，但我们这里不讨论它们。　　**073**

　　"听"也是同样的原理。听觉就是探测气体、液体压力的变化，并将其转化成信息的能力。人有专门的听觉器官，它适应人类的生存环境，对细胞却不实用。好，既然人类意义上的"视力"和"听力"在微观世界中不怎么值得选用，那细胞如何体验、感知它们的微观世界，又如何彼此交流呢？

　　某种意义上，它们靠的是"闻"。对细胞来说，信息是实实在在的物理对象："细胞因子"。简而言之，细胞因子是一类小分子蛋白质，用以传递信息。我们体内有几百种细胞因子，它们在几乎所有的生命活动中都发挥重要的作用——从胚胎在子宫中发育到人的衰老。但它们和免疫系统的关系最密切，在其中的作用也最重要。它们在疾病的进展和身体细胞的应对过程中扮演着关键的角色。可以说，细胞因子就是免疫细胞使用的语言。本书会一再谈到细胞因子，所以就让我们先了解一下它们会干什么。

　　假设某个巨噬细胞正在漂来漂去，结果被敌人绊倒了。它要把这个消息告诉其他免疫细胞伙伴，于是会释放细胞因子，携带的信息是："危险！有敌人！快来帮忙！"这些细胞因子会被体液中随机移动的各种小东西带走。它们漂到别处，那里会有别的免疫细胞——可能是中性粒细胞——"闻到"它们，并"接收"到信息。中性粒细胞结合的细胞因子越多，反应也会越强烈。

　　在我们的故事中，锈铁钉扎破皮肤，造成数不清的死亡和破坏，于是，成千上万的细胞一同呼救，释放出大量惊恐的细胞因子，翻译过来就是出大事了，它们急需帮助，这样一来就能督促细胞们赶紧动起来。细胞因子的作用还不仅于此，它们的"气味"还有导航功能。*

---

　　*　好吧，严格说，我们这里应该讲得更准确一些。这里的相关细胞因子主要有两大类：

细胞因子

小分子蛋白质，用以传递信息，在疾病的进展和人体细胞的应对过程中发挥重要作用，某种意义上是免疫细胞的语言。

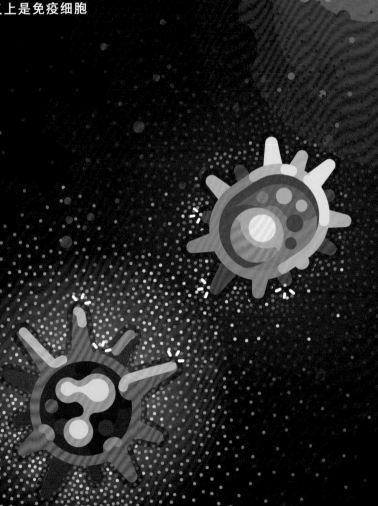

离"气味"来源越近的细胞，结合的细胞因子越多。通过测量周围细胞因子的浓度，细胞可以准确定位信息来源，并朝该方向移动。哪里"气味"最浓，细胞就往哪里走，这样就可以到达战场。

为了做到这一点，免疫细胞可不是只有一个"鼻子"，而是有百万千万个鼻子，浑身上下都是，全方位覆盖细胞膜。

为什么要这么多？有两个原因：浑身长满鼻子，细胞就有了360°的全向"嗅觉系统"。可以准确判断细胞因子的来源。这些鼻子非常敏感，1%的细胞因子信号浓度差就能告诉细胞该往哪儿走（浓度高1%，就是细胞某一侧的分子多1%的形象说法）。这些信息能用来给细胞定向，指挥它朝目标移动，而细胞会始终沿着有最多细胞因子的方向走。细胞走一步闻一下，再走一步再闻一下，直至到达目的地。

有这么多鼻子的另一个原因，是防止细胞犯错。免疫细胞又瞎又聋又笨，也不能提问。它们不知道某个信号是不是真的，自己理解得对不对。比如中性粒细胞可能识别到之前的战斗遗留下来的细胞因子，而那场战斗早就取得了胜利。判断错误会浪费能源或是让中性粒细胞分心。同时依靠许多而不只是一个鼻子就能解决这个问题。只一个鼻

负责传递信息的各种细胞因子，以及"趋化因子"。趋化因子是一大类由细胞分泌的小细胞因子家族。它名字的字面意思是"挪动化学物质"，这个名字很恰当，因为它们的主要功能就是驱使细胞往特定方向运动。它们可不光是到处游逛，特定的普通细胞也可以跟它们结合，借以"修饰"自己，来给免疫细胞指路。因此简而言之，趋化因子就是能把免疫细胞指引或吸引到特定地方的细胞因子。而免疫学家谈到"细胞因子"时，往往是指传递信息的那些，信息包括在某次感染中发生了什么事情、入侵的是哪类病原体、需要哪些细胞来对其作战等。等一下，有点乱：趋化因子是细胞因子，但细胞因子的作用和趋化因子又不相同？那，免疫学的世界就是这样，名词就是增加学习难度。本书中我们打算这样解决这个问题：只使用"细胞因子"一词。因为想弄懂普遍原理，你必须明白一点，细胞因子是一大堆种类繁多的信息蛋白，可以指挥免疫细胞完成一系列工作。其中之一就是让细胞动起来。

子闻到气味，细胞不会有反应；几十个鼻子闻到气味，免疫细胞就会稍稍激动起来；而如果几百甚至几千个鼻子都闻到了气味，就会极大地刺激细胞，让它做出极为暴力的反应！

这条原理很重要。信号要超过一定阈值才能激活细胞。这是免疫系统巧妙的调控机制之一。少量细菌引起的轻微感染，只会让少数免疫细胞分泌细胞因子，也就只有少量其他细胞会闻到这些信号。可如果感染很严重很凶险，就会激发大量信号，也会有大量细胞做出反应。因为周围的战斗"气息"很浓，细胞也会果断地行动起来。气味的强度不仅可以召集来更多的细胞襄助，也可以确保免疫应答自行平息。在战场上，战士们打得越顺利，存活的敌人越少，免疫细胞释放的细胞因子也会越少。渐渐地，前来增援的部队也会越来越少。战场上的细胞斗士随后也都慢慢自杀身亡。顺利的话，免疫系统就会自行关闭。

不过有些时候，整个系统会出故障，产生严重的后果。一旦细胞因子数量过多，免疫系统就会完全失控，陷入狂怒，做出过激反应——人们形象地称之为"细胞因子风暴"。它无非是指太多的免疫细胞释放了太多的细胞因子，哪怕实际上没有危险。其后果是很可怕的。铺天盖地的信号会激活全身的免疫细胞，后者则可能释放更多的细胞因子。免疫细胞大量聚集在受累器官周围，会造成严重损害。全身的血管都会增加通透性，液体于是从血管系统中大量渗出，进入组织。最严重的情况下，血压会降到临界水平以下，器官会因为得不到足够的氧气而开始衰竭，这种情况可能致命。幸好平常你不用太担心这些，只有出了大状况时，细胞因子风暴才会产生。

不过，我们其实轻巧地绕开了一组问题：细胞因子究竟是怎样传递信息的？传递信息指的又是什么？蛋白质分子怎么就能指挥细胞？前面我们说过，细胞就是受生化反应指挥的蛋白质机器人。生化反应会在蛋白质之间引发一系列相互作用，称为"通路"。通路一旦启动，就会引发行为。而细胞因子和细胞的相互作用，是通过细胞表面名为"受体"的特殊结构所介导的通路实现的。受体就是细胞的鼻子。

简而言之，受体就是插在细胞膜上的蛋白质识别装置。它们一部分在胞外，一部分在胞内。实际上，细胞表面有一半的地方分布着大量、多种的受体蛋白，负责执行吸收特定营养、细胞间通讯或触发各种细胞行为等不同功能。简单说，受体就像细胞的"感官"，可以让细胞内部知道外部的情况。一旦受体识别了一个细胞因子，就会在胞内启动一条通路。经过一系列的蛋白质相互作用，指示细胞内的基因上调或抑制其表达。

简而言之，就是蛋白质之间相互作用几次，最终改变了细胞的行为。免疫系统的生化反应本身复杂得可怕，我们这里只得略过细节（要是你有足够的耐心，也能忍受那些繁琐的名词，学一学也挺有趣）。

总结一下重点：细胞表面有几百万个名为"受体"的鼻子。细胞释放出携带着信息的蛋白质，即细胞因子，借此来彼此交流。细胞的受体（鼻子）闻到细胞因子后，会触发细胞内的通路，通路会改变细胞的基因表达，从而改变细胞的行为。因此在生化反应的指引下，细胞尽管没有意识也无力思考，却也能对信息做出反应。所以细胞哪怕实际上很笨，却也能做到很智慧的事情。有些细胞因子还有导航作用——免疫细胞可以闻出细胞因子的来源，跟随气味抵达战场。

现在我们知道了细胞是怎样感知环境的。在回到战场前，我们还要讲最后一条原理，它对理解免疫系统来说很重要。细胞怎么"知道"细菌闻起来是什么样的？细菌为什么闻起来是细菌？免疫系统怎样辨别敌友？

11 闻出生命的基本构件

先天性免疫系统可以区别自身和异物，这是我们最早提到的知识之一。但它是怎么知道要攻击什么、攻击谁的呢？谁是自己人，谁又是异物？再具体一点儿，士兵细胞怎么知道细菌闻起来是什么样的？就像我们前面说过的，微生物相对于多细胞生物的最大优势之一，就是它能快速地变异和适应。多细胞生物和微生物迄今已经竞争了数亿年——细菌为什么不想办法掩盖自己的气味？答案就在使生命得以形成的结构之中。

地球上的所有生命都是由同样几类基本分子以不同的方式排列而成的：碳水化合物、脂质、蛋白质和核酸。这些基本分子相互作用并组合起来，形成各种结构，这些结构就是地球上所有生命的基石。前面我们已经颇学习了一些关于蛋白质，这种最重要的生命构件的知识。出于简便考虑，我们这里仍聚焦于蛋白质，因为它们占主体——不是说其他分子不重要，而是它们的原理大体一致，专讲其一有助于理解。

我们前面说过，蛋白质的形状决定了它的功能、和其他蛋白质相互作用的方式、能形成的结构以及可以传递的信息。每种不同的形状都有点儿像立体拼图块，彼此组合在一起，形成整个拼图。用拼图块来打比方很合适，它也表明了蛋白质的另外一些特征：只有特定形状才能和另一些特定形状相结合。一旦匹配，它们的结合就会完美而牢固。蛋白质有千百亿种可能的形状，那自然界在构建新生命，比如一个细菌时，就有大量拼图块可选。用现有的蛋白质拼图块，可以造出多种多样的细菌。只不过实际上这种自由构建还是有其限制的。

对一些特定功能来说，使用的蛋白质不能换，否则功能就会丧失。不管细菌怎么突变，不管它有了怎样新奇聪颖的蛋白质组合，只要它还是细菌，就不得不使用一些特定的蛋白质。这就好比你可以制造不同造型、不同颜色的汽车，但只要你造的是汽车，就免不了要用到轮子和螺丝。细菌也是一样。免疫系统就是利用这个原理来识别自身和异物的。那这个过程究竟是怎样实现的呢？

鞭毛就是个极好的例子。鞭毛是一种细胞器，有些种类的微生物、细菌用它们来移动。它们是长在细菌小屁股上的长长的蛋白质推进器，可以快速旋转，推动细菌前进。许多细菌（但并非所有）长有鞭毛。用这种方法在微观世界里游动很是巧妙，对生活在一摊腐水中的细菌更是这样。人类细胞就不用鞭毛。[*]

所以免疫细胞只要看到鞭毛，就知道长着它的东西百分百是异物，

---

[*]　其实也不尽然：精子就是靠长而有力的鞭毛向前运动的（实际上它和细菌的鞭毛是不同的结构和原理，不过名字一样——显然是因为生物学还不够让人迷糊吧）。但精子确实是个有趣的例子。想一想，为什么女性的身体没有把精子当作异物马上除掉？实际上的确有。这就是为什么2亿精子才能让一个卵子受精的原因之一。精子一进入阴道，就面临着残酷的环境。阴道呈明显的酸性，不适合外来物生存，精子只有靠尽可能地快跑来逃出生天。大部分精子几分钟内就能抵达宫颈和子宫。

但在这里，它们也会遭遇巨噬细胞和中性粒细胞的攻击，大部分都会阵亡，尽管无害的它们只是想完成自己的使命而已。精子至少还是有备而来的（仔细想想，精子其实有点像特殊的病原体）。它们会释放一些分子和物质，意图抑制周围愤怒的免疫细胞，为自己争取一点点时间。它们或许还可以和子宫壁上的细胞沟通，表明自己是友好的访客，从而减轻炎症反应。不过这些作用和沟通有很大一部分是无效的。总之，几百万进入阴道的精子中，只有几百个能进入输卵管，有机会让卵子受精。

必须消灭掉。在几亿年的演化过程中，许多动物的先天性免疫系统都记住了只有细菌这些敌人才会使用的特定蛋白质拼图块有哪些形状。这样说吧，它们"知道"有些拼图块总是意味着麻烦。当然细胞其实什么也不知道，它们很笨。但是它们有受体。人体先天性免疫细胞上有识别鞭毛蛋白质的受体，可以激活免疫细胞杀灭细菌。

构成细菌鞭毛的蛋白质和人类免疫卫士的受体是互相匹配的拼图块。巨噬细胞上的受体和细菌的鞭毛蛋白结合之后，会发生两件事：巨噬细胞牢牢抓住细菌，并在细胞内引发"级联反应"，告诉细胞发现了敌人，要把敌人吞掉！这种基本机制，就是先天性免疫系统识别敌人的关键。

鞭毛蛋白并不是免疫卫士能够识别的唯一一种拼图块。凭借少数种类的受体，先天性免疫细胞可以识别相当多的蛋白质。和细胞因子一样，这些特殊受体有点像感官，像蛋白质识别装置。机理其实很简单：受体本身也是特殊的蛋白拼图块，可以结合其他的蛋白——这里就是指鞭毛蛋白。巨噬细胞一旦结合到鞭毛蛋白，就会进入杀敌模式。

先天性免疫细胞就是这样识别细菌的，哪怕它此前从没遇见过某种特殊的细菌。细菌都有某种不可或缺的蛋白。而先天性免疫细胞上都配备有一组特殊受体，能够识别细菌的所有常见蛋白。

"Toll 样受体"的发现值得获两次诺贝尔奖。"toll"在德语中是"了不起""神奇"的意思，这名字很适合这种超神奇的情报装置。所有动物的免疫系统中都有某种形式的 Toll 样受体，这说明它是免疫细胞最早的组成部分之一，很可能出现了至少 5 亿年。一些 Toll 样受体能识别鞭毛，另一些能识别病毒上的细微结构，还有一些能发现游离 DNA 之类的危险、混乱的指征。

不管采取什么手段，细菌、病毒、原生动物或真菌都无法让自己

受 体

受体有点像细胞的感官，其工作原理基本类似锁孔和钥匙，可以跟特定的分子结合。

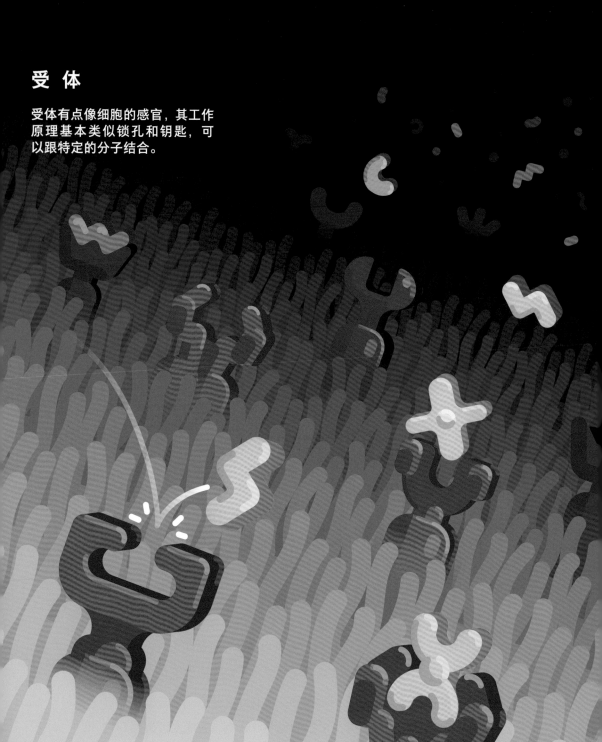

在受体面前完全遁形。还有一些 Toll 样受体根本不需要直接碰到敌人。就像本章开始提到的，细菌会发出臭味。只要还活着，细菌就会分泌蛋白质，产生垃圾，这些信号都能被免疫细胞受体接收到，暴露细菌的身份和行踪。细菌当然会尽量隐藏自己，但做不到天衣无缝。先天性免疫系统已经和细菌共同演化了几亿年，知道怎么嗅出细菌身上的特殊蛋白质。巨噬细胞和中性粒细胞正是靠这种机制来发现敌人的，哪怕它们不知道入侵的究竟是哪种细菌。它们只是闻出了敌人的气味，知道要把敌人痛揍一顿。

细胞利用类似感官一般的受体来识别敌人的蛋白，这种原理叫"微生物模式识别"。它对我们后面要谈的适应性免疫系统来说更为重要，适应性免疫施用和先天性免疫相同的基本机制，但用得还要巧妙得多。

好！原理的解释就到此为止。有了这些知识，我们就可以重返战场，认识一下先天性免疫系统的另一个强大而残忍的武器。这种武器体积微小，哪怕对细胞和细菌来说都是如此。

还记得在山间徒步踩到钉子的故事吗？伤口发炎后，液体从血液中渗出，淹没战场，一支看不见的部队仿佛从天而降，开始杀伤敌人。现在是揭晓它们身份的时候了。很不幸，它们有免疫学中最糟糕的名字："补体系统"。

12　隐形杀手部队：补体系统

补体系统是免疫系统的重要组成部分，但你大概从没听说过。这可有些奇怪了。要知道，免疫系统的许多部分都是为了和补体相互作用而存在的，补体系统功能失常可是会引发严重的健康问题的。

补体系统也是免疫系统中最古老的部分之一，证据表明最晚在5亿年前，地球上最古老的多细胞生物就演化出了补体系统。某个意义上，它是所有动物的免疫应答的最基本形式，同时也非常高效。无用的东西是不太可能在演化过程中保存下来的，而补体系统存在了那么久，始终变化不大，这说明它对生存有着非凡的价值。随着生命的形式变得越发复杂，补体系统不但没有被取代，还在其他免疫防御力量的不断精进之下变得更为强大。

人们大多不了解补体系统，原因之一就是它不好理解，非常复杂和反直觉，让人头昏脑胀。要对其中的各种过程和相互作用都形成清晰的看法，需要深入学习它的大学生都要大费一番功夫。在免疫学中，没有哪一部分有比补体系统更糟糕、更难记的专业名词。幸好理解掌握所有的细节对非免疫专业的读者来说全无必要，所以我们当然可以省略大量的细节——人生苦短，不该浪费在这上面。如果你是想了解细节的人，那后面的图中有全部的正确名词和机制可以参考。

好，那补体系统到底是什么呢？

本质上讲，补体系统是由 30 多种不同的蛋白质（不是细胞！）组成的军队，它们通力协作，巧妙配合，阻止入侵者在人体内优哉游哉。大体说来，此时此刻，你的体液里到处都充满了大量的补体蛋白，数量约为 1.5×10^{19}。补体蛋白体型微小，却遍布四处。跟它们比起来，病毒都显得很大。要是把细胞比做人，补体蛋白就只相当于果蝇卵。补体比细胞更没有头脑，更不会拿主意，完完全全受生化反应的指导，但它们也能完成多种目标。

简而言之，补体系统有三大作用：

· 打击敌人，让敌人不好过。
· 激活免疫细胞，引导免疫细胞发现并消灭敌人。
· 往敌人身上扎洞，直至它们死去。

但它们要怎么做到这些呢？它们不过是一些随机漂荡的无脑蛋白质而已，毫无心意或方向。但这其实是它们战略的一部分。补体蛋白以某种被动的方式四处漂动，无所事事，直到被激活为止。你可以把它们想象成几百万根紧紧堆在一起的火柴，只要点燃一根，它就会引燃周围的火柴，这些火柴再引燃更多火柴，火就腾地一下烧起来了。

对补体而言，"引燃"就意味着形状的改变。前面我们说过，蛋白质的形状决定了它的功能，以及它能以哪种方式和哪些蛋白质相互作用。在未活化的形状下，补体没有功能。而活化后，补体可以改变其他补体蛋白的形状，从而激活它们。

这种简单的机制会引发自我强化的级联反应。一个蛋白激活另一个蛋白，2 个激活 4 个，4 个激活 8 个，8 个激活 16 个。很快，几千个

补体蛋白

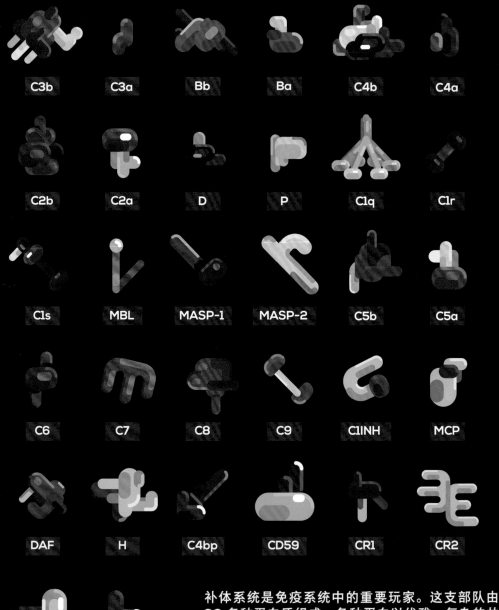

C3b C3a Bb Ba C4b C4a

C2b C2a D P C1q C1r

C1s MBL MASP-1 MASP-2 C5b C5a

C6 C7 C8 C9 C1INH MCP

DAF H C4bp CD59 CR1 CR2

CR3 CR4

补体系统是免疫系统中的重要玩家。这支部队由30 多种蛋白质组成，各种蛋白以优雅、复杂的共舞相互协作，阻挡外敌。简而言之，补体系统有三大功能：打击敌人、激活免疫系统、往细菌身上扎洞直至其死亡。

蛋白就被激活。前面我们聊细胞的时候简单提过，蛋白质移动得极快。几秒之内，原本全无作用的补体蛋白就活化起来，变成快速扩散、无法阻挡的杀伤性武器。

我们来看看现实中它们是如何表现的。回到战场上，想想被钉子扎破的脚趾。巨大的破坏业已铸成，巨噬细胞和中性粒细胞启动了炎症过程，体液于是从血管中渗出，涌到伤口附近。体液中的几百万补体蛋白迅速充满了伤口。现在需要点燃第一根火柴。

在现实中，这就意味着，有一种特殊且非常重要的补体蛋白需要改变其形状。这种蛋白有一个全无用处的名字：C3。C3 蛋白具体的变形与活化过程很复杂也很无趣，在现阶段不太重要，我们就假装它是碰巧被激活的吧！[*†]

你只要知道 C3 是最重要的补体蛋白，是为了引发级联反应而需要被引燃的第一根火柴就够了。C3 活化后，会裂解成形状不同的两个更小的蛋白。好，第一根火柴点燃了！

裂解成的两个蛋白一个叫 C3b，名字可真有创意，嘿嘿。它就像是追踪导弹。它要在一瞬间找到靶子，不然就会失效并自行关闭。一旦发现目标，比如细菌，它就会紧紧黏附到细菌表面，决不松开。在这个过程中它会再次变形，并获得新本领（补体有点儿像微型的蛋白质变形金刚）。改变了形状的 C3b 可以抓住其他补体蛋白，使它们也变形，并和它们融合起来。几步下来，它变成了一个召集蛋白的平台。

这个平台很擅长激活更多的 C3 蛋白，开始新的循环。放大回路就

---

*　补体真的可以碰巧被激活。还有许多更复杂的补体活化途径，不过看看那些路径图就知道有多复杂了！

†　还有，即使周围没有敌人，也会出现这种碰巧的活化吗？会的！你的细胞也有防御机制来对抗补体系统，防止后者随机地攻击身体。

这样形成了。蛋白活化、变形的过程一次次、一次次地重复。越来越多新活化的 C3b 黏附到细菌表面，生成更多的召集平台，激活更多的 C3。第一个补体蛋白活化后的几秒钟内，细菌表面就会盖满几千个补体蛋白。对细菌来说，这太糟糕了。假设这是普通的一天，你正在忙自己的，突然有几十万只苍蝇同时飞过来，密密麻麻地停满了你全身。这实在太恐怖了，你不可能置之不理。对细菌来说，活化补体的攻击会大大伤害它，让它陷入无助，大大减慢其行动。

还不止这样。还记得 C3 裂解的另一部分吗？这部分叫 C3a——有 3b 就有 3a。C3a 类似于是"失事信标"，就像我们前两章提到的细胞因子一样，是信息，是警报信号。成千上万的 C3a 蛋白会离开伤口，四处呼救。巨噬细胞或中性粒细胞这些被动免疫细胞闻到这些信号后，会通过特定的受体与之结合，从沉睡中醒来，沿蛋白通道抵达感染现场。它们发现的警报补体蛋白越多，反应就越激烈，因为活化的补体总是意味着有糟糕的事触发了它们。C3a 的痕迹能准确指引免疫细胞到达最需要的地方。在这个意义上，补体有着和细胞因子同样的作用，只不过 C3a 是裂解生成的，而不是像细胞因子那样需要由细胞分泌。

至此，补体已经起到了拖延敌人（C3b 覆盖细菌表面）和请求支援（C3a 作为失事信标）的作用。现在，补体系统要开始主动地协助杀敌了。就像前面提到的，吞噬细胞是士兵细胞，可以把敌人整个吞下。但要想吞噬细菌，细胞要先抓住它们。这并不像我们前面描述的那么容易。因为细菌可不想被抓住，而会努力逃跑。

就算细菌放弃逃命，还有一个物理问题要解决：细胞和细菌的膜表面都带负电——玩过磁铁的我们都知道，同种电荷会互相排斥。虽然细菌表面的电荷强度不大，这种排斥力可以被吞噬细胞克服，但还是让抓获细菌变得相当困难。

不过没关系！

补体带正电。所以当补体黏附到细菌表面后，就像强力胶水——更确切地说就像小小的把手——一样，大大有利于免疫细胞抓到、困住细菌。表面结合了补体的细菌更容易被免疫卫士们俘获，而且某种意义上变得更美味了！这个过程叫"调理作用"（opsonization），其词根来自古希腊语，意为"美味的配菜"。细菌经过调理，当然更美味啦。

更厉害的还在后面。再回想一下身上停满苍蝇的情景，现在，眨眼之间，苍蝇都变成了黄蜂！另一种级联反应即将启动。它是致命的。细菌表面的 C3 补体复合物再次变形，开始激活另一组补体蛋白，并与之共同形成更大的结构："膜攻击复合物"，我保证这是免疫学中唯一一个取得还不错的名字。新的补体蛋白一块块彼此结合，形成长矛般的形状，深深地、牢牢地扎进细菌。它们一边伸展一边挤压，直到在细菌身上戳出一个再也闭不拢的破洞，一个实实在在的伤口。体液涌入细菌内部，细菌的内容物也会流出，这样一来，细菌很快就死掉了。

补体令细菌头疼，但它真正发挥最大的作用，是对付病毒的时候。病毒有一个弱点，就是体积微小，四处漂动，要在不同细胞间奔走。在胞外，病毒基本要寄希望于偶然撞到合适的细胞，再趁机感染它，这样一来，病毒几乎全无防御能力。这样，补体就可以拦截并灭活病毒，使之无害。没有补体，病毒感染会致命得多。但这些我们放到后面再聊。

再次回到钉子扎脚的故事。几百万补体蛋白杀灭了成百上千的细菌，让中性粒细胞和巨噬细胞清除敌人的工作轻松了很多。而后，补体结合到的细菌越来越少，活化的补体也就越少。于是补体反应慢慢平息下来。当周围再无敌人之时，补体又变回没有攻击性的隐形武器。补体系统很好地展示了，无脑的小东西如何共同完成聪明的任务，免疫系统不同防御层次间的通力合作又是多么重要。

别具特色的补体活化路径

7.

2.

1.

C3

C3a

C3b

B

3.

Ba

P

4.

5.

C3 转化酶

6.

1. C3 裂解为 C3a 和 C3b
   两种蛋白。

2. C3a 漂走，激活免疫细胞。

3. C3b 牢牢地黏附到细菌表面。

4. C3b 现在可以抓住其他补体并
   改变形状。

5. 经过一些步骤，C3b 变形为可
   以召集 C3 的平台。

6. 这个平台会激活更多 C3 蛋白，
   开始新的循环。

7. 几秒钟内，细菌表面就会盖满
   几千个补体蛋白。

细菌细胞壁

先天性免疫系统 101:

 物理屏障　　 巨噬细胞　　 中性粒细胞　　补 体

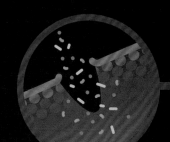

1. 边境的城墙（皮肤）被突破。

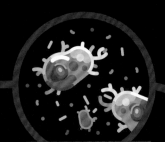

2. 巨噬细胞吞噬、清除敌人。

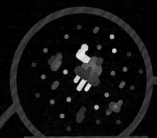

5. 包括补体在内的援军抵达。

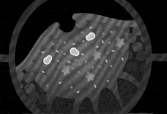

4. 免疫细胞引发炎症。

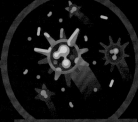

3. 巨噬细胞召集中性粒细胞。

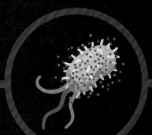

6. 补体标记、削弱和清除敌人。

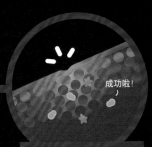

成功啦！

7. 入侵者被打败。

好，现在我们已经认识了先天性免疫系统这支生猛有力的战力中的重要成员，了解了它们运转和起效的一些原理。让我们在进入下一章之前，简单总结一下。

身体表面有一道设计巧妙、能自我修复的城墙，它固若金汤，极难逾越，非常好地保护着人体。而一旦敌人攻破了城墙，先天性免疫系统就会立刻反应。首先出战的是"黑犀牛"巨噬细胞，它们体型庞大，能把敌人整个吞下，结果它们的性命。要是发现敌人太多，巨噬细胞就会分泌细胞因子，这是一种信息蛋白，能召唤来中性粒细胞，这种"端着机枪的黑猩猩疯狂敢死队"。中性粒细胞活不了多久，而且它们在战斗中会误伤无辜，因而伤害身体。巨噬细胞和中性粒细胞都可以引发炎症，炎症会把大量的体液和援军带到感染部位，使得患处局部肿胀。援军之一就是补体，它们是几百万微小蛋白组成的部队，可以辅助免疫细胞杀敌，还参与标记、黏附、削弱和清除敌人。对大多数小伤口和感染来说，有这些强力的队伍协同工作就足够了。

可要是这些都还不够呢？毕竟我们假设的是所有的防御都有效。不幸的是，现实往往并非如此。细菌可不弱，它们已经发展出了一系列躲避第一道防线的策略。要是感染没有得到控制直至消除，小小的伤口也可能致命。

现在我们就让事态进一步升级吧。

13　细胞情报员：树突状细胞

现在锈钉子造成的伤口情况开始恶化了。尽管巨噬细胞和中性粒细胞已经英勇奋战了几个小时，也杀死了十万百万的敌人，但感染没能完全清除。几乎所有入侵的细菌都被杀伤、吃掉了，只除了一种。这种细菌没有把身体的防御放在眼里，它有办法抵挡。*

伤口中这些致病的土壤细菌也有自己的防御力，而且繁殖迅速，足以站稳脚跟。它们抢走本属于身体细胞的养分，还到处制造垃圾，释放能伤害、杀死组织细胞和免疫细胞的化学物质。伴随第一波从血液中渗出的体液而来的补体蛋白，此时已经消耗殆尽，奋战了几小时甚至好几天的免疫细胞也正在失去斗志，力竭而亡。

新的中性粒细胞仍在不停赶来，而它们的鲁莽战斗也越发成了负担。它们进一步引发炎症，虽然补充了一些补体，但引起的组织肿胀

---

*　嘿，我们来看看细菌是怎么抵抗免疫系统进攻的，这很好玩。比如好多致病细菌都不怎么怕补体系统。尽管补体可以杀死大部分细菌，但还有一些病原体完全不把这些小小的蛋白放在眼里，而是会小心地躲开它们，继续搞破坏。肺炎克雷伯菌就是很好的例子，这种病原体会造成肺炎以及其他可怕的疾病。它会躲在名为"荚膜"的黏液结构里，这样就能完全避开补体。荚膜实际上就是细菌分泌的一层黏糊糊的糖衣，能掩盖免疫系统可以识别的分子。荚膜简单好用，就像细菌喷了除臭剂。

也变得面积越来越大，造成的附带损害在快速加剧。现在，因为免疫系统攻击而死的平民细胞比被细菌杀死的还多。双方的死亡细胞数量都在飞涨，看不到冲突平息的希望。

现在人类尺度的你，真开始觉得不对劲了。你已经结束了徒步之旅，有点闷闷不乐，回到家后冲了个澡，贴了一片创可贴。可到了第二天，走路还有点疼。脚趾明显地红肿起来，你还感到它在抽动。就算不按它，它也疼。你查看了伤口，挤了挤，伤口上的痂破了，流出一点黄色的脓液。

感染一两天后的伤口，可能流出气味很怪的脓液。它是上百万英勇牺牲的中性粒细胞的尸体，混以平民细胞的残骸、死细菌和残余的抗菌物质。脓是有点恶心，但也是免疫细胞们奋不顾身、舍生忘死地保护你的证据。要是没有中性粒细胞的牺牲，感染早就扩散了，可能还扩散进血流，这样一来入侵者就能进入全身，造成非常可怕的后果。

好在还有希望。此时战事正酣，先天性免疫部队的情报部门也正在埋头苦干：树突状细胞已经出动。

很久以来，树突状细胞都不太受重视，看看它们的长相，你就能明白缘由：它们长得太滑稽了。大大的细胞长着海星一样的触手，四处晃悠，吞吐不停。后来人们发现，它们承担了免疫系统的两项重要职能：一、辨别敌人的身份，看敌人是细菌、病毒还是寄生虫；二、决定是否激活下一步防御，即适应性免疫细胞，要是先天性免疫系统行将不堪重负，这些特化的重型武器就该上场了。

树突状细胞是一群行事小心又镇定自如的哨兵。它们遍布在皮下、黏膜下以及全身的"免疫基地"——淋巴结——当中。它们的工作就是尽情畅饮。它们就像细心的品酒师，专门品尝细胞间液的味道，就像在高级品酒会上对待昂贵的红酒那样。它啜上一口，让液体布满整个"口腔"，充分品尝不同的味道、辨出各种成分后，再把液体吐出来。

树突状细胞

细心的体液品鉴师。它长着软趴趴的触手，不停地吞吐着周围的体液。一尝到病毒、细菌、死细胞的成分，或是细胞因子的味道，它就不再吐出体液，而开始吞入、采集样本。随后它离开战场，进入淋巴系统，激活适应性免疫系统。

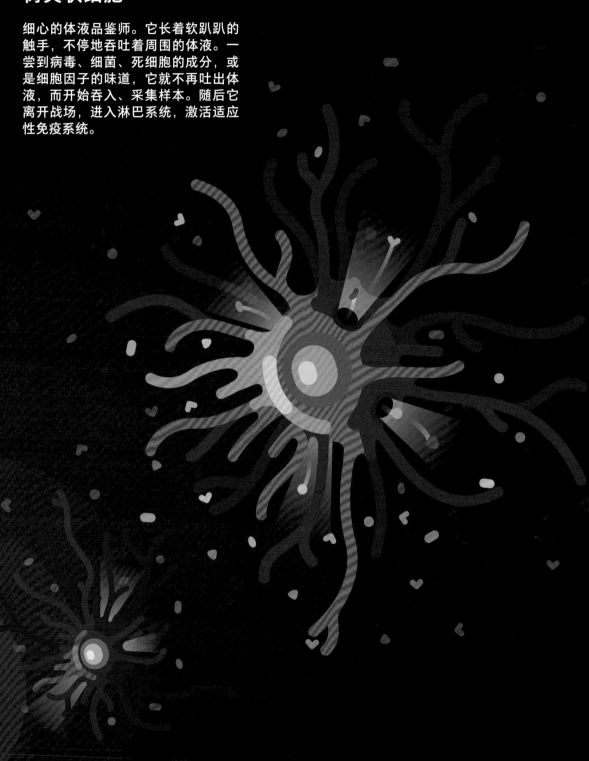

它每天尝过又吐出的体液是自身体积的好几倍。

树突状细胞会一直寻找几种特别的味道：细菌或病毒的味道，濒死细胞的味道，以及作战免疫细胞释放的警示性细胞因子的味道。一旦从体液中尝出这些味道，它就知道危险来了，于是马上进入更积极的样本采集模式。它不再吐出液体，而是开始吞噬。取样时间有限，它要争分夺秒。和巨噬细胞一样，它会开启"吞噬作用"，抓住漂在战场上的一切垃圾和敌人，一口吞下。但它和巨噬细胞也有一点主要的不同：树突状细胞不会去"消化"敌人。它还是会把敌人进一步分解成碎片，不过这是为了收集样本，识别敌人。树突状细胞不光能识别出敌人是不是细菌等类，还能分辨出细菌的品种，而且也知道要采取怎样的针对性防御措施。

在感染的脚趾内，树突状细胞就这样忙了几个小时：在周围漂一阵，用它那古怪的长触手抓取样本，再把样本尽可能全吞下去。它把所能发现的各种化学分子和敌人残骸全都收集起来，加以分析并存储。几小时后，它内部的闹钟也到了时间。这时，它会猛地停止取样。想要的信息都有了，而它也嗅到战斗仍在继续，情况危急，于是立即移动起来。树突状细胞动身离开战场，赶去细胞情报中心这处大型集合地点，这里正待命着几百万友军。

一旦启程，树突状细胞就变成了某时某地的战场事态快照。它"鲜活"地承载着取样时感染处的信息。后面我们会进一步讨论这些，但简而言之，树突状细胞传给适应性免疫系统的是战斗的"背景"。假如赶路途中它还在取样，就可能会带来两个问题：首先，战场上的样本会被路上的样本稀释，快照反映的危险程度就会不明显；其次，树突状细胞假如在战场外取样，就可能会收集到身体中的一些正常物质，从而意外引发自身免疫性疾病。现在你不用管发病的原因和过程，后面我们会讨论这类可怕又复杂的病。

　　不管怎样，树突状细胞这种战场快照和活的信息载体，必须抵达淋巴结。为此，它要进入免疫系统的高速路：淋巴系统。趁此机会，我们就来认识一下这套人体的内部管道系统吧。

14 高速路和大都市

让我们再回想一下血肉之躯，单个细胞眼中的庞大人体。对它来说，你的身体就是比珠峰还高 10 倍的巍峨高山。这堆血肉并不是均一的整体，而是划分成了许多不同的国家，各自承担着截然不同的工作：高压电网传递大脑这片思想之国发出的命令和指示，胃酸之海和肠道联合王国加工初级资源，将其转变为齐整的营养包，再被含有许多漂浮细胞的体液汪洋送至全身。

而免疫系统的高速路和大都市网络，即"淋巴系统"，就是上述各种系统和国家的一部分。它不像心血管或者脑神经系统那样边界明确，重要性显而易见，因此不太受教科书的重视。它没有像肝脏那样的巨型核心器官，有的只是千百个小小的淋巴结。不过和心血管系统一样，它有分布广泛的淋巴管网和专门的淋巴液。人假如没有淋巴系统，也会像没有心脏一样无法生存。下面我们就来简单认识一下淋巴系统。

淋巴管遍布全身，有数十万公里长。它和血管及血液系统相伴而生。血液的主要职能是把氧气等资源送至全身每个细胞，为实现这一目的，部分血液要从血管中渗出到组织和器官中，直接运送物资（想一想，你会觉得这很合理，但还是有点古怪）。之后，这些血液的大部分又会被血管重新吸收，但有一部分血浆会残留在组织细胞之间，需要重新

淋巴系统

淋巴系统有独有的高速路系统
和千百处的基地。

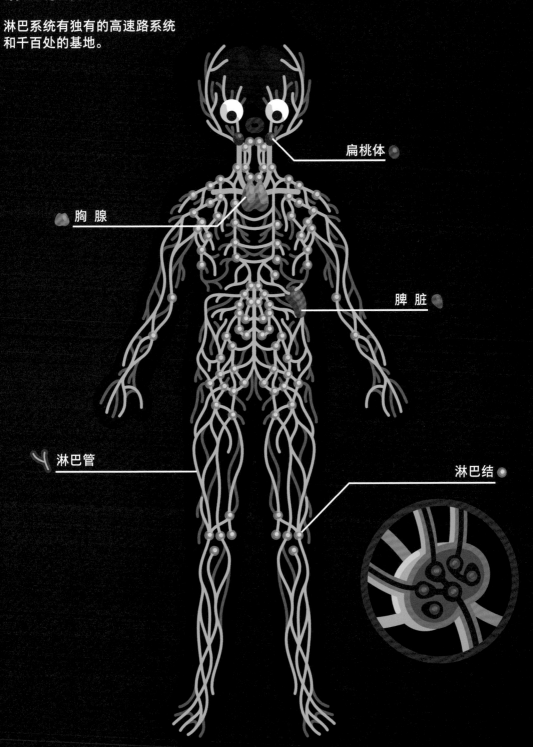

扁桃体

胸　腺

脾　脏

淋巴管

淋巴结

循环入血。淋巴系统会负责这项工作。它不停地回收身体和组织中多余的液体并运回血液当中，让它们重新循环起来。要是淋巴系统不做这些，人就会慢慢地肿成气球。

淋巴系统起于遍布全身的毛细淋巴管组成的紧密且复杂的网络。还有形状不规则的粗淋巴管。淋巴管的构造像单向阀：组织液可以流进，但不能流出。淋巴液也只朝一个方向流动，小淋巴管慢慢汇聚成大淋巴管，再汇合成淋巴干。因为淋巴系统没有心脏那样的器官，所以淋巴液的流速很慢。假如细胞相当于一个人，那血液的奔流速度就相当于音速的好几倍，而在淋巴管中流动则像是悠闲地乘船观光旅行。

心脏每天会将约7000升血液泵送到身体各处，而淋巴系统每天只回收不到3升的组织液入血。组织液的回流是靠负压和淋巴管壁上一层很薄的肌肉实现的。你可以把它想象成是遍布全身、薄膜一样的微型泵，仿若心脏，不过每4到6分钟才跳一下。*

淋巴系统中流动的是淋巴液；你要是觉得血有点恶心，也不会喜欢淋巴液。淋巴液大部分是透明的，但在有些地方，比如肠道附近，淋巴液会带点黄白色，看起来就像变质的牛奶。之所以会有这种颜色，是因为淋巴系统不仅运送体液，它也是废物管理系统和预警系统。在回收细胞间多余体液时，淋巴系统也会收集各种残渣和垃圾：受损的残破体细胞、死去甚至活的细菌或其他入侵者，还有各种各样的化学信号及游离分子。

在有感染的情况下，淋巴系统的这种功能尤其重要，因为淋巴液会收集感染处的代表性化学信号，并把信号直接传回免疫系统的情报

---

* 其实用"跳"并不准确，因为淋巴管的运动不是同步的——更像是全身上下有1000只牙膏管被分别地挤。

中心——淋巴结——来过滤和分析。*

　　不过，尽管淋巴携带各种各样的信息，但它最主要的任务还是充当免疫细胞的高速公路。每秒钟都有几十亿免疫细胞在淋巴管中流动，寻找着"工作"，而"招聘启事"的发布都发生在免疫系统的大都市，也是淋巴液重新入血的必经之地：豆子形的淋巴结。一个人全身遍布着 600 多个淋巴结。

　　大部分淋巴结分布在肠道周围、腋下、头颈部和腹股沟。你现在就可以试着摸一摸。把头往后仰，轻触颌骨两角下的柔软地方。现在你的淋巴结可能很小，摸不到，但在咽痛或感冒的时候肯定可以摸到，那时淋巴结会肿，摸着像奇怪的硬块。淋巴结就像大型约会平台，在这里，适应性免疫系统和先天性免疫系统热情地相遇，或者更准确地说，适应性免疫细胞会在这里寻找理想的伴侣。这里也是从战场启程的树突状细胞在一天不紧不慢地旅程后抵达的终点。

题外话　脾脏和扁桃体——淋巴结的超级挚友

　　淋巴系统中有一个不大的特殊器官，尽管它很重要，但很多人都不知道，它就是脾脏。脾脏就像一个大淋巴结，桃子大小，却是豆子形状。它像淋巴结一样，也是个过滤器，不过要大得多。首先，体内 90% 衰老、垂死的红细胞都在这里过滤回收。另外，脾脏中存有一点紧急血液储备，约有一茶杯的量，在发生意外、身体需要额外的血量时，这点血就弥足珍贵。还有，25% 到 30% 的红细胞和 25% 的血小板（还记得这些

---

*　很好玩，而且不提一句也有点儿怪：淋巴系统也是脂肪转运系统。它会吸收肠道周围的食物中的脂肪入血，以便进一步分配。

能愈合伤口的细胞碎片吗）也储存在脾脏里以备急用。

不过脾脏可不仅仅是受伤时可资依靠的紧急血库，它还是免疫细胞的聚集地、"兵营"。还有一种免疫细胞我们前面没有提到，但它也参与了脚伤后的防御过程，那就是"单核细胞"，这种细胞主要就在淋巴结安家。单核细胞基本是增援部队，能转化成巨噬细胞和树突状细胞。一半的单核细胞在血液中巡逻，它们是心血管系统中最大的单个细胞。在受伤和感染导致巨噬细胞大量消耗时，单核细胞就会赶来增援。一旦到达感染部位，它们就不再是单核细胞，而会变成新生的巨噬细胞。这样一来，就算在激烈的战斗中损失了许多巨噬细胞，你仍然有源源不断的新细胞可以补充。

另一半单核细胞则待在脾脏，作为应急储备。我们容易认为单核细胞就是巨噬细胞的替代品，但其实有些类型的单核细胞有更特殊的作用，比如扩大炎症反应，或是在心脏病发作时驰援心脏，协助心肌自我修复。

除了是紧急储备库和兵营外，脾脏的确就只是一个巨型淋巴结，它过滤血液（不是像普通的淋巴结那样过滤淋巴液），也发挥淋巴结的所有功能。等我们详细讨论淋巴结的功能时，你别忘了脾脏也有同样的功能，只不过脾脏处理的是血液。

切除脾脏的情况很普遍，比如车祸时躯干遭受猛烈撞击导致脾脏破裂，医生就不得不摘除它。但这并不像你想的那样危险。肝脏、普通淋巴结还有骨髓可以接替脾脏的大部分工作。还有 30% 的人有一个很小的副脾，在原脾脏切除后会长大取代它。

但失去脾脏总归不是一件好事，你可能也知道，多数器官的存在都有其理由。失去脾脏的人，面对特定的疾病，如肺炎等，易感性会大大增加，最严重时可能死亡。所以，虽然失去脾脏这个奇怪的小器官不会死，但还是尽量保住它吧！

而扁桃体，在人们的心目中只是长在喉咙末端的两团东西，有时候孩子的扁桃体还要手术摘除。不过扁桃体可不只是两小块没用又讨厌的组织而已。它是口腔里的智能免疫系统中心。本书中提到的许多免疫细胞就在这里工作，守卫你的健康。扁桃体表面有深深的沟壑，食物碎屑会卡在里面，供免疫细胞取样。"微皱褶细胞"这种非常好奇的免疫细胞会收集嘴里各种各样的东西，再将它们拉去组织内部，供其他免疫细胞检查。

这主要有两方面的作用：在幼年时期训练免疫系统，让它能识别安全的食物种类，不对它们报以免疫反应；发现有入侵者时，能够制造武器。在后面的章节中我们会详细讲解各种相关机制，现在就不展开了。如果扁桃体太亢奋，过度工作，就可能发生慢性炎症并且肿大，这会带来一系列不适，有时还使得手术切除成为必要，不过这要具体分析，一般来说如果病人已满 7 岁，免疫系统已经稳固，那么切除扁桃体不会是大问题。简而言之，你需要知道的是，扁桃体是免疫基地，会主动对进入体内的东西进行取样。*

好，是时候返回战场了！让我们先保留点神秘感。适应性免疫系统正在醒来。它就像是太阳还没出来之前就被妈妈叫醒的少年，打着呵欠伸着懒腰，慢吞吞地钻出被子，准备起身。

在感染处，大家都在期盼它的到来。

---

* 以前，人们对扁桃体的了解不如现在，那时，切除发炎的扁桃体是标准操作，非常普遍，有时甚至会出于预防目的而切除。今天，人们对切除扁桃体更加谨慎，因为它们确实有其作用。想想看，就因为带来麻烦，也似乎没什么大用，人们就如此轻率地同意摘除好好的器官，这太匪夷所思了。

15 超级武器降临

回到锈钉子引发的战事这里。带着战场快照和信息的第一批树突状细胞已经离开了好几天，这对细胞来说简直是好几个世纪。先天性免疫系统的战士一直在奋力对抗活跃的入侵者：致病的土壤细菌。到现在为止，它们应该已经杀死了几百万细菌。它们一次又一次击退细菌的进攻，可细菌却往周围组织进一步扩散，随后再带着新生力量卷土重来。战场上一片狼藉，全是组织细胞和免疫细胞的尸体、中性粒细胞发射的胞外陷阱（就是那些看起来像网的自杀式陷阱）、细菌产生的毒素和废物、信号分子，以及消耗后的补体蛋白。死亡随处可见。几百万免疫细胞已英勇牺牲。总而言之，先天性免疫系统大约最终还是会赢，不过可能要几个星期，而且还有不小的变数，免疫系统依然有可能失利，致病菌会进一步侵入身体，造成更大的混乱和破坏。

有一只巨噬细胞已被这场俨然没有终点的战争消耗殆尽，它慢慢在战场上挪动，寻找着等它杀伤的细菌。但它已经快不行了。它太累太累了，只想停止奋战，放下一切，拥抱死亡，陷入永恒的沉睡。就在这时，它看到了些东西。成千上万的新细胞涌至战场，快速散开。不过来的不是免疫士兵。

是辅助性 T 细胞！

它们是来自适应性免疫系统的特殊细胞，专为这场战斗而打造，就为对付这种给免疫细胞带来了巨大麻烦的土壤菌。一个辅助性 T 细胞到处转了转，闻了闻，了解了一下环境。它好像在盘算着什么。随后，它径直朝疲惫的巨噬细胞跑去，用特殊的细胞因子轻声说出了它想说的消息。突然间，一股能量传遍了巨噬细胞肿胀的身体，眨眼间它就恢复了精神，焕发了神采。不过除此之外，它还爆发了白热化的愤怒。巨噬细胞知道它的使命：消灭那些细菌，马上！恢复了活力的巨噬细胞扑向敌人，要把敌人撕成碎片。此番情景在战场上到处上演，因为辅助性 T 细胞在疲惫的士兵耳边念了神奇的咒语，鼓舞它们振作精神，带着更强的战力重新对付细菌。

情况还不止这些，还有一些怪事。适应性免疫系统直接打造的另一支小型部队也加入了战斗。它们数以百万计，如潮水般涌入战场，扑向敌人。原来是专门的"抗体"部队赶到了！抗体尽管和补体一样，也由蛋白质构成，但又和补体完全不同。

如果说补体是用棍棒和利爪武装起来的武士，抗体就是带狙击枪的杀手。现在，它们的目标就是打击感染部位的特定这一种细菌，让后者缴械投降。这一次，这些细菌无路可逃。成千上万的抗体扑到细菌身上，黏着不放，让这些躲在细胞后面或是打算逃跑的细菌无力招架，只有哆嗦的份。更糟的是，细菌们还被黏成一团，动弹不得。

有了抗体的帮忙，战士们现在一下子就把敌人看得更清楚了，而且经过调理之后的细菌，吃起来也更美味了。

连补体系统都变得比之前更有攻击性了，它又开始打击敌人，往细菌身上扎洞。很快，一场持续数日的残酷绝望的战役，变成了单方面的屠杀。致病菌完全无力抗衡免疫系统精心组织的攻击，只得一步步地被无情清剿。

超级武器降临

适应性免疫部队一到战场，入侵
者很快就会被消灭干净。

中性粒细胞胞外陷阱

愤怒的巨噬细胞

辅助性 T 细胞

调理后粘在一起的
病原体

抗 体

直到最后一个惊惶的细菌也被恢复了力量的巨噬细胞整个吞了下去。免疫系统赢得了胜利。辅助性 T 细胞通过细胞因子吟哦的低语慢慢减弱，巨噬细胞开始有了倦意。周围的士兵，主要是那些英勇杀敌的中性粒细胞，也开始自杀。现在它们已然无用，它们也知道，自己若继续前行，实是弊大于利。后面，会有新生的巨噬细胞来清理中性粒细胞的残骸，并取代它们承担起保卫组织的职责。

第一项任务就是发出信号刺激普通细胞生长，好让伤口愈合。大部分辅助性 T 细胞也加入了大批程序性死亡的过程，但也有一些留在原地以保护身体组织，应对未来可能的袭击。

炎症消退，血管回缩，多余的组织液被淋巴管运走，离开曾经的战场。肿大的组织慢慢缩回原来的大小。受损组织已经开始生长，新生细胞替代逝去的细胞。身体正在修复。

在不幸被锈钉子扎伤几天之后，你一觉醒来，发现脚趾已经好多了。肿胀消失，伤口愈合，只留下一个淡红色的痕迹。一切正常了。伤口好了，问题跑了。你完全不知道细胞们经历了怎样的惊心动魄。此番磨难对你来说不过是一点小小的不便，对几百万细胞来说却是生死鏖战。它们尽到了自己的职责，舍身保护了你。

那么，战场上究竟又发生了什么？适应性免疫系统的增援部队怎么做到了大规模彻底扭转战局，彻底清除了细菌？当然你没想要抱怨，那免疫系统为什么会不辞辛苦来到战场上呢？

16 宇宙最大图书馆

适应性免疫部队一到，两方艰难的对战马上就变成了对侵略菌的血洗，这不是巧合。细菌绝无逃生的希望，因为增援部队和抗体就是专为对付它们而生的。适应性免疫系统为世上所有可能的敌人，包括过去曾出现过的、现有存世的，甚至将来可能出现但目前还不存在的感染，都准备了专门的武器。总之，它拥有全宇宙最大的图书馆。

等等。什么？这怎么可能？为什么会这样？哦，因为必须如此。

相对于人这样的肉山来说，微生物有一个巨大的优势。想想看，人类仅仅为了养育一个后代、复制自己的几十万亿细胞，就要付出多大的努力。首先你要找到另一尊肉山，对方还要喜欢你。然后经过一番身体的艰难舞动，才可能让来自双方的生殖细胞融合。接下来是好几个月的等待再等待，其间胚胎细胞增殖再增殖，直到终于发育成为一个有几万亿细胞的婴儿并平安诞生，才有望长成一个健康的大人。然而这还只是一个小人儿，它非常脆弱，需要好几年的细心照料才能告别全然无能的状态。而你的后代再去婚配和繁殖，还要再过更多年。以人类低效的繁殖方式，为适应新困难而产生演化，是非常缓慢的。

而细菌只有一个细胞。大概半小时就能生成另一个成熟的细菌。这不仅意味着它们的繁殖速度比人类快好多个数量级，它们的变异速度也比人类快得多。在细菌看来，人体是一大套生态系统，还很不友好，充满选择压。免疫系统会消灭千百万细菌，不过偶尔纯粹碰巧时，也会有个把细菌适应了人体的防御系统，并变成病原体，就是会让人生病的微生物，就像我们前面看到的那样。更糟的是，就连在感染过程中，细菌的遗传编码也会变异，这让它们变得更难对付。细菌很微小，可一点也不弱。多年来，一些危险的细菌已经演化出了多种躲避免疫系统攻击的妙招，有机会的话它们还会进一步改进。因此，要对抗这些来自微观世界的强大敌人，人类光靠先天性免疫系统可不够。

为了抵抗几亿种能不断变异的敌人的侵袭，我们需要<u>既有适应性、又有针对性</u>的武器。一种武器能对付各种敌人。你说怪不怪，免疫系统就有这样的武器。这似乎不可能啊。以人类这块血肉大陆的演化速度之缓慢，面对几亿种微生物以及未来可能出现的亿万种新微生物，怎么能发展出各个击破的专门武器呢？

答案既简单又复杂：免疫系统并不怎么能适应新入侵者，而是在人出生时就具备了适应性。新生儿体内预装着几亿不同的免疫细胞——其中一些负责应对此生可能遇到的每种威胁。现在，你体内至少有一个专门的细胞，用来对付黑死病、各种流感、冠状病毒甚至 100 年后火星上可能出现的首个致病菌。你已经为全宇宙每种可能存在的微生物做好了准备。

你即将了解到的，可能是免疫系统最神奇的方面。我们会用几个章节来讲述，不仅介绍一些让人大开眼界的维生原理，还有最厉害的一批免疫细胞，比如"抗体"——随着新型冠状病毒的蔓延，我们已经经常从媒体那里接触到这个词了。

17 烹饪美味的受体菜谱

要明白适应性免疫细胞为什么能识别宇宙中所有可能的敌人，我们得回顾一下前面的章节"闻出生命的基本构件"。这一章讲过的原理对理解下面的部分非常重要，我们来复习一下。

我们前面讲过，地球上的所有生物都由同样一批基础部件组成，部件主体是蛋白质。蛋白质可能有无数种形状，你可以把它们想象成立体拼图块。免疫细胞要和细菌的蛋白质结合，才能识别并俘获细菌。

先天性免疫系统可以用前面说到过的"Toll 样受体"识别出细菌表面的一些常见蛋白质。不过这也限制了先天性免疫系统的识别范围，因为它能且只能识别可以和 Toll 样受体结合的结构。

尽管微生物无法完全避免用到这些常见蛋白，但它们仍然可以将大量的其他蛋白质用作建材。用免疫学术语来说，能被免疫系统识别的蛋白块叫"抗原"。有几亿种可能的抗原先天性免疫系统现在还无法识别，而神奇的演化也决定了未来总会出现新的抗原。抗原是和后面内容密切相关的重要概念之一，所以我再重复一遍，加深印象：<u>抗原是免疫系统能够识别的异物结构</u>。

世界上有几亿种潜在抗原，这就是几亿种不同的蛋白质。适应性免疫细胞想出了一个绝妙的办法来解决这个难题。此时此刻，你体内就至少有一个免疫细胞，有能识别这几亿抗原中某种特定抗原的受体。我再重复一遍：**你体内当下就有识别全宇宙每种可能抗原的潜能。**

好好想想这句话。人们很容易把这个事实一带而过，感受不到其中的神奇。这办法本身就够怪的了，更怪的是它真的奏效。

等一下。受体是由蛋白质构成的，而我们前面也说过，一个基因就是生成一种蛋白质的编码。要是有几亿种不同受体来识别世间每种可能蛋白质的形状，那编码免疫细胞上受体的基因是不是要有百亿千亿？其实没有。人类基因组大约只包含 2 万到 2.5 万个基因。等等。这么少的基因怎么能编码出这么多的受体蛋白？还不仅如此：这 2 万到 2.5 万基因中的大多数做的都是与免疫系统无关的事，比如编码维持细胞生命的蛋白质。要生成宇宙中已知的最大图书馆，演化却只给予了人类免疫系统少量的基因片段，甚至连完整的基因都不是。这怎么可能呢？答案就是，基因片段精妙的混合搭配生出了极其丰富的多样性。我们来试着讲一下其中的道理。

假设你是一名厨师，要准备一场全宇宙最不可思议的晚宴。可能会来好几亿客人，他们都非常挑剔，惹人讨厌。每个人都要属于自己的专供菜谱。要是没有，他们就会发火，还想要你的命。雪上加霜的是，你事先也不知道哪些客人会来。怎么办？你只有开动脑筋。

你看了一下厨房，只找到 83 种原料，这些原料可以分成三大类：蔬菜、肉类和碳水。要是你没明白过来，我就告诉你，这些原料就代表着基因片段！总之你决定要用这些原料混合出不同的菜谱。

现在，你有 50 种蔬菜来做开胃菜：西红柿、西葫芦、洋葱、辣椒、胡萝卜、茄子、西兰花等。你选了一种。接着是肉，这很简单，只有 6 种选择：牛肉、猪肉、鸡肉、羊肉、金枪鱼和螃蟹。你也选了一种。最后从 27 种碳水中选一种：米饭、意面、炸薯条、面包、烤土豆等。

111

用这三大类原料，且每一类都有一些选择，就可以得到如下菜谱：

西红柿，鸡肉，米饭

西红柿，鸡肉，炸薯条

西红柿，鸡肉，面包

西葫芦，牛肉，意面

西葫芦，鸡肉，意面

西葫芦，羊肉，意面

洋葱，猪肉，烤土豆

洋葱，金枪鱼，炸薯条

洋葱，猪肉，炸薯条

……

以此类推。你明白了吧。总之，83 种原料经过各式各样的组合，最后可以得到 8262 种不同的主菜菜谱。花样已经很多了，不过要给每位可能出现的客人都奉上独一无二的搭配，这些还不够。

你决定加一道甜品。你故技重演，这回原料更少，但原理相同：

巧克力，肉桂，樱桃

焦糖，肉桂，樱桃

棉花糖，肉豆蔻，草莓

……

以此类推，直到最后甜食和香料组合成了 433 道不同的甜品！甜品和主菜任意搭配，还能得到更多选择。8262 道主菜和 433 道甜品，组合起来就有 3577446 份独特的晚宴菜谱！现在有了几百万份菜谱，你决定天马行空，在它们的基础上继续发挥。比如，这份菜谱里去掉半个洋葱，那份里加一个西红柿。任何改动都会使可能的菜品数量暴涨。最终的菜谱看上去可能是这样的：

主菜:西红柿，鸡肉，米饭，半个洋葱;甜品:棉花糖、胡椒、草莓、1/4 个香蕉。

辛苦烹饪了一天，随心所欲地搭配增减原料，你做出了至少<u>几十亿道独一无二的菜品</u>，足够招待 1 亿客人了。大部分菜味道都有点怪。但反正目标是为难缠的客人提供多种多样的菜品，味道不重要。

从原理上说，适应性免疫细胞也是这样利用基因片段的。它选取不同的基因片段随机组合，并重复这个过程，再随机加入或删去一些部分，用得到的基因来编码几十亿种不同的受体。基因片段有三种不同的类型，适应性免疫细胞就从每一类中随机选出一种基因片段进行组合，形成"主菜"。接着免疫细胞重复这个过程，但这次是用更少的片段来做"甜品"，完成之后再随机增减一些部分。用这个方法，免疫细胞生成了至少几亿种<u>独特的受体</u>。

每份菜谱都可以满足晚宴上某位客人的需求，而这里，"客人"指的就是<u>可能入侵人体的微生物抗原</u>。于是，通过精心的重组，免疫系统为应付敌人可能制造出的任何可能的抗原都做好了准备。不过这也带来了隐患：生成如此多样受体的妙招，也让适应性免疫细胞对身体构成了巨大的威胁。毕竟，又有什么能让免疫细胞不去生成识别"自身"的受体，把自身的一部分当成抗原呢？有的，那就是它们所受的训练。

现在我们终于该谈谈一个非常重要的器官了，尽管你可能从没听说过它。

18 胸腺——杀手大学

上学可能会相当不爽、烦人。要上课，要考试，有成绩的压力，要和他人相处，还要早起。而这一切都发生在你正要从"青少年"这个人生中最糟糕的阶段（许能）长成大人的时候。

不过人类的学校毫无危险，甚至还有些好玩，而适应性免疫细胞的大学就不同了：它们必须从胸腺这所"杀手大学"中毕业。胸腺关系着人的存亡，某种意义上还决定了你寿数几何，因此你可能以为人人都知道胸腺，如知心肺肝肾然。但奇怪的是，大多数人甚至都不知道有这个器官。或许是因为胸腺长得太丑了吧。

胸腺长得很无聊，毫无吸引力，就像两坨疙疙瘩瘩的老鸡胸肉拼在一起。尽管很丑，但它可是最重要的免疫细胞大学之一（其他还有负责教育 B 淋巴细胞的骨髓，不过这留待专章再讲），一些最强大最重要的适应性免疫细胞就在这里接受教育和训练：它们就是 T 细胞。*

我们前面提到过一类 T 细胞，它们赶赴战场扭转了战局，不过当

---

*　实际上 T 细胞的名字就从胸腺（thymus）而来，因为它们就在胸腺上学！这种命名法可有点怪。想想看，要是你是西北大学的学生就叫"NW 人"，或是你姐姐去了布朗大学就叫"B 人"，是不是很奇怪？

114

胸 腺

每个 T 细胞都要从胸腺这所杀手
大学中毕业。它们可不是只为了
让父母骄傲,而是要活下去。

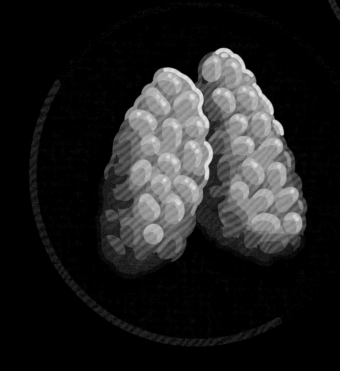

训练 T 细胞

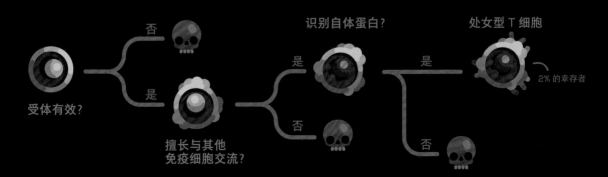

否

受体有效?

是

擅长与其他
免疫细胞交流?

识别自体蛋白?

是

否

处女型 T 细胞

是

2% 的幸存者

否

时只简单一提，还没来得及介绍它们的特性。T细胞有各种各样的功能，包括指挥其他免疫细胞、成为抗病毒的超级武器、杀灭癌细胞等。后面我们会详谈神奇的T细胞及其功能，现在你只用记住：没有T细胞你就一命呜呼了，它们可能是你最重要的适应性免疫细胞。不过它们在为你而战之前，必须在胸腺中通过异常凶险的课程。在这里，考试通不过不是拿低分，而是死亡。

只有最最优秀的学生才能逃脱这可怕的命运。上一章我们讲过：适应性免疫系统混合基因片段，生成数不清的受体，这些受体可以和宇宙间每一种可能的蛋白质结合，这些可被识别的蛋白就叫抗原。这意味着，每个T细胞生来都有某一种特殊的受体，可以识别某一种特殊的抗原。但这种办法也有个致命缺陷：受体种类这么多，肯定有很多T细胞的受体能和自体细胞的蛋白结合。这不是理论上的威胁，而是真实存在的病因，能引发一系列严重的疾病，叫"自身免疫性疾病"，几百万人正饱受其折磨。

比如，假设有一种T细胞受体可以和表皮细胞上的蛋白结合，且它不知道自己结合的是盟友，而只会想办法杀死表皮细胞。还有更糟的可能：因为人体有很多表皮细胞，T细胞会以为遭到了大规模袭击，到处都是敌人，于是会激活整个免疫系统进入攻击模式，引发炎症和各种混乱状况。雪上加霜的是，心脏细胞和神经细胞也可能受累，导致更严重的病情。

超过7%的美国人患有自身免疫性疾病。不过相关内容我们后面再讲。简而言之，自身免疫性疾病就是适应性免疫系统把自身细胞当成了敌人和异物，说这是生死攸关的威胁，可是毫不夸张的。

和你想的一样，身体极为重视这种威胁，于是让胸腺这所杀手大学来解决这个问题。新生的T细胞会来胸腺大学接受训练，训练分三步，或者更准确地说包含三项测试：

第一项测试主要是确保 T 细胞能够生成有效的 T 细胞受体。这就像在普通的学校里，老师要确保学生都带了笔记本和学习材料——唯一的不同是，T 细胞学生要是忘了，可没机会回家拿，而会被一枪爆头。[*]

通过了第一项测试的 T 细胞都拥有功能正常的受体。目前为止，一切顺利！第二项测试叫"正向选择"：教练细胞会查看 T 细胞是否擅长识别合作细胞的受体。这就像是老师检查学生的笔有没有墨水，作业本是不是好的。同样，失败的惩罚就是死亡。

经过了前两关，最后也是最重要的一关正等着这些 T 细胞学生："负向选择"。这可能也是最难的一关。这项结业考试很简单：T 细胞会不会识别<u>自身</u>的细胞？ T 细胞的受体会不会和组成人体的主要蛋白质结合？正确答案只有"不，决不"。

因此在结业考试中，T 细胞会见识身体细胞用到的所有蛋白质组合。顺便一提，安排的见面方式很巧妙：胸腺中主持考试的教练细胞有特权生成各种通常只在心脏、胰脏、肝脏等器官中才能生成的蛋白质，以及各种激素，如胰岛素等。然后它们会向 T 细胞展示所有这些被标记为"自身"的蛋白质。一旦 T 细胞能识别任一种自体蛋白，就会被带走直接一枪爆头。[†]

总之，98% 的学生通不过全部培训，没毕业就被干掉了。每天有一两千万 T 细胞从胸腺大学毕业，它们代表 2% 的成功幸存者。这些 T

---

[*] 严格地说，没有 T 细胞是在胸腺里被干掉的，更准确的说法其实是，教练细胞下令让 T 细胞自杀，强迫的自杀。不过，嗨，我们不纠结字眼儿了。

[†] 有些成绩最差的学生还有一线生机，这一点我们后面再了解。简而言之就是，擅长识别"自身"蛋白的 T 细胞可以变成"调节性 T 细胞"，它是一种用于平息免疫系统、防止自身免疫反应的特殊细胞。反正我们后面再讲。

细胞各不相同，最后，对于你在全宇宙中可能遇到的每种敌人，都会至少有一个 T 细胞能识别它。*

但可惜，杀手大学已经在关停过程中了。胸腺在幼儿期就会开始萎缩，到青春期后退化得更快。每年都有越来越多的胸腺细胞变成脂肪细胞或干脆没用的组织。这所大学不断裁汰系科，随着人的老去情况不断恶化，到 85 岁左右，胸腺就永久关停了。对于想要健康长寿的人来说，这太可怕了。尽管身体也有其他一些地方能培训 T 细胞，但从今往后免疫力就大大减弱了。一旦胸腺失能，人就只能依靠现有的成熟 T 细胞了。胸腺功能的缺失是老年人比年轻人体弱，容易感染、患病、患癌的重要原因之一。为什么要这样呢？因为大自然不青睐不再拥有繁殖能力的人类，因此没有演化压力来让人活得更久。†

好。这两章我们知道了适应性免疫系统有宇宙最大的图书馆。知道了 T 细胞在生成后可以选取并重排一些基因片段，造出十亿百亿不同的受体（每个 T 细胞只携带一种受体）。这许多携带独特受体的 T 细胞，能识别世间所有可能的抗原。为确保适应性免疫系统的细胞不会意外地识别并攻击自身细胞，T 细胞必须接受严格的训练，只有极少一部分才能存活下来。不过最后，对于你可能遇到的每种敌人，都会有一些免疫细胞来对付它。

听着都挺棒的。但就像生活中的每件事一样，总还有一些小问题。

---

* 你可能好奇死掉的 T 细胞学生都去了哪里。那，胸腺中有许多巨噬细胞，它们的任务就是吃掉所有没通过测试的倒霉蛋儿。

† 在研究延长寿命的领域，设法延缓胸腺组织萎缩甚至令其再生的思路很有前景。写作本书期间，有一项研究就声称他们让志愿被试的胸腺组织成功再生了，虽然该研究样本量很小，结果还有待更多研究和更多被试的重复验证。但要是你现在还很年轻，到你退休的时候，说不定已经出现了让胸腺重生的药物或疗法呢！

19　信息盛宴：抗原呈递

从前面小小的脚趾感染事故中我们知道，只用少量免疫细胞来应对全面进攻是不够的，总要几十万甚至几百万才能有效地杀灭强敌。尽管适应性免疫系统有几十亿不同的细胞，每个细胞都有独特的受体来识别某种可能的敌人，但是有同样受体的细胞可能只有十几个。

想一下，你就会发现这很合理。要是几亿可能病原体中的每一种都有几百万免疫细胞来对付，那人体就要纯乎由 1000 万亿级的免疫细胞构成，再无其他了。这样的话，一方面你大概永不生病，因为你做足了准备；但另一方面你将只是一团黏黏冻了。单纯活着很无聊的。因此，大自然想出了更好更妙的办法来解决这个难题。

发生感染时，免疫系统会决定要启动哪些针对性防御，程度要如何。适应性与先天性免疫系统会通力合作，一起从几十亿 T 细胞中找出有所需受体、能对付此种感染的少数，再快速制造更多同样的细胞。

这种方法不仅让每种潜在的敌人只用几个、十几个细胞就能应对，而且还确保了免疫系统不会制造过多的武器，浪费资源——考虑到免疫系统本来就是高能耗的，不浪费可是很有好处。那这种方法又是如何做到这些的呢？答案就是，通过"抗原呈递"。

适应性免疫系统不会直接决定由谁来作战，又何时激活它们——

这是先天性免疫系统的职责。这时就轮到长着章鱼般的触手、体型庞大、相貌丑陋的树突状细胞出场了。感染发生后，树突状细胞会把自己用所选的敌人抗原包裹起来，努力去找辅助性 T 细胞——后者能凭特殊受体识别某个抗原。这也正是树突状细胞如此重要的原因。没有树突状细胞，就没有第二道防线。脚趾感染战役中最后关头的转折也就不可能发生。*

感染后的头几个小时，树突状细胞会对战场进行取样，收集敌人的信息——这是委婉的说法，实际上就是把敌人吞了，分解成碎片。树突状细胞属于"抗原呈递细胞"，这名字的意思简单说就是把敌人的内脏涂到自己身上。树突状细胞会把病原体分解成抗原大小的碎片，并在细胞膜上进行包装。放在人类世界，这就好比杀死敌人，再把他们的骨肉内脏碎片涂在身上，给别人看。做法真的残忍，但对细胞来说效果很好，这就是它们的日常工作。

浑身涂满敌人内脏后，树突状细胞就经过淋巴系统把抗原呈递给适应性免疫细胞，或者更确切地说，呈递给辅助性 T 细胞。

所有的抗原呈递细胞都有一个共同点：细胞上都有一个很特殊的分子，和 Toll 样受体一样重要，所以尽管名字取得糟糕，还是值得讲讲：Ⅱ型主要组织相容性复合体，简写成 MHC-Ⅱ——虽然也不好理解，不过用着方便一点。

你可以把 MHC-Ⅱ类受体想象成一个可以夹香肠的热狗面包。香肠就是抗原。MHC-Ⅱ类分子很重要，它提供了另一重安防，另一层控制。

---

*　让我们借此机会说个清楚：细胞是没有头脑的，树突状细胞也没有。细胞不是真的做了什么决定或是能分析情况。发生的一切都是碰巧而已。免疫系统的神奇之处就在于它发展出了一套机制，让这些看似不可能的事的发生概率大大增加，从而起到真正的保护作用！在后面的章节中，我们会进一步详述其中的原理。

　　我们前面简单提过，适应性免疫细胞破坏力很大，后续几章对此还有进一步讨论。所以，必须不惜一切代价避免意外地激活这些免疫细胞，因此，只有满足一些特殊条件，它们才会活化，而条件之一就是热狗面包——MHC-Ⅱ类受体。

　　抗原只有包裹在 MHC-Ⅱ类分子中呈递过来，辅助性 T 细胞才能识别，或者说，辅助性 T 细胞只吃夹成热狗的香肠。你可以把它们想象成非常挑剔的食客——光是一根香肠漂过来，它们连碰都不想碰。它们会说，不吃，太恶心了！只有好好夹在热狗面包中呈递过来的香肠，它们才会考虑吃。

　　这就确保了辅助性 T 细胞不会在只碰到血液或淋巴液中的游离抗原时就意外活化。只有那些包裹在抗原呈递细胞表面 MHC-Ⅱ类分子中的抗原才能激活它们。只有通过这种方式，辅助性 T 细胞才能确定真有危险，需要马上动员起来。

　　这确实有点儿怪，你觉得有违直觉也没关系。让我们复习一下，不过这次让我们跟随锈铁钉事故中树突状细胞的脚步来看看全过程。

　　回到我们的战场，战士们正在打一场史诗级的战役。树突状细胞选取这里漂着的各种东西（包括敌人在内）的一个断面，一口吞下。如果抓到了细菌，它们就把它撕成碎片，再把这些抗原（香肠）夹在覆盖胞外的 MHC-Ⅱ类分子（热狗面包）中。现在，树突状细胞全身都包裹着敌人的死尸小块和战场上的碎屑。

　　接着，树突状细胞开始迁移，经淋巴系统来到最近的淋巴结，寻找辅助性 T 细胞。还记得淋巴结大都市里的约会平台，那些来自战场的树突状细胞和游离的辅助性 T 细胞相遇相恋的地方吗？我们来看看它们是怎么约会的吧。

　　全身包裹着夹在 MHC-Ⅱ类分子（热狗面包）中的抗原（香肠）的

抗原呈递 / 制作"热狗"

1. 某细菌被吞噬细胞捕获并吞入。

2. 细菌被撕成碎片，形成抗原（小香肠）。

3. 抗原被夹入 MHC-Ⅱ类分子（热狗面包）。

4. MHC-Ⅱ类分子来到细胞表面，把抗原呈递给辅助性 T 细胞。

抗原

MHC-Ⅱ

MHC-Ⅱ类分子：热狗面包

抗原：小香肠

树突状细胞

树突状细胞一次走过一个个辅助性 T 细胞，在它们身上蹭来蹭去，看对方有无反应。如果辅助性 T 细胞恰能识别抗原的 T 细胞受体，那它就会和抗原结合，就像两块拼图咔嗒一声完美地拼合了起来。

这是个非常激动人心的时刻。树突状细胞居然从几十亿淋巴细胞中找到了完美匹配的辅助性 T 细胞！不过要激活辅助性 T 细胞，这还不够，还需要在这两种细胞表面有另一种信号，它由另一组受体介导。

你可以把第二个信号想象成树突状细胞的轻吻。这是另一个确认信号，再次明确告诉了辅助性 T 细胞："是真的，你真的、恰当地活化了！"这个过程重要到要提一下？对，因为这是防止辅助性 T 细胞意外活化的另一重安防：只有代表先天性免疫系统的树突状细胞被实际危险激活时，由辅助性 T 细胞代表的适应性免疫系统才应该被激活。

我们最后再总结一下，因为这些内容真的很重要也很难：要激活适应性免疫系统，树突状细胞首先要杀死敌人，把敌人撕成名为"抗原"的碎片，你可以把这些碎片想象成小香肠。抗原会被夹进特殊的MHC-Ⅱ类分子中间，这些分子就像热狗面包。

另一边，辅助性 T 细胞会重排基因片段，生成能结合特定抗原（香肠）的一个个特定的受体。树突状细胞要寻找对的辅助性 T 细胞，后者要拥有能结合相应抗原的特定受体。

找到之后，两个般配的细胞就会紧密纠缠在一起。但这时还需要另一个信号，就像一个热情温柔的吻亲在脸颊上，这会告诉 T 细胞一切都对，呈递来的抗原信号是真实的。这样辅助性 T 细胞才会活化。

啊！总算讲完啦。是不是搞太复杂了？

配对的"舞动"过程这么复杂，真有必要吗？为什么要有这些额外步骤？我再说一遍：适应性免疫系统资源消耗高且威力强大，坦白说对你自身很是危险，免疫系统真的想要百分百确保它不会意外活化。

当然，免疫系统什么也不想要，它就没有意识。实际情况很可能是，免疫系统很容易活化的那些动物，最后都没活下来。

适应性免疫系统的活化还有一个非常有趣的方面。某种意义上，树突状细胞和辅助性 T 细胞的结合，就是感染信息从先天性免疫系统传递到适应性免疫系统的过程。

前面我们把树突状细胞叫"活的信息载体"。它在战场上取样，将样本保存在受体之中，就像是战场某一刻的实时快照。离开战场后，它就停止取样并把信息封存。

抵达淋巴结后，树突状细胞有一星期左右的时间找到合适的 T 细胞并激活它，之后其内部的凋亡程序会启动，树突状细胞随即自杀，命运和许多免疫细胞一样。它自杀时，也会抹除从战场收集来的过时信息。这种信息抹除是免疫系统自我调节的另一种机制。

树突状细胞就像一个报童，把刊登特大新闻的报纸送给适应性免疫系统。每几个小时就发新快照或说新报纸，最后再把这些资料都删除，这样免疫系统就可以不停地收集并且传递战场的最新消息。定期删除能确保免疫系统不会按过时的信息来行动。当天刊载特大新闻的报纸可能提供有用的消息，而昨天的报纸就是废纸，只能用来包东西。

随着感染不断平息，适应性免疫系统不再收到来自树突状细胞的新快照，旧的信息集也被删除，因此不再有新的辅助性 T 细胞活化。这是一条很重要的原理，后面我们会一再讲到：免疫系统需要持续的刺激才能保持活化状态，而发送来自战场的实时消息和信息的定期自行删除，可以让免疫系统做出强度刚好合适的应答。

讲下面的内容之前，再说一个特别有趣的事：负责编码 MHC 分子的基因，是人类基因库中多样性最丰富的，因此每个人的 MHC 分子都迥然不同。在人与人之间的许多差异中，为什么 MHC 分子对每个人都如此特殊？

不同类型的 MHC 会更擅长或更不擅长呈递不同的抗原，比如有的类型会特别擅长呈递特定的病毒抗原，而另一种会擅长呈递某种细菌抗原。这对人类这一物种来说非常有用，使得人类很难被单一种病原体消灭。

比如，在中世纪黑死病肆虐欧洲时，有些人的 MHC-Ⅱ类分子天生就非常擅长呈递引发鼠疫的抗原"鼠疫杆菌"，这些人有更大的机会熬过疫情，从而确保人类这个物种得以延续。

这对我们种族的存亡如此重要，于是演化之力或许使 MHC 分子的不同成了择偶时的得分项。换句话说：和你有不同 MHC 分子的人会更有吸引力！等等，什么？你怎么知道的？好吧，你真的可以闻出不一样的地方！ MHC 分子的形状会影响身体分泌的一些特殊分子，我们从他人的体味中会无意识地接受这些信息，因此你可以用自己独特的气味传递免疫系统类型的信息！

德语中甚至流行说"能够闻出一个人的好"（直译），意思是"凭直觉喜欢一个人"。关于气味的这种说法可是真实存在的！不但从直觉上说就很有道理，还有许多研究证明各种各样的动物——包括人类——都喜欢 MHC 分子与己不同的伴侣的气味。我们就是觉得有不同免疫系统的潜在对象闻起来更性感。这种额外的吸引力也是一种保护机制，它让亲生兄弟姐妹彼此闻起来没有性吸引力，从而减少近亲发展出亲密关系的机会。这是有道理的：将能够造就出多样免疫系统的基因结合起来，生育健康后代的概率会大大增加。下次拥抱伴侣时，你要知道，免疫系统很可能是你喜欢他（她）的原因之一喔！

了解了这么多知识，现在是时候见识一下免疫系统的超级武器用起来有多厉害了！

20　唤醒适应性免疫系统：T 细胞

　　适应性免疫系统的唤醒是从淋巴结约会平台开始的，就在这里，树突状细胞——表面盖满夹香肠（抗原）的热狗面包（MHC-Ⅱ类分子）——希望找到合适的 T 细胞。T 细胞的职能比前面详细介绍过的巨噬细胞或中性粒细胞丰富得多。首先，T 细胞的种类就不少，有辅助性 T 细胞、杀伤性 T 细胞和调节性 T 细胞，每一种都还能特化成不同的亚类，以对付每种可能存在的感染。*

　　T 细胞的样子毫不起眼。它们中等大小，各方面都平平无奇。但它们对人的生存来说是必不可少的。有些人会因遗传缺陷、化疗或是艾滋病等问题而缺乏 T 细胞，他们死于感染和癌症的风险就相当高。可惜，就算是当今最顶尖的医疗手段，往往也不能挽救 T 细胞缺乏的病人。

---

*　　你要是玩过《龙与地下城》这个游戏的话，可能看到过同样的分类规则。选角色的时候，有许多不同的类型可以选，比如战士、魔法师、牧师等。而这些角色类型还可以进一步细分，比如战士可以训练成骑士、战斗大师、勇士等等（还有很多）。这些次类都属于战士，持械给敌人迎头痛击，但也各有特长，各有所擅的情境。这样一来，不用创造出全新的职业大类，这些次类就可以给玩家提供更丰富的体验和多样的选择。

　　免疫系统也正是这样行事的。基本上，大部分免疫细胞都有一系列亚型，各司其职，各具专长，科学家们也经常发现新的亚型。我们不必了解从 Th1 到 Th7 所有亚型，这太复杂，而这些亚型之间的区别往往也很微小，就像骑士用剑、勇士用矛这样的区别——反正最终他们都是用锐器刺死怪物。所以我们只会在特定的亚型足够重要时提及它们。

T 细胞的职业生涯

T 细胞前体

在胸腺中受训

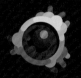

处女型 T 细胞

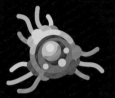

调节性 T 细胞

MHC-Ⅱ类分子激活　　　　MHC-Ⅰ类分子激活

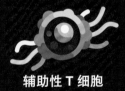

辅助性 T 细胞

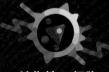

杀伤性 T 细胞

感染结束

组织驻留记忆
T 细胞

效应记忆
T 细胞

中央记忆
T 细胞

因为，就像我们后面会了解到的，T细胞是免疫系统的协调者。它们指挥其他免疫细胞，并激活最重型的武器。

T细胞是来源于骨髓的旅行者，它们在骨髓中混合不同的基因片段，创造出自己独特的受体，随后进入胸腺这所杀手大学受训。只有通过胸腺试炼的T细胞才能劫后余生，进入淋巴结大都市的网络，在这里等待匹配的抗原和树突状细胞的轻吻将自己激活。

你可能还在想，这种原理居然也行得通，简直难以置信。毕竟，携带某种抗原的树突状细胞刚好找到有相匹配的受体的T细胞，这概率也太低了吧？从几百万拼图块中随便拿一块，再从几十亿细胞中找出一个拥有完美相配的拼图块的细胞，这得多难啊？

是这样的：首先，树突状细胞不是单枪匹马，感染时，起码有几十个树突状细胞会出动。另外细胞走得很快。T细胞一天就能走遍全身的淋巴高速路网——设想一下在人类尺度这是什么概念，相当于每天从纽约开车到洛杉矶，还要在沿途几百处城镇和服务区停下来打听看有没有人特意在找你。T细胞就是这么做的，所以它们还算可以找到携带合适抗原、能和自己的受体结合的树突状细胞。一旦结合，T细胞就会活化，释放出可怕的力量。

为求简明，我们目前只讲了<u>辅助性T细胞</u>，后面我们会对其他几种T细胞做更多的了解。而且，虽然已经聊过辅助性T细胞，但我们现在还要再了解得更全面些。

还是以前文的感染为例。树突状细胞离开战场一天后，几百万中性粒细胞和巨噬细胞还在冲锋陷阵，壮烈赴死。而此刻，可能只有一个活化的辅助性T细胞存在于某个淋巴结中。适应性免疫系统的情况就是这样，不过它现在必须来接管局面了。

要协助击退感染，辅助性T细胞不能孤身一个，所以它的首要任务就是增殖。后面两章我们会简单介绍"克隆选择学说"，该理论曾荣膺诺贝尔奖，也是免疫系统最重要的原理之一。简单来说是这样：

活化的辅助性 T 细胞离开激活它的树突状细胞，迁移到淋巴结的其他部分，开始自我克隆。它不停地分裂，极尽快速地增殖：1 个变 2 个，2 个变 4 个，4 个变 8 个，以此类推。几小时内，就有了几千个同样的活化辅助性 T 细胞（每个克隆都有和最开始被激活的辅助性 T 细胞同样的特定受体，因此免疫系统现在就有了几千个具有此种受体、专门针对特定敌人的细胞）。这种增殖特别快，新生的辅助性 T 细胞很快就被挤出了淋巴结大都市的这个区域。

有了足够的克隆后，这些细胞就分成了两组。我们先来看第一组。它们需要点时间熟悉情况，好好闻闻由淋巴液运到淋巴结的细胞因子和危险信号，随后追随着化学物质的踪迹尽快奔赴战场。

受伤 5 到 7 天后，辅助性 T 细胞会抵达感染地点，开始指挥作战。尽管不亲自上阵杀敌，但它们能大大增强局部免疫细胞特别是主力们的作战能力。它们一边释放重要的细胞因子，发挥从召集增援到加强炎症反应等一系列作用，同时还能增强士兵的战斗力，直接影响战局。前面我们见识过它们的本领：对"黑犀牛"轻声低语，就让它变成了战斗狂——只有在辅助性 T 细胞的作用下，巨噬细胞才会如此愤怒。

想一想，你就会觉得这很合理——巨噬细胞就是危险的猛兽，要决心完全释放它的威力，必须经过再三考虑。要是它们一有感染就变身为战斗狂魔，身体可是会严重受损的。

但如果是辅助性 T 细胞下令让它们适当地愤怒起来，这就意味着感染严重到已经唤醒了适应性免疫系统的地步，这样，先天性免疫系统就要使出全部本领。因此感染处的辅助性 T 细胞指挥官就像放大器，它能释放先天性免疫系统的内在能力，来制服凶险的敌人。

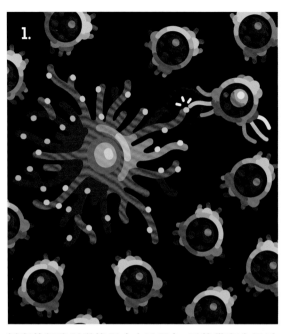

树突状细胞呈递抗原（小香肠），寻找带有合适受体的 T 细胞。

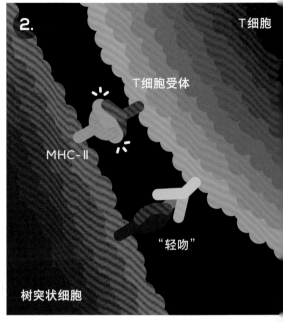

找到特定的 T 细胞之后，它们通过另一组不同的受体介导的信号连接起来（细胞间的轻吻）。辅助性 T 细胞活化！

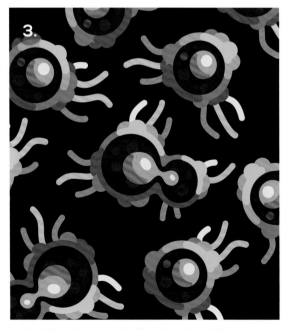

活化的辅助性 T 细胞在淋巴结当中快速增殖并分成两组。

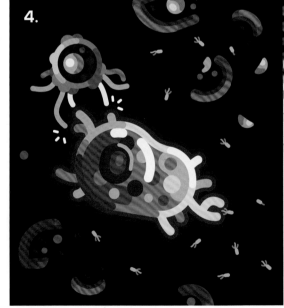

其中一组奔赴战场指挥作战。它们让巨噬细胞进入杀敌模式，并决定战斗何时结束。

辅助性 T 细胞不能只是启动巨噬细胞的杀敌模式，也要保证它们变成战斗狂后还能活着。辅助性 T 细胞要监控战场的情况，只要察觉到危险就要持续活化，知道还需继续战斗。疯狂杀敌的巨噬细胞体内有定时器，时间一到就会凋亡。这是保障免疫反应不会过激的另一重安防机制。而辅助性 T 细胞可以一遍遍地重设定时器：只要还有危险，它们就会不断激活疲惫不堪的巨噬细胞战士。

直到辅助性 T 细胞决定停下来。当它们发现免疫系统已经胜券在握时，就会叫停战斗，筋疲力尽的战士们也会一批一批地自行了断。辅助性 T 细胞不但能加快战争的步伐，也会决定何时终止，让所有细胞都平静下来。

一俟赢得战役，辅助性 T 细胞的最后使命就是像大部分免疫细胞那样自我毁灭，避免伤到人体。但其中一小部分不会。有些辅助性 T 细胞会变成"记忆 T 细胞"。每次你听说你对某种病免疫，意思都是，你体内有记住了特定敌人的记忆 T 细胞。此类敌人可能再犯，所以记忆 T 细胞就严阵以待，充当有力的守卫。记忆 T 细胞识别旧敌的速度比先天性免疫系统还快得多。万一再次感染，树突状细胞就不必再长途奔赴淋巴结，因为这些记忆 T 细胞能立即活化，并请求强力支援。

记忆 T 细胞的反应既快速又高效，所以大部分病原体只能感染人一次。就是因为适应性免疫系统有了经验和记忆。我们后面还有专章讲记忆细胞，此处就暂且不表了。

辅助性 T 细胞的重要性还远远不止于此。还记得吗，前面我们只是跟着其中一组辅助性 T 细胞从淋巴结前往了战场。还有另一组辅助性 T 细胞，它们马上要做的事甚至更为重要：激活你能调用的最强效武器。它们就是好比军工厂的无敌"B 细胞"。

21　军工厂和狙击枪

B 细胞体积比 T 细胞稍大，二者有一些共同点：都起源于骨髓，都必须经历酷烈的训练——只是 B 细胞的训练场不在胸腺，而在骨髓。*

和 T 细胞一样，所有的 B 细胞表面都附着有至少几亿到几十亿的受体，针对的是数百万不同抗原，且每个 B 细胞都拥有识别某一特定抗原的特定受体。

使 B 细胞卓尔不群、敌友皆惧的，是它们能生成免疫系统最强大的特化武器：抗体。抗体很古怪，复杂又有趣，所以这里我们浮光掠影地介绍一下，稍后再做应有的详述。简而言之，抗体就是 B 细胞的受体。抗体长得有点像小龙虾，作用好似狙击枪，专为结合特定抗原、打击特定敌人而打造，会宛如正中眉心一般精准打击病原体。

---

* 　T 细胞的 T 来自胸腺（thymus），那 B 细胞的 B 是不是出自骨髓（bone marrow）？抱歉，不是，这只是巧合，不过考虑到免疫学名词的混乱，这么想也很有道理。B 细胞的 B 出自"法氏囊"（Bursa of Fabricius），这是鸟类肠道末端的小型囊状器官。千百年来，人们一直知道它的存在，但不知道它的功能。后来一名研究生研究了没有法氏囊的鸡，发现它们无法产生抗体。随后他发现了 B 细胞这种抗体工厂，而这种细胞是在鸟类的这么一个小小的古怪器官里产生的。这是免疫学的重大突破，开创了全新的研究领域。人类没有法氏囊，而是用骨髓制造 B 细胞。不过，尽管 B 细胞的名字有其意义，没用骨髓来命名，还是有些遗憾。

等等，抗体怎么能既是细胞上的受体，又是游离的武器呢？大致来说就是，抗体黏附在 B 细胞表面，起着 B 细胞受体的作用，即它们能够结合抗原并激活 B 细胞。B 细胞一旦活化，就会生产并泌出大量新的抗体来攻击敌人——可以多达每秒 2000 个。所有的抗体都是这样生产的。我们介绍完生产抗体的 B 细胞之后，再来好好谈谈抗体。现在只用记住：抗体是 B 细胞表面的受体，活化的 B 细胞能以每秒数千个的速度生产并泌出抗体。

在往下讲之前，我先做一点免责声明。B 细胞的活化和生命周期非常复杂，会融汇前面讲过的许多知识，免疫系统的许多部分会紧密交织起来，因而许多过程会同步发生。所以，后面的几段可能让你觉得："唉，东西太多了。"别担心，我们会停下来总结并巩固讲到的知识。

这可能是本书中最复杂的过程，所以我们会慢慢地一步步来。这份努力非常值得：只需大致领略这层复杂性，哪怕只是皮毛，你都会真正感受到免疫系统的神奇，之后学习本书的其余内容也会一帆风顺。

好，我们马上开始！本章开篇我们说过，B 细胞来源于骨髓，在这里，它们混合并重排一些基因片段，以使将来生产的 B 细胞受体能和特定的抗原结合（回想一下烹饪大餐的比方，每个带有特定受体的 B 细胞就好比一道菜）。此后，B 细胞也要和 T 细胞一样，经历残酷的训练，以确保 B 细胞受体不会去结合自身的蛋白和分子。幸存的 B 细胞成为未激活的处女 B 细胞并踏上旅途，在淋巴系统中游动，也和 T 细胞一样，每天从纽约开车到洛杉矶，沿途停靠几百处城镇和服务区，看有没有人找自己。不过 B 细胞和 T 细胞就只有这些共同点了。

在淋巴结大都市中，有专门的 B 细胞活动区，它们会聚于此，喝咖啡聊天，看有没有人需要它们。B 细胞威力太大，要激活它们必须严格满足双重认证，分别由先天性免疫系统和适应性免疫系统做出。

B 细胞的职业生涯

B 细胞前体

在骨髓中受训

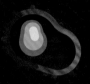

处女 B 细胞

第一步：
被抗原激活

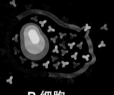

B 细胞

第二步：
被 T 细胞激活

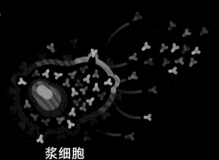

浆细胞

感染结束

感染结束

记忆 B 细胞

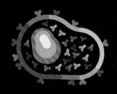

长寿浆细胞

我们把这一过程分解成两步，最后再做总结。

第一步：先天性免疫系统激活 B 细胞

要理解这第一步，我们需要回想一下免疫系统的组成及内部关联。我们来回忆一下脚趾感染的故事，当时巨噬细胞和中性粒细胞跟入侵的细菌展开了一场持续一两天的大战。

战争造成了伤亡，大批细菌被杀死，其中许多是被巨噬细胞整个吞下的，还有许多被中性粒细胞的致命武器补体蛋白（隐形部队）刺伤扎破，流血身亡，另有一些在试图逃脱 NET（就是中性粒细胞释放 DNA，并掺入有毒的化学物质，形成的捕捉病原体的网状屏障）时被撕成了碎片。光是先天性免疫系统奋力杀敌，就已经消灭了大量敌人。

要是时间足够，免疫细胞会把战场清理干净，不过现在他们只想消灭那些还活着的细菌。战场上尸横遍野，大量细菌的碎片残骸漂在感染处，其中许多被补体蛋白覆盖。这幅场景，就像是战场上的士兵深陷于双方血淋淋的残破尸骸中，仍在奋力拼杀。

不过免疫系统已经开始动用各种巧妙机制执行起了清理和过滤任务。像我们前面提到的，免疫细胞和其他死细胞引发炎症，使体液从血管渗出，汇集到感染部位，冲刷战场。战斗持续得越久，聚集的体液越多。但体液如果不断聚集，组织是会破裂的，所以必须排出一部分。

前面我们说过，身体会把过量的组织液不断排入淋巴系统。这些体液及其携带的患处碎屑，其中还包括死细菌的残骸、用过的细胞因子和其他垃圾，都成了<u>淋巴液</u>的一部分。淋巴液是从全身组织不停渗出形成的有点恶心的怪液体。身体有感染时，淋巴液会运载所有死细菌的碎片，其中许多的表面覆盖着补体蛋白。如此，淋巴液就像是在你全身流动的液态信息载体。

这些信息会被送往免疫基地，就是身为大都市暨情报中心的淋巴结。流经淋巴结时，淋巴液会大量经过处女 B 细胞的聚集地。这些 B 细胞置身淋巴液当中，其表面的受体也充分接触这些液态信息流，筛滤、辨别来自组织的抗原和碎片。

处女 B 细胞要找的是能和表面独特的 B 细胞受体结合的抗原。找到可以结合的抗原，它就得到了激活的命令！

到现在为止，一切顺利，不过你可能注意到了：这一过程没有涉及树突状细胞。这是不是说 B 细胞不需要和其他细胞结合呢？这和 B 细胞受体与 T 细胞受体的巨大差异有关，此项差异非常重要，我们现在就来解释。还是用香肠来打比方吧。

还记得 MHC-Ⅱ类分子吗，那个把抗原香肠呈递给 T 细胞受体，从而激活 T 细胞的热狗面包？ T 细胞受体是很挑剔的食客，只吃夹在面包里的香肠。但这带来了一项严重后果：能激活 T 细胞受体的，必须是很短的抗原分子，因为 MHC 分子只能携带短抗原——树突状细胞表面的面包只能夹小香肠。相反，B 细胞受体则没这么挑剔。

B 细胞受体和 T 细胞受体都只能识别特定的抗原，不过 B 细胞不受那么多限制，因此 B 细胞和 T 细胞能识别的抗原在大小尺寸方面很是不同。B 细胞不光能识别淋巴液中的抗原并活化，还能识别大分子抗原，如果还用食物打比方的话，就是它可以大块吃肉。

香肠是深加工肉类，看不太出是用什么肉做的。T 细胞受体能识别的抗原也是如此。而 B 细胞受体能识别的抗原则有点像大大的带皮带骨的烤火鸡腿。T 细胞太挑剔了，不吃鸡腿，B 细胞却毫不在意。

B 细胞也不需要 MHC 分子，不像 T 细胞那样需要别的细胞来呈递抗原，而是可以直接和淋巴液中的大抗原（火鸡腿）结合。

好，现在我们知道了两点：处女 B 细胞位于淋巴结内，沐浴在淋巴液中，可以和来自临近战场又流经此处的所有抗原结合。B 细胞受体可以直接抓住淋巴液中的大块抗原，从而使 B 细胞活化。

不仅如此，B 细胞还会获得先天性免疫系统更多的直接援助。我们前面一再提到细菌残骸表面盖满了补体蛋白，你有没有想过这其实别有用意？ B 细胞不仅能识别死去的细菌抗原，它还具有能识别补体蛋白的特殊受体。

前面我们提过，先天性免疫系统负责激活适应性免疫系统，并为后者创造背景，此处的原理也是这样。补体蛋白黏附在病原体上，就像是在跟 B 细胞正式确认有危险。所以，若遇到补体蛋白结合抗原的情况，B 细胞的活化效率会提高 100 倍。免疫系统的各个部分巧妙互动，谨慎沟通，此种多层次的复杂性，正是免疫系统如此优美和神奇的原因之一（你可以把抗原上的补体蛋白想象成酱汁，它能让火鸡腿在 B 细胞尝来更觉美味）。

有趣的是，这尽管只是 B 细胞活化的第一步，却已经关键非常：它能触发针对感染的快速反应。没有任何多余步骤，这些可以自行发生的简单机制就可以快速应答，因为全身组织液在一直不断地渗入淋巴系统。在感染初期，树突状细胞还没有大批抵达淋巴结、激活辅助 T 细胞时，这些机制尤其重要。

现在我们稍作休息，复习一下讲过的内容：敌我交战、细菌表面盖满补体、淋巴液带走残骸、淋巴结内的 B 细胞识别抗原，最后，终于到了 B 细胞的早期活化阶段！

这早期活化是什么样的呢？首先，所有活化的 B 细胞都迁去淋巴结中另一片区域，开始自我复制：1 个变 2 个、2 个变 4 个、4 个变 8 个，以此类推。直到生成近 2 万个一模一样的克隆，每个都带有能和第一个处女 B 细胞最初识别的抗原结合的特定受体副本。这些克隆 B 细胞随即制造抗体，分泌到血液中，送至感染部位，冲刷战场并协助歼敌——尽管它们不是最厉害的抗体。它们干得也不错，但不惊艳，比较像狙击手主要射中身体，少有一枪爆头。

如果没有第二步、二次激活，大部分克隆 B 细胞会在一天内凋亡。这意义重大：没有被二次激活，B 细胞就会认为感染很轻，自己派不上大用场——为避免浪费资源，造成不必要的损伤，它们会自行毁灭。

B 细胞要真正苏醒，还须满足双重认证中的第二重。这是由其在适应性免疫系统中的伙伴，准确地说就是辅助性 T 细胞来完成的。

第二步：适应性免疫系统激活 B 细胞

上一章我们讲了，辅助性 T 细胞活化后会自我复制，克隆出的细胞分成两组，一组前往战场，另一组来真正地激活 B 细胞。

简而言之，活化的辅助性 T 细胞要和活化的 B 细胞相遇，且双方都要能识别同样的抗原！等一下。这两种不同的细胞随机混合基因片段，生成几亿到几十亿种不同的受体，等病原体入侵后，它们又碰巧都要分别活化再彼此相遇，而只有在如此特殊、几近不可能的情况下，免疫应答才会全面启动——这也太难以置信了吧？那，尽管这套机制有点费解，但这就是自然界的事实，确实巧夺天工。

大致来说，B 细胞要真正活化，必须变成抗原呈递细胞。这是因为，B 细胞受体和 T 细胞受体截然不同，后者只能识别夹在面包中的小片抗原，前者则不是。两者一个挑剔，一个不挑剔，还记得吗？

B 细胞和大块抗原（火鸡腿）结合后，会像树突状细胞一样将其吞下，并在自己内部将抗原分解。它把火鸡腿切成几十甚至几百段小

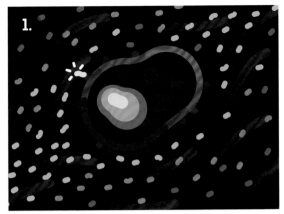

1.

来自战场的抗原流经淋巴结，在这里与处女 B 细胞结合。

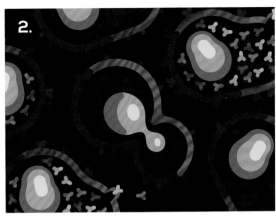

2.

B 细胞被第一阶段激活，开始大量自我复制。

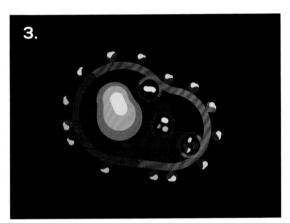

3.

B 细胞把抗原分解成小抗原，再用 MHC-II 分子呈递它们。

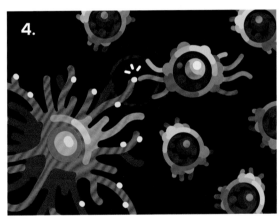

4.

同时树突状细胞拾取抗原，也用 MHC-II 分子呈递出去，激活适配的 T 细胞。

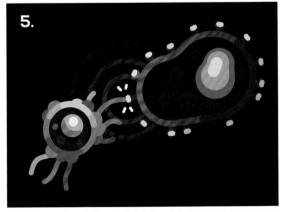

5.

B 细胞与这些活化的 T 细胞相遇，后者可以凭借其特定的 T 细胞受体识别 B 细胞表面的某个抗原。

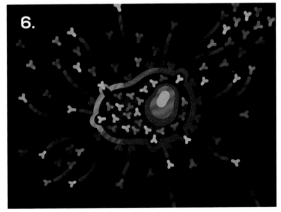

6.

现在，B 细胞完全活化，成为浆细胞！

香肠，再把这些小块抗原夹进 B 细胞表面的 MHC 分子（面包）。就是说，B 细胞会结合一块复杂的抗原，将其转化成许多深加工的简单小块，再呈递给辅助性 T 细胞。

免疫系统的这些所作所为，大大增加了 B 细胞和 T 细胞彼此匹配的机会。B 细胞呈递的不是单个抗原，而是几十、数百个和 MHC 分子结合的不同抗原！几百个面包里夹着几百根小香肠。所以严格地说，B 细胞和 T 细胞识别的不是完全相同的抗原。对适应性免疫系统来说，这样就足够了，因为这意味着，如果辅助性 T 细胞可以和 B 细胞呈递的抗原结合，那么敌人入侵时，两种细胞就都能识别敌人。这就是 B 细胞完全活化的秘密：必须满足双重认证。

好，先停一下，信息太多啦！

要是你已经头顶升烟，眼冒金星，这就对了。我们刚讲的是许多事情，发生在很长的时段内，涉及了许多身体部位和不同类型的细胞。你会糊涂，一点也不奇怪，是时候做个总结了。

第一步：战事不可避免，敌人的尸体作为大块抗原（火鸡腿），就要流经淋巴结。淋巴结中有 B 细胞，它带有特定的受体，要和抗原结合。如果死去的敌人被补体覆盖，那么结合会容易得多。B 细胞会因之活化，大量自我复制，生成初级抗体；但如果没有下一步，这些 B 细胞一天内就会死去。

第二步：同时，树突状细胞要在战场上吞噬敌人，将它们分解成抗原（香肠），把抗原夹在表面的 MHC-Ⅱ分子（面包）中，再前往淋巴结中的 T 细胞约会平台。在这里，树突状细胞要找到某种辅助性 T 细胞，它能借助特定的 T 细胞受体识别抗原（吃掉夹在面包中的香肠）。找到后，相应的辅助性 T 细胞会活化，开始大量自我复制。

第三步：B 细胞把大块抗原（火鸡腿）分解成几十甚至几百片小

抗原（香肠大小），再借助 MHC-Ⅱ分子（热狗面包）来呈递抗原。

第四步：一个活化的 B 细胞呈递几百个不同抗原（小香肠段）；它还要遇到一个 T 细胞，后者要能识别这些小抗原中的一个，才能成为 B 细胞的第二步激活信号。

这一系列事件要严格按顺序发生，B 细胞才能真正活化。现在你会不会感叹身体的神奇？ *

你能体会到这其中的精妙程度吗？生成几十亿 T 细胞和 B 细胞，然后经不同的途径挨个儿激活它们，再指望它们彼此相遇，这是有多疯狂？时间和演化简直太神了，能造就出如此复杂巧妙的机制。要在这一系列事件之后，适应性免疫的终极强大武器才会真正启动。现在，免疫系统所需的一切条件都满足了，它确信体内有大量敌人在活动。

满足了双重认证并充分活化的 B 细胞开始发生变化。这一刻它已经等了太久。它开始肿胀膨大，变成几乎原来的两倍，化身为 B 细胞的最终形态：浆细胞。†

浆细胞开始生成真正的抗体。它每秒可以释放多达 2000 个抗体，进入淋巴液、血液和组织液当中。就像二战期间苏联的火箭炮可以朝敌人发射无穷无尽的火箭弹一样，浆细胞也可以生成百万千万的抗体，

---

* 有意思的是，这还是经过简化的，我们省略了一些相当重要的细节。其中有些内容我们会在本书的其他一些地方讲述。不过说实话，就算是大幅简化之后，这整个过程仍然很难理解，违背直觉。你要是能记住 B 细胞可以自行结合抗原从而活化，然后再次被 T 细胞激活，就已经非常了不起了。知道了这些，你就已经对免疫系统有了相当的了解！虽然复杂，但这些知识太神奇了，不一学究竟实在可惜。

† 如果你恰好是某个年纪，下面这个比方或许能帮你理解：如果 B 细胞是赛亚人，那浆细胞就是超级赛亚人。如果你没看过《龙珠 Z》的话，这相当于是在说 B 细胞是很强的斗士，而浆细胞就是超强的斗士，仿佛像超级赛亚人那样满头金发，头发里有很多货。我越扯越远了，这个脚注再往下说就太冷了。

成为细菌、病毒、寄生虫等所有敌人的噩梦。甚至癌细胞都会惧怕于它。而如果你不幸患有自身免疫性疾病，它也会攻击自身细胞。

好了，天哪！这一切实在是太复杂了。但稍等一下，B细胞的活化过程中还有最后一个方面，更增添了这一过程的巧妙。两种细胞的共舞让免疫系统变得更优秀、更强大，在它们结合后，免疫系统开始真正大显身手，杀灭微生物。

22　T 细胞和 B 细胞的共舞

到现在我们一直故意没提 B 细胞受体有多么擅长识别抗原。前面我们说，受体和抗原就像拼图块一样，彼此能完美结合。但是对不起，实际情况不是这样。所谓"完美是优秀的敌人"，在严重感染的紧急关头，免疫系统可等不到完美匹配的出现，不错甚至凑合的匹配都可以。这样的话，只要 B 细胞的受体足可识别出抗体，它就能活化。

受伤以后，尽快找到可用的武器，而不是等待完美武器的出现，这才是更明智的，也是免疫系统演化至此的原因。但这也会削弱防御力。我们前面说过，对蛋白来说，形状就是一切。拥有形状非常合适、能和抗原出色结合的抗体，是很大的优势，能一举决定成败。快速反应和完美防御，这两者免疫系统想都兼顾。

于是免疫系统这样办：先尽快生产出凑合的抗体，但也用一套精妙的系统来微调、改进这些抗体，让它们变成近乎完美的抗敌武器。这一过程，始于一番舞蹈。

前面我们讲过，B 细胞需要被辅助性 T 细胞激活后（而辅助性 T 细胞需要先被树突状细胞激活），才能变成浆细胞，实际上整个过程可比这要稍微神奇、精妙一点。免疫系统会确保只有能生成惊艳的抗体的 B 细胞才会变成浆细胞。但这是怎么做到的？

实话实说，这里面有点纷乱，所以我们会稍微简化一下。简而言之，T 细胞一旦识别了 B 细胞呈递的抗原，就会激活 B 细胞——就像一个轻吻或是一个温暖的拥抱。这不但能延长 B 细胞的寿命，还能促使 B 细胞努力改进抗体。

每次 B 细胞收到辅助性 T 细胞的阳性信号，就会开始一轮有目的的突变。这个过程叫"体细胞超变"（也叫"亲和力成熟"），我们后面再也不会用这些拗口的字眼了。

就像得到美食评论家的称赞后，厨师会改良菜肴一样，受到激励的 B 细胞也会开始提升它的菜单。B 细胞之内负责生成受体的基因片段会发生突变，于是生成的抗体也会随之变化。

这里，B 细胞所做的，就像是厨师在晚宴进行当中回到后厨。此时宾客已经到场，也清楚自己想吃什么。于是，厨师们就开始随机微调菜谱。就像三星米其林餐厅的厨师一样，他们的目标也是要做出完美的菜品。不是好吃，不是惊艳，而是完美！也许原来的菜谱里，胡萝卜是切丁的，牛肉是烘烤的;而现在，胡萝卜要切成条，牛肉用炭烤。没有新的原料，只是微调制作方式来呈现成品。

这一切的目标就是为客人奉上完美的大餐，让他们品尝之后欣喜若狂——就是生成能和抗原完美结合的抗体。那 B 细胞大厨怎么知道客人们会更喜欢改良后的菜谱——新抗体能比原先的更匹配抗原？就和 B 细胞的活化方式一模一样：新生的改良受体会充分沐浴来自战场、又流经淋巴结的淋巴液。如果战斗还在持续，应该会有大量抗原顺着淋巴液流过。

假如经过随机突变（菜品微调）的 B 细胞受体变差了，它结合抗原会变得更难，就不会得到来自 T 细胞的刺激和轻吻。于是，这个 B 细胞受体就会情绪低落，随后自我了断。

要是突变提升了 B 细胞受体的抗原识别力，B 细胞就会再次收到激活信号。活化的 B 细胞会把大块抗原（火鸡腿）分解成小块（香肠），再一次呈递给辅助性 T 细胞。就好像 B 细胞大厨对改良后的菜谱非常满意，兴奋得想要告诉全世界。

继续用烹饪作比的话，辅助性 T 细胞就像是从餐厅走来后厨的美食评论家，对厨师大加赞许、亲个不停。而这一番鼓励，肯定让 B 细胞更有动力改进菜品。这样就进入了良性循环。

慢慢地，自然选择就会出现。B 细胞越是擅长识别流经淋巴结的抗原，就越容易得到刺激和鼓励。与此同时，那些没有进步甚至越来越差的 B 细胞，就会自行凋亡。

最后，只有胜算最大的 B 细胞能留下来，并大量自我复制。这些能够微调自身受体、并制造最有力武器的 B 细胞，最后就变成了浆细胞。这正是抗体有如此强的杀伤力、能像狙击枪一样正中眉心的原因。抗体是经过打磨和不断改进而直臻完美的，不是随机挑选的。这也是你大体从医学界人士那里听过好些次"抗体"一词的原因，就算你对免疫系统一无所知。抗体是人类的超级武器，是人从严重感染中幸存下来的主要原因。

凭借这种机制，适应性免疫系统真的能实时适应敌人的情况。前面我们问过，面对着几十亿能够变异的病原体，人是怎样做到有效应对的。这就是办法之一：让免疫系统拥有能迅速自我复制的细胞，有明确的目标并能对其做出快速适应，能不断改良武器直至完美。适应性免疫系统应对敌人的方法巧妙又智慧，真是名副其实。它确实可以在和微生物的战斗中立于不败之地。

要是前面这两章你都看完了，那恭喜你，你非常厉害。真的，这些知识可不好懂——我们这里讲的还只是简化版而已。很遗憾，免疫系统乃至整个宇宙都不是为了让玩智能手机的巨猿能轻松理解而生的，有时候深入学习很困难，哪怕是学习很重要的主题。你并不需要记住读过的所有细节。

其实我敢打赌，要是只读了一遍，你是记不住这章所有内容的。这完全正常。你已经掌握了原理，而且学完了整本书最难的部分！这就是本书的复杂度巅峰了，接下来的内容大多都很轻松。很快，我们又可以讲述战场上那些激动人心的故事了！

要了解免疫系统的全貌，现在就只剩下抗体这种货真价实的狙击枪等我们见识了。

23　抗　体

　　抗体是免疫系统最厉害、针对性最强的武器之一。它们由 B 细胞生成，本身杀伤力并不大，不过是能黏附抗原的蛋白质小块而已。但它们黏附抗原的效率极高。

　　你可以把它们想象成死亡标签。常见的抗体长得像有两只钳子的小龙虾，体积真的很小：把免疫细胞比作人体，抗体就相当于一颗藜麦那么大。某种意义上，抗体和补体有点像，都是游离的微小蛋白质；不过两者有一项巨大的区别：补体蛋白没有针对性，而抗体有。

　　这种针对性使得病原体在相应的抗体面前无所遁形。抗体就像磁铁，会把相应的病原体都吸出来，再用小钳子牢牢抓住它们。抗体一旦和抗原结合，就再也不会放手——抗体就是小龙虾形状的微小蛋白，特别擅长抓住其所针对的敌人不放，因为，就像上一章简单提过的，它们就是 B 细胞受体，所以在人体内有着最强的抗原结合力。

　　抗体的构造决定了它们和病原体的结合非常高效。每个抗体都有两只钳子，可以牢牢地钳住特定的抗原。而抗体尾端又可以很方便地结合到免疫细胞上。钳子用来御敌，尾端用来结盟。

　　有了这些装备，抗体就可以发挥许多作用。首先，和补体一样，抗体也可以"调理"病原体。也就是说，抗体可以围住、攫住敌人，这会让免疫细胞觉得敌人更加美味。就像受到惊扰的小龙虾会牢牢地夹住人一样，抗体也会抓住病原体不放。要是你身上满是扭来扭去、乱作一团的小龙虾，怎么甩也甩不掉，那你还怎么愉快地生活？简直就像恐怖片里的场景一样。

抗体部队赶到感染的脚趾附近时，那里的细菌也是这样凄惨和无助。抗体不光会抓住病原体，还可以攻击后者，令其动弹不得。如果是病毒感染的话，抗体会直接中和病毒，让它们无法再感染细胞。*

更厉害的是，抗体有两只钳子，所以就能同时抓住两个敌人，这样一来，这两个病原体就被绑在了一起。几百万抗体涌入战场的话，可以把大量的病原体黏成一大堆，巨噬细胞和中性粒细胞就更容易发现这些病原体，并吞食或用酸液喷淋它们，让它们越发无助和惊惶。试想一下，你想去袭击敌人，结果和几十个同伴一起被小龙虾钳兵捆成了一团。你动弹不得，无计可施，敌人则狂笑不止，拿着火焰喷射器走了过来。

和补体蛋白一样，抗体也可以直接支援免疫细胞。细菌肯定不想被抓去投入强酸池中惨死，于是演化出了逃脱巨噬细胞和中性粒细胞魔爪的机制：它们就像受惊逃窜的小猪，身上油汪汪的、滑溜溜的，可不好抓。而抗体就像特殊的强力胶——免疫细胞，特别是吞噬细胞，很容易就能和抗体尾端结合。没有抗体，就像用湿漉漉的手去拧泡菜罐头瓶一样；有了抗体，就相当于把手擦干了去拧。

在此过程中，免疫系统还另有一层安防机制。抗体兀自漂浮时，

---

* 抗体"中和"病毒是指什么？可以把细胞想象成地铁，病毒则是想上车的乘客。对病毒来说，这通常都很简单，穿过自动检票口、从车门上车就可以了。而抗体会抓住病毒的车票，把车票盖满，从而将病毒挡在检票口外面。抓住车票的抗体越多，病毒就越不可能上车。这样，病毒就被"中和"了，不可能造成任何后果，就像滞留车站的乘客。

用来黏附免疫细胞的尾端处于"隐身模式",免疫细胞无法从淋巴液中拾取抗体。而一旦抗体的小钳子捕获到病原体,其尾端就会变形,并能与免疫细胞结合。这种机制很重要,因为每时每刻体内都存在大量抗体,如果免疫细胞可以随意和抗体结合,会引发各种各样的混乱。

抗体的尾端还有一个功能就是激活补体系统。尽管补体和细菌的结合很高效,杀伤力也很大,但只有补体的话,它就不能充分发挥作用,要发现敌人全凭运气。因为它只是在淋巴液中随波逐流。有些细菌可以躲着补体系统,补体也不能去主动接近它们。而抗体能激活补体系统,将补体引向细菌,大大增加其杀伤力。从中我们能再次看到免疫系统两部分的原理:先天性免疫系统负责作战,而适应性系统让进攻更快、更准、更狠。

而且抗体可不仅仅是小龙虾。它们种类多样,功能各异,施用环境也五花八门。它们的名字当然也很拗口,很难记,我们只作一番简单介绍。后面如果再提到抗体,且具体分类也很重要的话,我们会再简要复习它们的功能,所以你要是想看后面的故事,下面的部分原则上可以跳过。

题外话　四类抗体[*]

IgM——第一道防线

B 细胞活化后,生成的抗体大部分是"免疫球蛋白 M"(IgM)。它

---

[*]　好吧,其实人体有五类抗体,不过我不打算讲 IgD,因为它和本书的所有内容都无关。简而言之,IgD 可以辅助激活一些个免疫细胞什么的。不过我觉得我们已经介绍了很多细节,省略这一点没多大关系。不过为了说明这点,我给小标题都加了个脚注!

们很可能是几亿年前就出现的最早一批抗体。IgM 基本是 5 个抗体将尾端连在一起而形成的，有 5 个尾端结构也成了它的优势：其中两个联合起来，可以激活额外的通路——补体旁路。活化的补体蛋白越多，被吸引到病原体周围的免疫细胞也会越多。在感染早期，这有积极的作用，因为此时适应性免疫系统还在启动过程中，没有完全进入战斗模式，而 IgM 已经可以提升先天性免疫系统的攻击力和精准度。在病毒感染早期，IgM 尤其还是强效武器，可以延缓感染的进展——它的 10 个钳子可以轻松地把病毒抓到一起。因此，IgM 是上阵最早的——同时也是受突变、B 细胞与 T 细胞共舞等的修饰改造最少的。这也没关系，因为它们最主要的任务就是在更有效的抗体就绪之前拖延时间。*

IgG——专才

IgG 有几种不同的类型。我们不用详细了解每种亚型，就当它们是同一种冰激凌的不同口味好了。第一种口味的 IgG 有点像补体，也很擅长调理病原体，它们会像一群果蝇似的覆盖在细菌表面，扰乱它的正常功能和行动。IgG 的尾端像特殊的胶水，吞噬细胞可以轻易将其抓牢，进而吃掉无力还手的敌人。总体而言，IgG 激活补体的能力远不如 IgM，但也还不错。

---

* 前面我们说过，对血液来说，脾脏有点像淋巴结，但它的功能远不止于此！小小的脾脏是血液中反应最快的抗体 IgM 的主要来源。它就像一个应急基地，如果细菌等病原体通过伤口一类的途径进入血流，它能做出快速反应。脾脏过滤体内的血液，一旦发现血流中有敌人，它会马上激活 B 细胞，后者又会马上生成 IgM。当然 IgM 不像其他类抗体优化得那么好，但它们的就绪速度极快，这在血液受感染时非常重要——病原体入血可就意味着能散播全身！这也是脾脏如此重要的原因之一。脾脏的作用机制是战后发现的，当时很多士兵身受重伤，脾脏往往被摘除了，后来他们中的许多人都因脓毒症去世，发病率远高于普通人。现在，如果某种原因（如车祸）导致脾脏破损，医生都会尽量保住它。

抗 体

抗体本身威力并不是很大。它们只不过是能和抗原结合的没头脑蛋白束。你可以把它们想象成某种死亡标签。

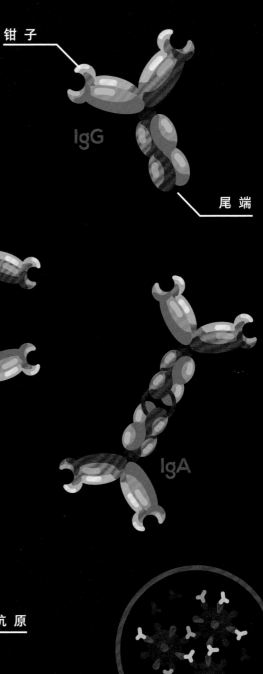

钳 子

尾 端

IgG

IgM

IgA

IgE

抗 原

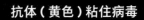

抗体（黄色）粘住病毒

另一种口味的 IgG，在慢性感染中能发挥重要作用。此时，许多免疫系统激活物很可能已经引发了大量的炎症。就像我们前面讲的，炎症尽管在抗感染过程中很重要，但对正常细胞和身体有不利影响，特别是慢性炎症。因此这一亚型的 IgG 专为感染后期而设，它们不会激活补体系统，这就能限制炎症进一步发展。

IgG 的另一个特色是，唯有此种抗体能经胎盘由母体传入胎儿的血流。这能保护胎儿免受母体遭遇的病毒感染，而且这种保护作用还能持续到出生以后。IgG 是衰减最慢的抗体，它能给新生儿建起抵抗病毒感染的被动免疫屏障，在出生后的头几个月里保护婴儿，直到婴儿自身的免疫系统获得充分发展壮大的机会。

IgA——制造粪便，保护婴儿

IgA 是体内数量最丰富的抗体，职责主要是清洁黏膜。换句话说，它在呼吸道、性器官特别还有包括口腔在内的消化道里大量存在。在这些部位有大量特殊的 B 细胞生成 IgA。IgA 就像门卫，守护着眼睛、口鼻等通往身体内部的入口。它可以中和病原体，把敌人拒之门外，不让它们有机会入侵和立足。

它们是唯一一种可以从体内自由穿出黏膜屏障，铺满黏膜外表面的抗体。重感冒的时候，鼻涕里面就饱含 IgA，它们会让病毒和细菌的日子不好过。

IgA 和其他抗体有一个主要区别：IgA 的各个尾端是融合在一起的，因此完全不能激活补体系统。这并非偶然：补体系统一旦活化，就意味着会有炎症。而肠道又会不停地生成 IgA。要是 IgA 能激活补体，肠道就会一直处于炎症状态之中。这会造成疾病，让人腹泻，严重影响生活。像是克罗恩氏病等会导致肠道慢性炎症的疾病，会给患者带来极大的痛苦和伤害，可不是闹着玩儿的。

IgA 擅长攻击多个目标，并把它们黏成一团，这样这些细菌就会被鼻涕、黏液或粪便等带走。粪便的 1/3 其实都是细菌，都是在废物向远端移动中被裹挟进来的。一旦被裹进大便，细菌就无处可逃了。除了保护和清理肠道，IgA 也能够保护婴儿。妈妈在喂养母乳时，会经奶水给孩子提供大量的 IgA 抗体。这些抗体随后会覆盖新生儿的肠道，让他们还很脆弱的肠道免受感染。

IgE——很有用，但让人爱不起来

说实话，IgE 看起来很普通，你可以把它们想象成是在用小钳子对你竖中指。要是你曾发作过敏性休克，罪魁祸首就是 IgE。没那么要命的、对无害物质的过敏反应，也是 IgE 造成的。花粉、花生、蜂螫等，都可能造成过敏。当然，IgE 不是为了让你无缘无故地过敏而演化出来的，它原本的目标是抵御寄生虫、特别是蠕虫这样的巨型敌人造成的感染。在关于过敏的章节中，我们会详述过敏的原因和机制，现在就先把它放在一边，只表达一下我们对它的不满好了。

B 细胞怎么知道要生成哪种抗体？

现在你可能纳闷：有这么多类型、亚型的抗体，B 细胞怎么知道需要的是哪一种？毕竟，每一类抗体都有专擅的任务，换岗可不行。

前面我们讲过，树突状细胞会携带着反映战场情况的快照，把相应的信息传递给辅助性 T 细胞。随着时间的推移，会不断有来自战场的新树突状细胞，带来反映新战况的快照。感染情况在不停变化，一种抗体在某个阶段可能适用，随后可能就不适用了。

因此 B 细胞不会固定只生成一类抗体——它们总是先生成 IgM，

153

而在辅助性 T 细胞的请求和鼓励下，会改产其他类抗体。得了重感冒或者肠炎，需要大量抗体？那就生成 IgA！肠道有寄生虫？生成 IgE！伤口有大量细菌感染？生成一型 IgG！病毒感染了大量细胞？生成三型 IgG！（不过抗体种类变过之后，就不能再变回去了。）

免疫系统能够如此神奇地采集和沟通信息，其协调程度实在是精彩和美妙：所有组成部分都通力合作，又随时调整，而这一切全都是无意识地进行的。

好了，你已经读完了这本书的前一半！你已经对身体的许多部位都有了大量知识，也学完了本书最难的部分！现在让我们好好回顾一下前面讲过的内容。

我们讲了身体的疆域，讲了细胞，还有常见的敌人——细菌。我们讲了守卫身体内部的细胞，其发现和杀灭入侵者的机制，以及它们如何利用炎症为人体开辟好战场。我们讲了细胞怎样识别不同的对象，又怎样彼此交流。我们介绍了遍布血液和体液的补体系统。我们讲了能在必要时召唤援军的哨兵细胞。我们讲了身体的内部结构，讲了人体是怎样重组出几十亿种不同的武器，这些超级武器又是被怎样使用、怎样经突变获得改良的。当然，我们还讲到了人体的第一道防线——皮肤，那是怎样一个不适合生存的地方。

不过想一想，和其他情况相比，你很少听到说有人因伤口感染或皮肤感染而患病吧？皮肤是非常有效的边防，基本能轻易地驱逐病原体。生活中需要特意医治的感染，往往是自其他部位、另一片国土入侵的。这个王国要面对整套防御网中最棘手的问题。而最危险的敌人也是从这儿发起攻击的。

第 3 部分

恶意接管

24 沼泽之国：黏膜

人不管怎样生存和行动，都离不开世界本身及世上的一切。温馨私密的枕头城堡，偏僻的森林木屋，遥远的社交距离，都无法让你免于和世界打交道，哪怕你是最叛逆的电脑少年——最起码你需要稳定的食物来源，因此总要和外界有最基本的互动。

人体也面临着同样的问题，因为细胞需要氧气和营养来维持生存和运转，并排出代谢产生的有害废物。就是说，资源要从外面进来，废物要从里面出去。因此，人体不可能是封闭的系统，内部总要有和外界直接接触的地方。

而这样的地方也就是人体的薄弱环节，从这里，不速之客能偷偷入侵血肉大陆。事实上，绝大部分的病原体入侵都发生在这些内外交界之处，包括从口腔一直到肛门的消化道，还有通向和外界进行交换的"洞穴系统"的多分支管道。

开头我们就说过，人体的肺和呼吸道、口腔和肠道，以及生殖道，其实是身体的外部，只是被卷到了里面。按理说，这些"管道"里铺的东西应该叫"内皮"，可惜，正确的名字是黏膜。为了听起来更酷一些，我们就叫它"沼泽之国"。

沼泽之国要解决的一大难题，就是它要方便营养进来、废物出去，

肠道黏膜

黏液层

纤毛

上皮细胞

杯状细胞

巨噬细胞

树突状细胞

固有层

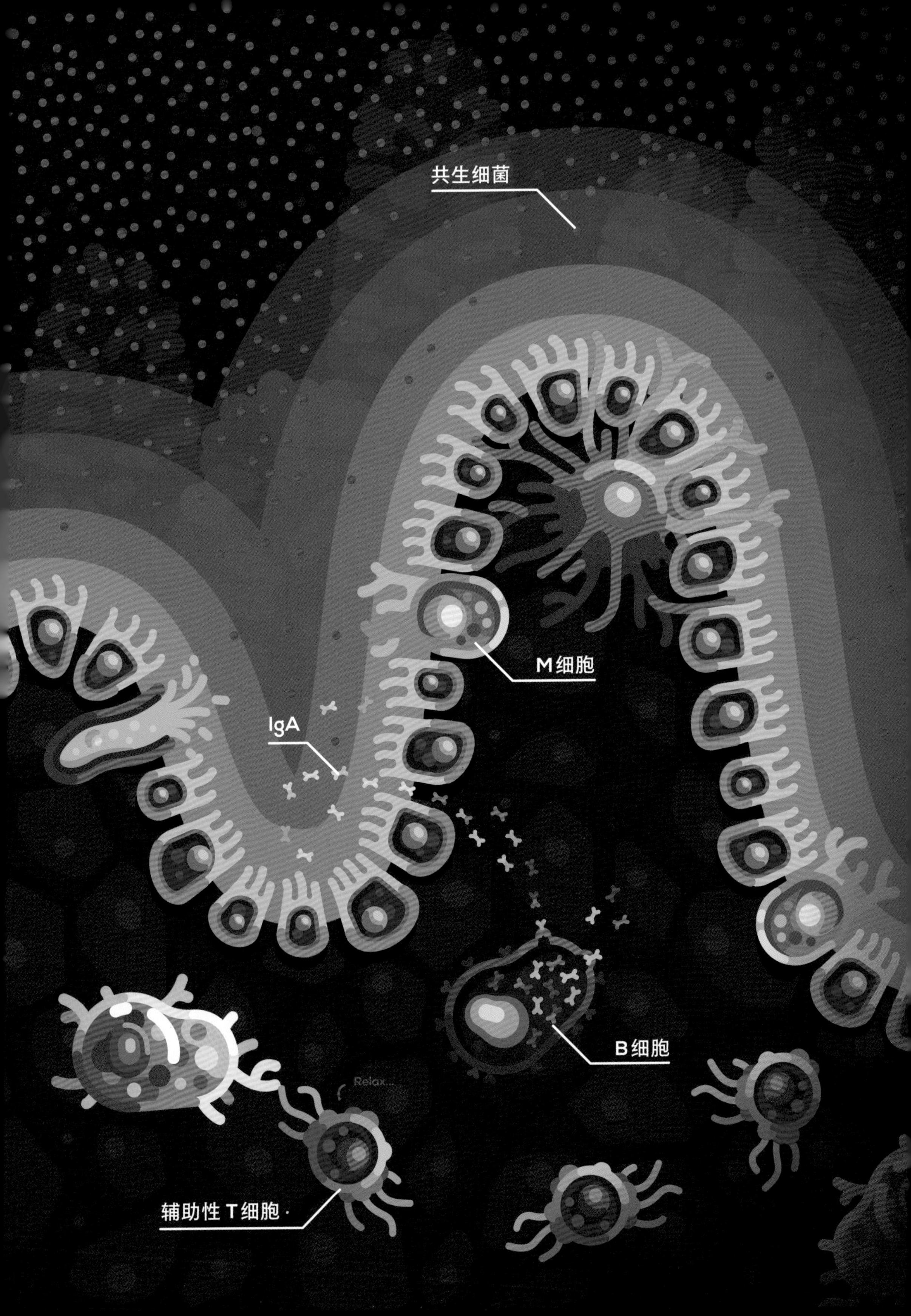
共生细菌
M细胞
IgA
B细胞
Relax...
辅助性 T细胞

同时又要让病原体难以逾越。这意味着，沼泽之国的免疫系统要和身体其他地方的不一样。

人体大部分都是无菌的，没有微生物，没有异物，而沼泽之国却在持续接触着各种"异物"：有待吸收的食物碎块，由此通过的可消化物质，可以自由进入并在肠道安居的有益菌，还有从空气中吸入的各种颗粒物，如污染物、灰尘等等。

这样一来，当然会有数不清的不速之客想要偷偷潜入，越过防线。其中一些是不小心闯入的无辜过客，另一些则是专门攻击人体的危险病原体。这使得这些部位的免疫系统有着格外艰巨的职责，要维持平衡更是难上加难——因为沼泽之国的免疫系统要有一定的宽容度。

与此相反，身体多数部位的免疫系统对异物是毫不留情的。划伤之后，细菌侵入软组织，免疫系统就会发动猛烈的还击。皮下或者肌肉组织是容不得细菌的，会不惜一切代价把它们消灭掉。而这在黏膜附近就不可能了。想想看，要是免疫系统像在锈铁钉扎脚的故事里那样，狂暴地攻击食物上夹带的每一丁点无益细菌，情况会有多可怕；也想想看，要是你吸入的每一粒微小灰尘都能引发免疫系统的剧烈反应，又会发生什么。黏膜处的免疫系统不能像其他部位一样有攻击性，否则这些负责气体和营养交换的部位会遭到严重破坏，从而影响正常生活甚至造成死亡（许多患有自身免疫性疾病或过敏的人，就会遇到这种情况，不过我们后面再详细讲）。黏膜的免疫系统必须小心行事，被激活后要尽量把免疫反应限制在最必要的范围内。但同时，黏膜又是身体最薄弱的地方，免疫系统必须要能发挥保护作用，不能太过散漫。真是非常棘手。

针对入侵的第一项反制措施，就是把黏膜变成不适合危险微生物生存的死亡之地。为此，黏膜动用了一系列不同的防御系统。

如果说皮肤像广袤的荒漠，又像一道无法逾越的边境长城，黏膜就像一大片沼泽地，遍布着陷阱和巡逻的卫兵队伍。黏膜比皮肤容易入侵，但这也并不轻松。那么黏膜究竟是什么，又是怎样保护你的呢？

沼泽之国动用的第一道防线就是它本身的<u>黏液层</u>。黏液是细胞分泌的黏滑的物质，有点像水凝胶。你可能知道鼻涕，鼻子里面黏糊糊的东西，感冒时会流很多，看起来有点恶心。实际上黏液遍布身体里的各个地方：口腔、肠道、呼吸系统（包括肺部）、眼睑内侧等等。

与外界进行物质交换的通道表面上都有黏液。持续生产黏液的是<u>杯状细胞</u>，它们的样子很好玩，但我们主要讲免疫系统，就不过多介绍它们了。你可以把它们想象成被踩扁的怪虫子，不停地吐出黏液，形成了黏液层。

湿滑的黏液发挥着几方面的作用。最显见的，它是一道阻止外敌入侵的物理屏障。假设你在满是污泥的泳池里游泳，还要潜到池底，而污泥有近百米深（要是这画面让你不舒服了，请多包涵）。黏液不仅是一层黏糊糊的屏障，还和皮肤荒漠一样充满了陷阱：有盐，有可以溶解微生物外部结构的酶，还有一些特殊的物质能耗尽细菌赖以为生的关键营养，从而饿死细菌。

大多数部位的黏液都富含杀伤力强大的 IgA 抗体。所以黏液层本身就不是宜居之地。而且，黏液层不仅能为你抵御外敌，还能让你免受自身的伤害。比如，你是否想过，胃里有那么多胃酸，你为什么没事？因为胃黏膜就是一层屏障，能保护胃壁细胞，令其不与胃酸接触。

还有，黏液也不是静止不动的，它可以移动。黏膜表面是一层名为"上皮细胞"的特殊细胞，你可以把它们看成"内皮的皮肤细胞"。它的细胞膜上覆盖着形如发丝的纤毛，这种微小的细胞器聚在一起，连成大片的网。上皮细胞位于黏膜的最外层，就像"身体里的皮肤"，表面只有一层黏液。

有些地方黏液和身体内部之间只隔着薄薄的一层，一个上皮细胞的厚度。上皮可没有皮肤那么奢侈，能让好几百个细胞一层层摞在一起。也正因为这样，上皮细胞可不好对付。它们尽管不是真正的免疫细胞，但也发挥着重要的防御作用：它们特别擅长激活免疫系统，以及释放特殊的细胞因子以请求支援。它们就像民兵组织，虽不能与敌军旗鼓相当，但在身体遭遇入侵时，是非常有用的补充性防御力量。

上皮细胞的任务之一，就是借助细胞膜上的纤毛让黏液流动。有些微生物会借助纤毛移动，而上皮细胞则是摆动纤毛让表面的黏液一起有节律地流动。摆动的方向取决于上皮细胞的位置。呼吸道、鼻腔、肺里的黏液，要么从口鼻排出体外，要么绕个弯被吞进胃里。我们在一生中会吞下相当多的黏液，虽然听起来可能有点恶心，但这种机制很是有用。毕竟，胃里充满了强酸性的胃液，绝大部分病原体都无法幸存。而肠道上皮细胞纤毛运动的方向也很清楚：从胃向肛门——吃进来的东西都从这里要排出去。

不过黏膜形成的沼泽之国不是单一国家，而更像彼此迥然不同的多个国家，为了共同目标而结成的合作联盟。这很有道理。比如在荒漠之国皮肤的情况中，脚底和腰部的皮肤厚度就有很大差异。相应的，肺部黏膜和肠道黏膜有着完全不同的功能，而女性生殖道黏膜的功能又大不一样。根据不同部位黏膜特化情况的不同，相应的免疫系统也各有特点。在讲病毒之前，我们先看看肠道这个神奇的国度，看看它是怎么和足足几十万亿细菌相处的。

25　奇特的肠道免疫系统

　　对免疫系统来说，肠道是个非常特别的地方，因为在这里，免疫系统要应对许多复杂的挑战，才能保持身体健康和正常运转。

　　我们还是来把肠道想象成贯穿人体的长管道，它把一点"体外"裹进了"体内"。在这些"外"表面，即肠道黏膜上，生活着1000多种细菌，数量多达三四十万亿，还有几千种病毒，它们共同组成了"肠道微生物群"（绝大多数肠道病毒攻击的是肠道细菌而非人体）。

　　关于免疫系统和肠道微生物组*各自的功能及其相互作用，我们还很缺乏了解。我们知道，许多疾病和失调都跟两者间的失衡有关，不过要完全理解两者间的各种关系，还需要大量的研究。未来几年，我们很可能会有重大突破。†

在本章中，我们会探讨免疫系统是怎样和如此众多的微生物和平共存的。

首先，肠道免疫系统是一个半封闭系统，它会试图和身体其他部位免疫系统保持一定的界线。某种意义上，它有点像被欧盟成员国包围的瑞士。瑞士当然也是欧洲的一部分，不过还是保留了一定程度的自主，严格地说是独立于欧盟的国家。肠道沼泽国的免疫系统就有点像瑞士，它要用自己的方式来完成许多任务。

肠道黏膜遇到的最大挑战，就是它的防线一直在被攻破。对肠道来说，外界的侵扰永不停歇，肠道免疫系统要持续响应，分辨敌友，这和身体其他任何地方都不一样。你大概也能想象，肠道是个繁忙的

粪便移植并非全无风险，但它对于一些疾病，如艰难梭菌感染，很是有效。艰难梭菌这种讨厌鬼遍布自然界，肠道中本来也有一点。在某些情况下，比如病人服用大量抗生素，从而杀死了大量肠道细菌的情况下，艰难梭菌就会接管肠道，大量繁殖并致病，引起腹泻、呕吐甚至危及生命的慢性肠炎等问题。艰难梭菌抵抗力很强，许多菌株对多种抗生素耐药，治疗起来很困难。艰难梭菌所以会变成大问题，一大原因就是肠道微生物组受到了削弱。研究发现，用粪便移植来恢复肠道菌群的自然平衡，成功率很高，从而能帮助病人自愈。

粪便移植背后的基本思路就是这样，这其实并不是什么创新。有证据表明，几千年前，服食动物粪便就已经是治疗胃肠疾病的方法了。说到这里，我们来讲讲第二次世界大战期间德国军队攻取北非不克的故事。在北非，除了地雷的威胁及战斗失利以外，德军还面临着一大问题，就是痢疾，这是一种慢性炎症，会引起可怕的腹部绞痛、眩晕、腹泻乃至脱水（沙漠可是最不该脱水的地方），足可致命。

发病的原因其实就是德国士兵水土不服，对当地的一些细菌不习惯，而那时抗生素还没有问世，没有有效的疗法。不过，一支被派到当地、负责寻找疗法的德国医学研究小队注意到了一件怪事。当地人得了痢疾不会死，他们会收集骆驼粪便吃下去。让这些队员大为惊奇的是，通常在一天之内，当地人的痢疾就会好。

当地人也不知道为什么这个办法有效，只知道它管用，而且祖祖辈辈都在用。所以，德国医生检查了骆驼粪便，发现了枯草芽孢杆菌，这种细菌可以抑制其他细菌的繁殖，其中就包括能引起痢疾的菌种。于是，医生大量培养枯草芽孢杆菌，给患病的士兵服用，部分地缓解了德军遇到的问题。科学取得了巨大的成就，但这阻止不了北非战役德军惨败的命运。

地方。这里除了生活着组成肠道微生物组的几十万亿有机体之外，还有嘴巴吃进来的所有东西。

食物要被消化吸收、变成身体和细胞养分，第一步就是被牙齿磨碎，并被唾液浸润、炮制。唾液中含有一些可以分解食物的化学物质，因此消化从你吃第一口的时候就开始了。这很有意义，因为从进食到把废物排出体外，吸收营养的时间是有限的，所以越早开始越好。嚼碎的食物接着会被吞下去，在胃酸之海里停留片刻。胃酸不仅可以帮助消化，分解结实的肉类和植物纤维，它还能淹没并杀死大量微生物，从而大大减轻免疫系统的负担。

经过胃部后，食物就到了肠道。肠道长约 3—7 米，是最长的一段消化道。90% 以上人体所需的营养都是在肠道吸收的。这里生活着大量人体必需的细菌伙伴，它们进一步分解食物，便于身体吸收营养。但这些可不是随便什么细菌。几百万年以前，人类祖先和某些微生物种类做了个脆弱的约定：人允许它们住在温暖的肠道里，并提供源源不断的食物；作为交换，这些微生物负责分解人类自己无法分解的碳水化合物，并生成人体自身不能合成的维生素。肠道细菌就像租客一样，生成的营养物质就是租金。

这些细菌就叫"[偏利] 共生细菌"，"共生"（commensal）一词来自拉丁文，意为"同在一张桌前"。就和生活在皮肤表面的那些细菌"部落"一样，肠道的共生细菌也是我们的朋友。这些细菌只要不危害人体健康，免疫系统就不会攻击它们，这就是双方守约定的最理想情况。为了维持秩序与和平，肠道细菌也像皮肤表面的细菌那样，生活在肠道黏膜的表面之上。只要肠道细菌不越线，不侵入上皮层，双方就相安无事。当然，事情不会这么简单。

细菌可不是人类真正的朋友，它们不知道什么约定，也不会去遵守任何东西。而肠道面积辽阔，细菌多得惊人，时刻都有一些共生细菌侵入肠道内壁。这就不太妙了。要是这些细菌进入血流，即进入真正的"体内"，会带来可怕的后果，甚至危及生命。而黏膜的一大目标就是防止这种情况。

简而言之,肠道黏膜有三层。先是黏液层,内含大量抗体、防御素(前面讲皮肤时提过，它们就像微型针头，能杀死微生物)和其他一些能杀伤或杀灭细菌的蛋白质。肠道的黏液层很薄，且要有一定的通透性，好让食物中的营养物质通过，要是第一层保护太厚，你可能就要饿死了。

黏液层之下是肠道上皮细胞，它们是人体内外之间的真正屏障。和肺部相似，肠道的上皮层也只有一个细胞那么厚。为了更好地起保护人体内部的作用，肠道上皮细胞彼此连接得非常紧密，被特殊的蛋白紧紧粘在一起，就像真正的墙一样牢固。免疫系统严密监控着这里的情况，对于一切企图黏附到上皮细胞上的微生物，它都会毫不客气。

共生细菌突破防护墙的情况每时每刻都在发生，所以上皮细胞下面还有第三层，"固有层"，这里是肠道免疫系统的大本营。在紧贴着黏膜表面的固有层之内，有特殊的巨噬细胞、B 细胞和树突状细胞随时待命，等着收拾那些不速之客。

若非有绝对的必要，免疫系统会极力避免引发炎症，因为炎症会让肠道产生大量多余的液体，造成腹泻。腹泻不仅会使大便呈水样，还会损伤负责从食物中吸收营养的、敏感纤薄的上皮层，并迅速导致重度脱水。

很多人不知道，腹泻现在仍是重要的死因，每年约有 50 万儿童因此死去。所以，从几百万年前，人类这一物种登上演化的舞台开始，人体和人体免疫系统就明白要谨慎对待肠道炎症。

因此，守卫肠道的巨噬细胞有两个特点:一、很擅长吞噬细菌;二、不会释放召集中性粒细胞进而引发炎症的细胞因子。这里的巨噬细胞更像是无声的杀手，不慌不忙地吃掉越界的细菌，不会大呼小叫。

肠道的树突状细胞也很特别。大量树突状细胞直接待在上皮细胞下面，将长触手从上皮细胞之间挤过去，直接伸入肠道黏液。这样，它们就能对不安分的调皮鬼，即想侵入体内的细菌，不断进行采样。

这里就埋藏着免疫学中的一大未解之谜，将来解开谜题的人定能获得诺贝尔奖：树突状细胞怎么知道它采样的细菌是危险的病原体，还是无害的共生细菌？目前我们还不知道答案；我们知道的是，采样是共生细菌时，树突状细胞会让肠道免疫系统保持冷静，不要为这些细菌携带的抗原而烦恼。

除此以外，肠道还有特殊的 B 细胞，它们只生成大量的 IgA，这些抗体特别适合在黏液中工作，简直就是为肠道的环境而设的：IgA 可以穿过上皮细胞的屏障，大量进入黏膜层；它们也<u>不会激活补体系统</u>，不会引发炎症，这两点对肠道来说都很重要。

IgA 还有别的长处：它们有四只钳子，伸向两个相反的方向，这让它很擅长抓住两种不同的细菌，并把它们粘在一起。于是，大量 IgA 可以把无法反抗的细菌黏成大团，这些菌团会成为粪便的一部分，被排出体外。毕竟，粪便有三成多都是细菌，其中相当多的细菌是被 IgA 粘在一起的（而最让人担心的是，其中约一半的细菌在被排出时仍然是活菌）。肠道免疫系统默默地守护着你，确保内部和外界的细菌不会作乱。有了这些机制和特殊细胞，免疫系统就保证了肠道黏液不会被野心太大的共生细菌所侵扰，同时自己也不会因过激而损伤身体——肠道免疫系统可真是一支维和部队。

但要是有真正的敌人入侵，比如有致病菌经受住了胃酸的洗礼，存活到了肠道，这些机制就成了可怕的漏洞。此时，为了尽快捕获敌人，肠道有一种名为"派尔集合淋巴结"的特殊淋巴结，它们直接长在肠道上。会有"微皱褶细胞"（讲扁桃体时我们遇到过这种细胞）直接伸入肠壁，对免疫系统可能感兴趣的对象进行采样，某种意义上它们有点像电梯，装上乘客后会直接把它们送进派尔集合淋巴结，让适应性免疫细胞能检查肠道的各种情况。这样一来，肠道就相当于拥有了超快速的免疫筛查，可以持续地密切监测肠道的细菌组成。

好了，关于细菌和人体的相互作用就讲到这儿。现在该认识一下日常生活的另一大常见敌人了。它们不仅侵入体内，还会更进一步，感染人体细胞本身，这样，它们就能躲开免疫系统，继续干坏事。这种策略狡猾又危险，免疫系统必须想出全新的对策，打造全新的武器。

让我们来看看（或许是）人类最阴险的敌人：病毒。

26　病毒是什么？

病毒是最简单的能自我复制的生物，不过关于病毒是不是生物还存在不同看法。前面我们讲过，细胞没有思想意识，只是生化过程的复杂集合，被遗传编码，以及细胞组分间的化学反应所驱动。细菌也是如此，这种蛋白质机器人有各种神奇的行为，尽管某种意义上它们没有细胞那么复杂。

而病毒连这些都不是。病毒能给人类造成麻烦，这件事可谓既糟糕又神奇。病毒只是个壳子，里面装着少许几条遗传编码和一些蛋白分子而已。它们完全依赖其他真正的生物而"活"。

而且它们非常擅于此道。

我们不清楚病毒是何时或具体怎样出现的，不过它们很可能非常古老：几十亿年前，当所有生物的共同祖先还存在于地球上时，就已经有病毒了。有些科学家认为病毒是生命涌现的必经阶段，有些则认为约在 15 亿年前，某种远古细菌没有往复杂的方向演化，而是选取了变简单的路径，于是成了病毒。按后一种说法，病毒曾是生物，但选择退出了生存竞争：它们决定节省能量，减少麻烦，不再构建功能完整的细胞，转而依赖其他生物供养。

不管事实究竟如何，反正病毒取得了巨大的成功。事实上，病毒

各种病毒

病毒可以说是地球上最成功的"东西"。它们长得也很好玩。

 刺突蛋白

 衣壳

 脂质包膜

 DNA/RNA

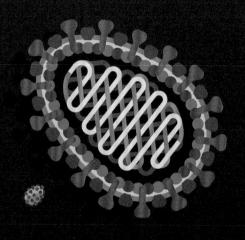

甲型流感病毒

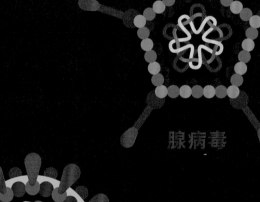

腺病毒

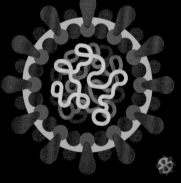

冠状病毒
（新冠病毒）

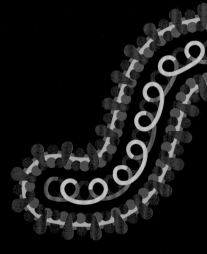
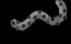

埃博拉病毒

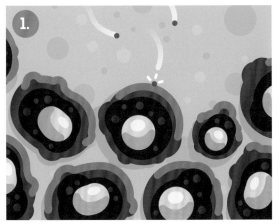

病毒成功地和细胞膜结合。

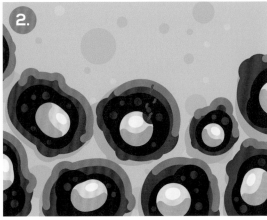

病毒侵入细胞内并控制细胞。

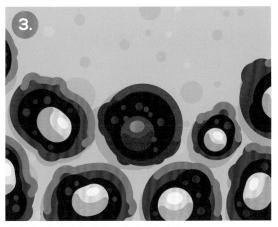

病毒利用细胞内部的资源合成更多病毒。

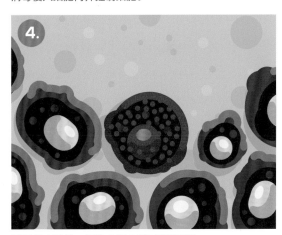

到了某个时候，细胞内部充满了病毒颗粒。

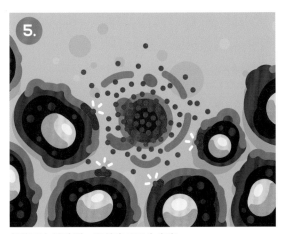

细胞死亡并破裂，释放出几千个病毒。

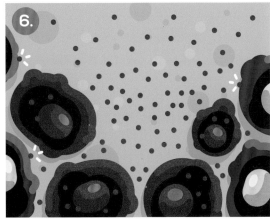

周围的细胞被病毒感染，开始新的循环。

或许是地球上最成功的存在。据估计地球上有 10^{31} 个病毒——100 万亿亿亿，10 后面跟 31 个零。*

病毒怎么会这么成功，它们怎么做到的？也许可以说，答案就是它们什么都不做。它们没有新陈代谢，不会对刺激做出反应，也不能自我增殖。病毒太基本、太简单了，不可能主动去做任何事。它们其实就是飘在环境中的微粒，完全靠运气等着撞到倒霉的宿主身上。

如果所有其他生命形式都灭绝了，病毒也会随之消亡。它们需要细胞、真正的活细胞，来为它们做那些算得上"活着"的事情。甚至有些科学家建议把病毒微粒只看作是处于复制阶段的结构，就像精子细胞一样，而被病毒感染后的细胞才是真正的生命形式。不管怎样，病毒都是鬼鬼祟祟、不怀好意的入侵者，专为寄生而存在，因为很明显细胞不想被它们感染。为了自己的繁荣昌盛，病毒要做的就是钻进细胞内部。为达到这一目的，它们利用了一个所有细胞共有、生物绝无可能护卫周全的弱点：它们攻击受体。

关于受体，我们已经有所介绍，它们是细胞用来识别蛋白质的部分，覆盖了细胞约一半的表面。但受体的功能还不仅于此，它们还可以和环境相互作用，协助细胞内外物质的转运，是细胞必不可少的成分。病毒的外壳上长着特殊的蛋白质刺突，可以和宿主细胞表面的某类受体结合。这意味着病毒不是任何细胞都能黏附，这些细胞必须有它们

---

* 要是我们想办法集齐所有的病毒，一个挨一个排成一行，会有 1 亿光年那么长——相当于 500 个银河系相连。仅仅在海洋里，每秒钟就有 10^{23} 个细胞被病毒感染。被感染的细胞数不胜数，实际上每天都有多达 40% 的细菌死于病毒感染。连人体最核心的部分都和病毒有关联：人体约有 8% 的 DNA 来自病毒 DNA 的残迹。我们先不管这些庞大的数字，反正它们都大得令人无法想象。我们只需达成共识：地球上生活着数不清的病毒，而且应该说都活得很好。有些穿裤子的巨猿还在争论病毒究竟是不是活物，这都和病毒本身毫无关系。

可以黏附的受体才行。可以说，每个病毒上都有许多不同的蛋白拼图块，它只能和恰好有匹配受体的细胞结合。

病毒不会攻击所有细胞，它有专长，专门攻击特定的猎物。这对人类来说是个好消息，因为就像前面说过的，病毒实在是太多了——但能感染人类的病毒只有 200 左右种。

病毒感染目标细胞后，会无声无息地接管细胞。不同种类病毒感染的机制有很大差异，不过大体上是病毒把遗传物质注入宿主细胞内，让宿主细胞不再生成细胞自身的东西，转而开始生产大量的病毒。有些病毒并不会导致宿主细胞死亡，而是把它变成持续制造活体病毒的工厂；另一些病毒则会迅速将宿主细胞消耗殆尽。通常 8 到 72 小时后，细胞的物质就全部被变成了病毒的组件，进而被组装成新的病毒，直到整个细胞被几百到几万个新生病毒占据。

有了外壳的病毒会通过出芽的方式离开宿主细胞，也就是说它会"掐下"一点细胞膜，作为自己的另一重保护壳。还有的病毒会导致感染细胞解体，释放出细胞内容物，这其中就包括细胞被"洗脑"后制造的大量新病毒，这些病毒随后会去感染更多的细胞。

细胞要是有意识，会非常害怕病毒。你可以想象有些蜘蛛不是在墙上爬，而是飘在空中，想趁你一个没注意飘进你的嘴里，钻进你的脑子，强迫你体内制造出几百只小蜘蛛，直到你整个身体都被蜘蛛占据；随后皮肤裂开，这些小蜘蛛从里面爬出来，再去感染你的亲朋——病毒对细胞犯下的恶行，就和这些蜘蛛一模一样。

致病的病毒非常擅长躲避免疫系统，因为它们有绝招：繁殖得无比快。这也意味着，没有什么变异或突变能快过病毒。在这方面，病毒可以说没有对手，因为它大大咧咧，毫不在乎。病毒结构非常简单，基本没有细胞那些复杂机制来防止突变，所以它时时刻刻都在突变。

总的来说，生物发生不利突变的概率比有利突变要高。不过病毒不在乎：它有着惊人的增殖率，每个增殖周期生成的病毒数量也极大，因此，在每个被感染的细胞中，几千次病毒突变中出现一个大大有利于该病毒生存的突变，概率都相当高。这是老式的演化策略：蛮力尝试，撞对为止。但特别有效。[*]

病毒和细菌不同，二者的手段也大相径庭，所以，免疫系统不能用对付细菌的那套武器来对付病毒。病毒个头更小，自身没有新陈代谢，不会释放化学废物供免疫细胞识别，所以比细菌更难发现。在病毒的生命周期里，它大部分时间都藏在细胞之内，并努力操纵被感染的细胞，好骗免疫系统卸下防备。病毒的变化比细菌快得多，一个病毒一天之内就能变成上万个，实现指数级增长。致病病毒可是极度危险的敌人。

所以无怪乎免疫系统会大肆投入，打造病毒防御系统。

在介绍对抗病毒的武器之前，我们先来认识一下另一片黏膜之国，它是大部分致病病毒的主要入侵点：呼吸道黏膜。这合情合理，因为我们前面已经简单讲过，对想要入侵人体细胞的病毒来说，皮肤实在不是个好地方，这里有层层的死细胞堆叠出的屏障。相反，如果是肺部的黏膜，病毒要进入就"比较"容易——这并不是说"绝对"容易。和皮肤一样，呼吸道黏膜也有强大的防御力量。

---

[*]　实际上这就是演化的唯一招数。它尝试许多不同的可能，所有坚持活到繁殖了后代的生物，其后代也会再次努力尝试在繁殖后代之前别死。大量重复这个过程，就有了地球上种类繁多的生命——还有每一季的新型流感毒株。所以这种情况有好有坏。

27　肺部免疫系统

把肺比作气球是很有趣，但事实上，肺并不是两个大气球，而更像是两块有很多坑洼空隙的厚海绵。肺部负责气体交换的部分有很大的表面积，超过 120 平方米——是皮肤表面积的 60 多倍。

而这一大片区域都会和环境不停接触，因为人每天都会吸入十几、二十立方米的空气。因此，肺是全身暴露最多的器官。人每次的吸气量约为 500 毫升，里面不但有人体所需的氧气，还有其他一些无用气体和各种微粒。至于吸入何种空气成分，其中每种物质各有多少，这与你生活在哪里密切相关。

在寒冷的南极，空气非常新鲜，几乎没有污染；而在城市中心的繁忙街道上，你就会吸入各种有毒废气、汽车排放的多种颗粒物、石棉或自轮胎磨损而来的橡胶等有害物质……除了这些人造污染物，空气中还可能有大量的植物花粉、夹杂螨虫排泄物的室内灰尘等过敏原。

细菌、病毒和真菌孢子可以吸附在空气中的颗粒物、水蒸气上，或干脆直接飘在空中，寻找新的栖息之地。所以肺的内皮细胞时刻面临着大量有毒化学物、颗粒和微生物的侵袭。身体其他部位的免疫系统在遇到这么多东西时，会做出大规模的反应，不在乎造成组织的损伤；可是在肺脏，这样不太行。因为无论如何，你不能停止呼吸。

肺部的免疫系统必须更谨慎，不能太粗暴。它必须演化成一套平衡的系统：既能赶跑入侵者、清除污染，同时又不能阻碍气体交换。

鼻腔是呼吸系统的第一道防线。鼻子里有大型过滤装置——鼻毛——它们尽管不能阻挡太小的东西，但可以把较大的异物，如大颗的灰尘、花粉等挡在外面。另外，和其他黏膜一样，呼吸道表面也有一层黏液，打喷嚏的时候会一下子喷出来。

黏液都会被不停地排出体外或吞进肚子。但这种机制在肺脏深处发挥不了作用，因为储存气体的"小袋子"肺泡表面不能有黏液，否则人就无法呼吸。因此，在肺的最深处，同时也是最脆弱的地方，仅仅有一层上皮细胞，把身体内部和外界隔开。它暴露在外，是各种病原体的完美目标。

为了守护肺泡，这里生活着一种非常特殊的巨噬细胞：肺泡巨噬细胞。它的主要职责就是在肺部巡逻，清理垃圾。大多数的残骸和其他有害物质都被上呼吸道黏膜困住了，但还是有一些抵达了下呼吸道。肺泡巨噬细胞非常沉着冷静，和皮肤上的巨噬细胞相比，要激活它们可难得多。在呼吸道，它们会下调中性粒细胞等免疫细胞的敏感度，让免疫系统更平和。更重要的是，肺泡巨噬细胞会缓和所有的炎症——你可不想肺里有液体对吧。

有证据表明，肺部可能具有微生物组，或者起码有生物群落短暂生活并与人相安无事。不过与肠道微生物组不同，我们对肺部微生物组了解得还非常之少。这有多方面的原因。首先，对微生物来说，人的呼吸就像持续不断的飓风，它们要在肺里安家，比在宁静的肠道中困难得多。另外，肺部的资源也少得多，对人体有益的细菌在这里谋生也更加艰难。而最大的阻碍是，我们很难对肺部深处的微生物组进行取样。相比之下，真是要庆幸从肠道采集样本之容易：肠道又长又宽，每天都有粪便排出，这就是肠道所有内容物的绝佳样本。肺就远远没有这么合作了，而且要从肺部深处取样，要在拿出来的一路上避免污染，这有很大的难度。因此，关于肺部微生物组及其与肺的相互作用，还需要大量的研究。

不过我们确切地知道，大量能感染人的最常见、最致命的病毒，都是通过呼吸系统入侵的。现在，我们已经大概了解了肺部的环境，可以来看看肺部感染时会发生什么，免疫系统又有什么特别的防御手段来清除病毒了。

呼吸系统

人体呼吸装置的防御体系是很平衡的，它能在抵御入侵、清除污染的同时进行气体交换。

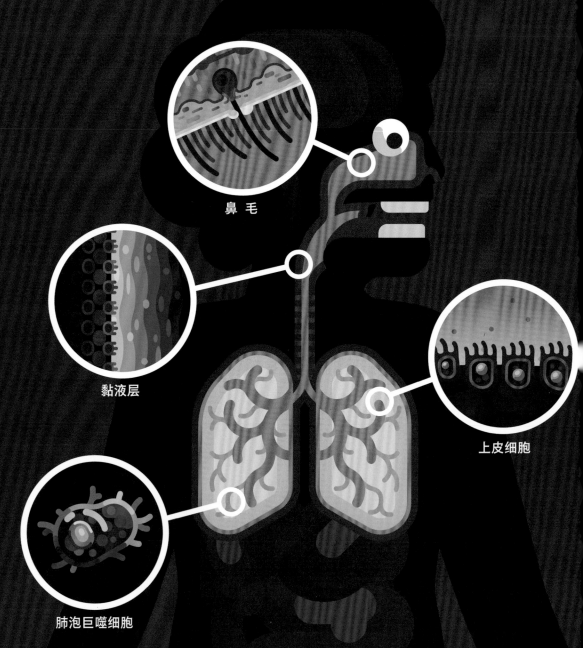

鼻 毛

黏液层

上皮细胞

肺泡巨噬细胞

28 流感——威力被低估的病毒

"还有三天就到周末了！"你一边想着一边走进公司的茶歇间，有个同事正在做咖啡。就在你走过她身边时，她突然剧烈地咳嗽起来，虽然她很快用臂弯挡住了脸，不过还是不够快——第一声咳嗽没有被挡住，有成百上千颗飞沫形成的"雾团"喷入了空气。对细胞来说，这些飞沫与其说是子弹，不如说更像洲际弹道导弹，相当于几秒钟就跨越了大陆。这些导弹搭载的倒不是核弹头，但同样很危险：几百万能引起流感的甲型流感病毒。*

大些的飞沫较重，飞不远，很快就落地了。轻一些的则会随着气流散入空气。你从飞沫团中走过，对发生的一切一无所知。你一吸气，几十颗病毒导弹就被吸了进来，它们狠狠溅到黏膜上，释放出病毒。而你只顾着做咖啡，全然不知这将引发一系列怎样的严重后果。过了一阵，等你打算再去做一杯咖啡时，最早的病毒已经成功接管了你的一个细胞。

---

* "流感"一词（influenza）来自意大利语的"星力"，它发源于中世纪，当时人们认为天象会影响人的健康，引发疾病。比如液体会离开星体，灌注到地球之上，还会进入人体。这想法就和认为出生时星体的位置会影响人的性格、个性一样疯狂。

随后它将会复制出几十亿个病毒。

你刚刚吸进去的甲型流感病毒，恰巧是正黏病毒科中毒性最强、最危险的品类之一。对哺乳动物而言，甲型流感专门能感染其呼吸道上皮细胞，而人又属于哺乳动物。仅在 20 世纪，甲型流感就引发了四次流感大流行，其中最广为人知的一次就是"西班牙流感"，它夺去了至少 4000 万人的生命。还好，你刚吸进去的毒株没有那么致命。我们熟悉的"普通"流感每年大概"只会"导致 50 万人死亡。*

而对那些在茶歇间里侵入你呼吸道的病毒来说，关键的计时器启动了。它们只有几小时用来抵达目的地，因为人体的黏膜环境会缓慢而坚定地消灭它们。各种各样游离的蛋白或抗体会让病毒解体，或中和病毒，而这样的病毒又会被不断更新的黏液层带走。因此，你吸入的许多病毒颗粒根本到不了目的地：它们都被及时俘获并消灭了。但无巧不成书，有一个病毒成功抵达了黏液之下的上皮细胞。

甲型流感病毒能和呼吸道上皮细胞表面的受体结合，并设法进入细胞内部。只需大约 1 小时，病毒就能掌控细胞正常的生命活动，从而接管细胞。细胞还被蒙在鼓里，还会仔细地把病毒包裹起来，运进细胞的指挥中心——细胞核。同样也是细胞自身的活动，会告诉病毒，它已经抵达了目的地，是时候释放病毒的遗传编码和各种有害蛋白了。

10 分钟内，流感病毒就能诱骗细胞把自己的遗传物质注入细胞核内。病毒蛋白会开始瓦解细胞内部的病毒防御机制，这样一来，细胞就完全被占领了。

---

* 西班牙流感很特殊，因为它和以往的流感有些不同。通常流感造成的死亡多见于幼儿和老人，但西班牙流感恰恰相反，健康的青壮年死亡风险最大。之所以健康成年人病得最重，是因为这种流感会让免疫系统完全失控，陷入疯狂，从而使总死亡率接近 10%。

甲型流感病毒会努力直接接管细胞核这处"细胞之脑"。这里储存着 DNA，而 DNA 携带着指导该细胞所有蛋白的手册，其中不仅有蛋白设计图纸，还有合成周期的信息。这些蛋白又会决定细胞的生长发育、功能行为，以及增殖。所以，谁控制了蛋白的合成，就控制了整个细胞。这个过程要怎样实现？DNA 是由名为基因的小片段组成的，每个基因负责指导一个蛋白。基因携带的这些指导信息要变成真正的蛋白，需要先进入细胞的蛋白生产中心。

基因怎样传递信息呢？其实基因什么都不做，毕竟它们只是 DNA 片段。生物会利用 RNA，来把基因中存储的信息传到细胞的其余部分。RNA 是一种复杂有趣的分子，承担着一系列重要职责。在这里，它充当的是信使，把基因中的蛋白合成指令传入细胞的蛋白工厂。

而现在，病毒闯了进来，扰乱了一切。它会动用各种手段，耍着惯用伎俩，试图控制细胞优美的自然过程。比如甲型流感病毒，就是把自己的一些 RNA 分子注入细胞核，它们会假装是你的基因派来的，以此诱骗细胞生成特定的病毒蛋白。病毒蛋白对细胞肯定是有害的，它扰乱了正常蛋白的合成，转而生成病毒蛋白，或者说是病毒的组件。*

在我们的故事中，甲型流感病毒成功感染了上皮细胞，可怜的细胞命数已定。这个细胞就像你身体里的定时炸弹，它不再报效于你，而变成了为邪恶新主人效力的蛋白质机器人。

---

* 讲到病毒，我们就真正进入了生物化学那隐秘又费解的世界。细胞有数百万个组件，在复杂曼妙的生命之舞中，它们由几千个同时进行的生化过程所推动。病毒干扰细胞的方式非常复杂。如果要细讲，我们就会遇到有着可怕名字的病毒蛋白和分子，如 vRNPs，病毒的聚合酶复合体 PB1、PB2、PA，病毒膜蛋白 HA、NA、M2，多肽 HA1、HA2，等等。这些内容很有趣，但要讲清细胞内部机制的细节，以及病毒组件是怎样与细胞相互作用并控制细胞的，需要很多页的篇幅。要理解我们现在讲的原理，不需要徒增这么一层麻烦。你只需要记住一点：病毒基本上就是恶意接管了细胞内部的生命活动。

咳 嗽

几百颗飞沫，包含着几百万个病毒，在空中喷射。大些的飞沫很快落到地上，但轻一些的会扩散到空气中，形成久久不散的气雾，等着被毫不知情的路人吸进去。

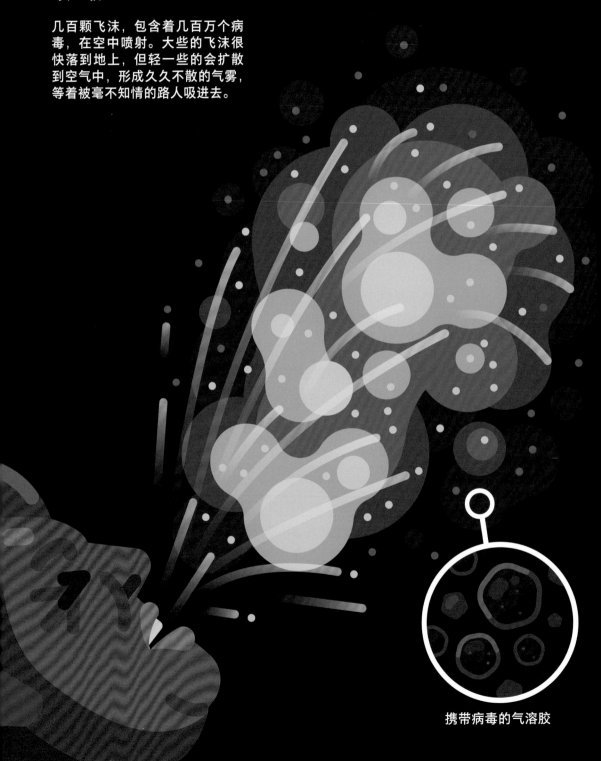

携带病毒的气溶胶

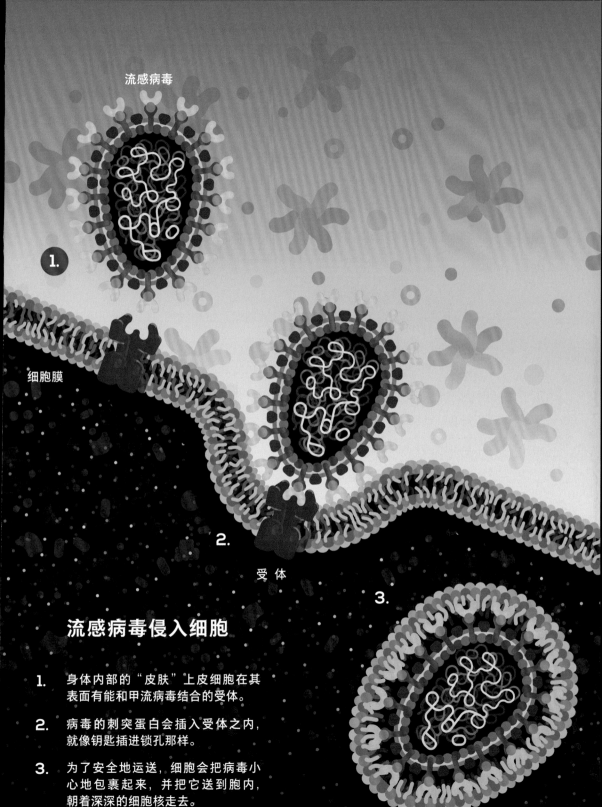

流感病毒

1.

细胞膜

2.

受体

3.

流感病毒侵入细胞

1. 身体内部的"皮肤"上皮细胞在其
   表面有能和甲流病毒结合的受体。

2. 病毒的刺突蛋白会插入受体之内,
   就像钥匙插进锁孔那样。

3. 为了安全地运送,细胞会把病毒小
   心地包裹起来,并把它送到胞内,
   朝着深深的细胞核走去。

几个小时内，生产过程和产线都会为了新的目标而改变、重塑，为大批量生产病毒做准备。根据一些估计，平均而言，被甲型流感病毒感染的单个细胞，在被病毒耗尽之前的几小时内，生产的病毒足能感染 22 个新细胞。

我们假设这个过程不遭遇任何阻力（且每个病毒都只感染健康的细胞），那么 1 个细胞感染后会引起 22 个细胞感染，这 22 个细胞又会感染 484 个细胞，484 个感染 10648 个，10648 个感染 234256 个，234256 个感染 5153632 个。经过 5 个增殖周期（每个周期只需半天），一个病毒就扩增为了几百万个。（现实中病毒不可能增殖得这么快，因为人体不会置之不理——但是同时，一开始成功感染上皮细胞的病毒也不止一个。所以病毒造成几百万细胞感染也用不了太久。）*

病毒的增殖能力非常惊人，速度天下无双。它们可以爆炸式增长，而不是像细菌那样一分为二地分裂增殖。

说到细菌，当脚踩到钉子上感染了细菌后，细菌和免疫细胞的交锋非常直接；可病毒感染的情况大不相同。

细菌感染伤口时，情况很明白：损伤会很快引发炎症，并激活免疫系统。而很多细菌又不会特别小心，就像糖果店里的一群两岁小孩，甚至还喝醉了酒。†

---

* 我们说有几百万体细胞被感染，这实际上对你意味着什么呢？肺部有多大面积受到了感染？百万上皮细胞有多大的面积？粗略估计，一百万感染的上皮细胞，覆盖的表面约有 1.2 厘米，还不到 1 美分或 1 欧分的一半。整个肺部的表面积有 70 平方米，接近一个羽毛球场大小。所以现在只有很小部分的肺被感染。但只要想到细胞那么小，而病情从无到有发展得又有多迅猛，就又很让人害怕。如果任凭病毒以这样的速度繁殖，很快整个肺都会被感染，你也就彻底完了。

† 好，我承认这样说有点不公平。不是所有的细菌都很笨，许多致病菌有堪称巧妙的隐藏办法，也有在合适时机发动猛攻的策略。"群体感应"就是一个很好的例子。简而言之，

病毒可不想引起注意。甲型流感病毒感染不是正面交战，而更像是突击队偷袭，悄悄地解除你的防御。

我们可以想一下几千年前古希腊人凭借木马攻占特洛伊城的故事。要是把人体看作特洛伊城，那么，在城门前的开阔战场上发动正面围攻就是大部分细菌的做法——它们叫嚣乎东西，隳突乎南北，而被惹恼了的守卫就会给它们迎头痛击。

流感病毒更像是躲在特洛伊木马中的士兵，只想尽可能悄无声息地潜入城里，会想方设法隐藏自己。进去后，它们会等到天黑才从木马里钻出来，溜进特洛伊人的家里，杀害熟睡中的平民，不给后者向城防力量报信的机会。每所房子被接管后，都变成了入侵者的基地，并制造出更多的入侵者士兵，此后每天晚上都会有更多侵略军出动，试图悄悄占领更多房子，杀害更多熟睡的平民。啊，比喻在这里出了破绽，不过没关系，你应该明白了我的主旨。

简而言之，这就是病毒感染的主要特点。这种偷偷摸摸的方式也意味着严重病毒感染与细菌感染的情况大不相同。肺部组织在感染不久时，是看不到任何异常的。看似健康的细胞在正常工作，实际上潜藏的敌人正在细胞内部大肆屠杀，瓦解防御。这样说来，病毒感染确实比细菌侵入伤口要残酷和隐蔽得多。

病毒真的很可怕。它们攻击人体最脆弱的环节，躲在普通细胞内

这是指致病菌在侵入身体组织时会小心翼翼，比如它们会管住自己，分裂时严格控制代谢，减少代谢产物（细菌排泄物）的生成，藏起会被免疫系统发现的武器；这样做是为了等待化学信号，好在合适的时机发起攻击。等细菌达到一定数量，它们会突然全都不再偷偷摸摸。现在它们不再是容易对付的小麻烦，而是一支强大的军队，会同时暴发。如果一开始就这样张扬，它们一定会被攻击，很可能马上遭到剿灭。所以说，细菌的群体感应很厉害，而此外细菌还有其他策略。

部疯狂地增殖，增殖速度远超过任何其他病原体，每个增殖周期都能感染无数细胞。在病毒感染的高峰期，体内可能有几十亿病毒。所有这些特性，都要求免疫系统必须用和抵抗细菌不同的方式来防御病毒。

不过你不用太害怕。人体免疫系统演化出了特殊的病毒防御机制。

在我们的故事中，此刻或许已经有几十个细胞被感染了，不过第一项反制措施也已经启动。感染早期，被感染的细胞会试图警示免疫系统，而病毒会努力让它们噤声，双方就要展开一番搏斗。

还是用特洛伊木马作比，酣睡的平民被潜入家宅、意欲行凶的敌人惊醒了，于是在敌人下手之前跑去窗边，想向守卫大叫示警。但正当平民要放声大叫时，敌人就把他们强行从窗边拖走，一顿乱刀让他们陷入了永远的沉默。这一番控制权争斗在家家户户的每个人身上上演着。要是城里的平民赢了，呼救成功，免疫系统就会苏醒；要是偷袭的敌人赢了，它们就有时间打造更多的战士，真正威胁到整座城市的安全。

好了，又是家宅、士兵和平民，又是呼叫、争斗和行凶，这究竟是在发生什么，这个比喻是要讲何种事情？接下来，我们又要见识一种解决超复杂问题的超巧妙办法啦。

身体对抗病毒的第一招动真格的防御，是发动化学战！

29　化学战：干扰素，干扰起来！

和抵御希腊士兵偷袭的特洛伊人一样，人体细胞也拼命抵抗着入侵的流感病毒。

斗争的第一步，是细胞要能意识到自己遭到了袭击。因为黏膜上的上皮细胞是病毒入侵的主要目标，它们其实早有防备。前面我们说过，上皮细胞有点像民兵。正因为如此，它们也拥有能识别特定结构的受体，和前面讲过的 Toll 样受体类似。Toll 样受体来自先天性免疫细胞，可以识别病毒一类敌人的最常见形状；上皮细胞也有一些不同的受体，可以扫描自己的内部，看看有没有危险信号。

如果这些受体结合到特定的病毒蛋白或分子，细胞就会知道自己受到了某种攻击，情况大大不妙，这会立即触发紧急响应。

此刻，身体面临着病毒感染的巨大挑战。先天性免疫系统对付病毒远不像对付细菌那样厉害。所以病毒感染（或是被能躲进细胞的细菌感染）时，身体急需适应性免疫系统的援助，来赢得清除感染的机会。

但我们已经知道了，适应性免疫系统反应很慢，需要几天的时间才能苏醒；考虑到病毒惊人的增殖速度，这种情况可不是我们想看到的。所以，在严重病毒感染时，先天性免疫系统就要和被感染的细胞一起争取世上最宝贵的东西：时间。它们必须减慢感染的速度，尽可能阻止病毒向更多的细胞扩散。

现在终于要讲细胞是怎么做到的了：发动化学战。

本书中，我们数次提到了细胞因子，这种神奇的蛋白分子可以传递信息，激活细胞，指挥细胞前往战场，或是改变免疫细胞的行为。简单地说，细胞因子就是激活并指挥免疫系统的分子。病毒感染时，它们也发挥同样的作用，甚至作用更大。

一旦某个细胞发现自己被病毒感染，它马上就会朝周围的细胞和免疫系统紧急释放出一系列细胞因子。这些细胞因子就像看到入侵者站到自己床边后尖叫的平民。

这种情况下，细胞会释放许多不同的细胞因子，它们功用各异，而这里我们要重点介绍一类非常特殊的因子："干扰素"。顾名思义，它们是干扰病毒的细胞因子。

某种意义上，你可以把干扰素想象成回荡在大街小巷的警示，它呼吁大家锁好大门，再用家具顶住，窗户也要用木板钉上，防备敌军的袭击。干扰素等于是"准备迎接病毒来袭"的确定信号。

所以，细胞一旦接收到干扰素的分子，就会激活各种旁路，令细胞的活动发生剧变。这里我们必须知道，此时此刻的身体，是无法得知有多少病毒入侵、多少细胞已遭感染，或者有多少细胞已经开始偷偷合成新病毒的。

所以细胞活动的第一批剧变中，就包括暂停蛋白的生产。每时每刻，细胞都在回收和重建细胞内部构件和材料，确保蛋白的形状和功能都正常。而有些干扰素会让细胞休息，减缓新蛋白的合成。细胞如果不再大量合成蛋白，那么在已被感染的情况下就也不会合成大量病毒蛋白。所以通过让细胞慢下来，干扰素就可以明显减慢病毒的合成。

我们可以举出更多干扰素有针对性地干扰病毒的例子，并详加介绍，因为细胞可以生成几十种具有不同功能的干扰素。不过这些总归都不重要。重要的只有：干扰素可以干扰病毒复制的每一步。

干扰素不太可能独力消灭感染，但它们也不用这样做。它们只要让周围的细胞对病毒的抵抗力大大增强，从而减慢病毒的复制就行了。有时，这样就可以很有效地阻止病毒感染扩散，身体甚至都不会有任何感觉。

可惜，这次茶歇间甲型流感的情况不是这样。流感病毒已经适应了人类的免疫系统，有备而来。病毒在注入自己的遗传信息、接管细胞的同时，还准备了一些"病毒'攻击'蛋白"。这些蛋白武器可以摧毁和阻断受感染细胞的内部防御机制。它们就像闯入家宅的敌人手中的利刃，敌人用它捅几下，平民就无法出声呼救（释放细胞因子）了。

尽管甲型流感病毒并不总能成功阻止细胞释放干扰素，但它很擅长加以阻挠，为自己争取更多时间。想一想是不是很有趣？病毒和人类细胞，两个死对头，都在拼命压制对方，为自己赢得时间。

甲型流感很有斗争经验，几小时之内，几十个病毒就能增至数万个。不过，病毒最开始采取的尽力隐藏自己的策略还是有不利的一面，哪怕这个方法一开始奏效，后面还是会失败：病毒不可能永远藏住。病毒感染的平民细胞越多，发动化学战的细胞就越多，最后死亡的细胞也越多，这将引发炎症，激活免疫系统，同时细胞外液的病毒颗粒也会增多，引起身体的警报。因此，最狡猾的病毒迟早也会被发现。

通常这都不会太迟，因为化学战会触发先天性免疫系统抗病毒级联反应的下一个步骤：浆细胞样树突状细胞（pDC）的出动。*

---

*   "浆细胞样树突状细胞"也是免疫学的拗口名字之一，且对理解它的功能毫无帮助。在免疫系统中，每种细胞都有不同的亚型，比如树突状细胞、巨噬细胞等，都有好多种。

干扰素

在细胞受体的帮助下，上皮细胞发现自己已经被病毒感染。为了警告其他细胞并赢得时间，它们会释放名为"干扰素"的细胞因子。细胞识别出这些干扰素后，就会停止合成蛋白质，延缓感染的进展。

被感染的细胞

干扰素

浆细胞样树突状细胞

这些特殊细胞会随血液流动，或是驻扎在淋巴网络中，专门扫描病毒的指征——平民细胞释放的报警干扰素或直接是体液中的病毒颗粒。不管是哪种情况，只要发现了病毒感染的迹象，它们就会活化，转变为化学"水"电厂，释放出大量的干扰素，这些干扰素不仅会使细胞启动抗病毒模式（停止合成蛋白质等），还会使免疫系统活化并做好应战的准备。你可以把 pDC 想象成移动的烟雾报警器：甲型流感等病毒或许可以抑制细胞自发释放化学武器，让自己不被发现。但 pDC 却可以探测出微弱的病毒迹象并充分放大，从而拉响警报。

实际上，pDC 对病毒感染非常敏感，第一批普通细胞被感染几个小时后，它们就会打开干扰素洪流的闸门。整个过程非常快；血液中的干扰素激增，往往是病毒感染的最早指征，远远早于出现身体症状或检测到病毒本身。在我们的茶歇间故事中，这一切都发生在你被咳嗽的飞沫感染的几个小时后。而在人体层面，你根本还没注意到甚至想到有什么异常，更不用说感受到任何症状了。

尽管第一波防御成效卓著，大量的干扰素开始激活免疫系统，但甲型流感依然在整个呼吸系统中快速蔓延。几十万病毒冒了出来，留下几千进而几百万被感染而死去的上皮细胞。现在，病毒已经不必再偷偷摸摸，它们已经为大量增殖赢得了足够的时间。最后一次借用一下特洛伊木马的故事：入侵的敌人已经出现在了光天化日之下。敌军、

不过这都不太有所谓。浆细胞样树突状细胞要是叫"化学战细胞"或是"抗病毒示警细胞"可能更好，或者任何现用名以外的名字都可以，都比现在更能体现它的功能。在这里解释之后，我们就不会再提这种细胞了，因为一方面，体内有这种专门抗病毒的细胞却不提一句，有点说不过去，但另一方面，我们前面讲了那么多"普通"树突状细胞的功能，现在又冒出来功能完全不同的"特殊"树突状细胞，也是让人糊涂。还好，这里讲完之后，我们这辈子都不用再了解更多相关细节了。

守卫、平民展开了街头巷战。而免疫系统可要比特洛伊的平民表现得更好，否则病毒很快就会击垮你的身体。

这时已经到了周末。你从床上爬起来，准备先玩一会儿电子游戏，再做些其他重要的事情。但你注意到了有些不对劲：咽痛，鼻水长流，还有点头疼和咳嗽。平常你一醒就饿，可今天你一点儿也不想吃早餐。*

"肯定是感冒了。"你带着毫无根据的信心给自己下诊断。

"啊，偏偏赶上周末，生活真不公平！我这感冒好重啊，简直是前无古人后无来者了。"你兀自哀叹，期盼上天垂怜，不过没有任何回应。你振作了一下，心想这不算什么！吃两片阿司匹林，好好享受放假，我不会被感冒打败的！当然，你是对的——感冒不能打败你。但这不是普通感冒。

在你对事态的性质做出严重误判的同时，甲型流感病毒正在快速地攻城略地，在你的肺部四处蔓延。这下感染真的严重了，而且仍然没有得到控制。免疫系统已经进入了全面应答模式，你自己很快也会发现这一点。我们已经提过好几次，在感染事件中，最严重的损害往往是免疫系统本身造成的，流感时也不例外。你即将经历的痛苦，都会是免疫系统拼命阻止病毒对肺部的野蛮入侵而带来的。

现在，战线已经从上呼吸道延伸到了下呼吸道，战场上一片忙乱。本地的巨噬细胞忙着清理死去的上皮细胞，吞噬碰到的病毒颗粒，同

---

* 人在生病时为什么没有胃口？你可以怪免疫系统释放的大量细胞因子。细胞因子告诉大脑现在身体正在奋力抵抗感染，需要保存能量。你也可以想象到，调动数百万甚至几十亿细胞参战，会大量耗能。消化食物其实也需要大量的能量，所以抑制消化可以让身体全力投入防御。同时，这也让小小的病原体更难染指血液中的特定营养成分。当然这不是说你应该主动把病原饿死。抑制消化是短期策略，而非长期解法，而且对慢性病人来说，没胃口可能会导致体重严重下降，威胁生命。所以一旦又觉得饿了，你就可以吃东西补充能量。

时释放细胞因子，呼叫支援，引发更多的炎症反应。

中性粒细胞也加入了战斗，而它们的存在好坏参半（病毒感染时，中性粒细胞究竟是真的有用，还是只会造成不必要的损害，这一点免疫学家们仍在研究，尚无共识）。中性粒细胞似乎不能有效抵抗病毒，所以它们的作用主要是间接的：它们无所顾忌，可以增强炎症水平。

先天性免疫系统提供背景信息、做出重大决策的一般性作用，在这里再次表现了出来：免疫细胞意识到它们面对的是病毒感染，需要更大规模的援助，于是释放出另一组细胞因子："热原质"。

大致解释，热原质就是"产生热的物质"，这个名字非常贴切。简单地说，热原质就是引起"发热"的化学物质。发热是系统性的全身反应，它会形成不利于病原体生活的环境，让免疫细胞能更有力地战斗。发热也会促使人卧床休息，保存能量，给身体和免疫系统修复和抵抗感染的时间。*

热原质有着厉害的起效方式：它们直接影响大脑，给大脑下命令。你可能听过"血脑屏障"，它是精巧的结构，能阻止大多数细胞和物质（当然也包括病原体）进入脆弱的脑组织，保护大脑免受损伤和干扰。不过大脑中有些部位的血脑屏障，可以让热原质一定程度上通过。热原质进入脑内，会和神经细胞发生作用，引发复杂的连锁反应，改变人体的内在恒温设定，从而升高体温。

而大脑会通过两种主要方式升高体温：一种产热方式是让人打寒战，即让肌肉会快速收缩，同时产生热作为副产物；另一种是让体表

---

* 许多物质都可以是热原质，从某些种类的干扰素，到活化的巨噬细胞释放的特殊分子，再到细菌的细胞壁，不一而足。但归根结底，你只需记住一点：先天免疫细胞可以释放名为热原质的物质，而它们可以命令大脑让身体变热！

的血管收缩，减少皮肤的热量散失，从而保持热量。这也是发热时会感觉很冷的原因：皮肤的确变冷了，因为身体内部正在升温，好在战场上形成对病原体非常不利的温度环境。

尽管如此，发热对身体来说依然不是小事，因为要让体温升高几度，会额外消耗许多能量，体温升得越高，耗能就越多。平均而言，体温每升高 1 摄氏度，代谢率就会增加约 10%，就是说，就算什么都不做，身体耗能都会增加。要是你想减肥，这听起来可能不坏，但在自然状态下，额外消耗能量多数时候不是好选择。这是一项投资，身体必定期望终有回报。而多数时候，发热的回报确实不错！

大部分能感染人类的病原体都很适应人体的正常体温，而发热时，更高的体温会让它们过得很痛苦。想一想在春日的清晨跑步，和在炎夏的正午且毫无遮蔽的情况下跑步的差别，就明白了。太热的话，做什么事都会更消耗。因此，体温升高可以直接减慢病毒和细菌的增殖，让它们更容易被免疫系统攻击。*

我们还不了解所有相关机制和发热对免疫系统的影响，但总的说来，发热时，先天性和适应性免疫系统在好些方面都表现得更为出色。

---

* 我们来讲讲最奇怪的一次诺贝尔医学奖，看看过去多么落后，现在又多么先进。梅毒是螺旋体属细菌导致的性传播疾病。它可能出现的症状很怪异很可怕，你要是想吓自己，可以去网上看些照片。梅毒晚期可能发展为神经性梅毒，即中枢神经系统受到了感染。神经性梅毒患者往往会有脑膜炎和进行性脑损伤。更糟糕的是，病人还可能出现痴呆、精神分裂、抑郁、躁狂、谵妄等精神问题，它们都是由细菌大肆破坏神经系统造成的。可以说，患者会陷入极大的不幸，最后只能无助地死去，医生除了减轻他们的痛苦之外，没有别的办法。不过医生也观察到，有些因其他疾病而发高热的病人，最后梅毒痊愈了。自然，就有医生开始试验用"发热疗法"来治疗梅毒：人为地让病人发热，并开始给梅毒病人注射疟疾。这乍听上去有点吓人，但其实风险足可接受——反正病人也只有死路一条，而当时疟疾已经可治。疟疾是首选，因为它会造成长期持续的高热，基本会让梅毒细菌耐受不住而死。结果，这项疗法效果很好，于是被授予了 1927 年的诺贝尔医学奖。20 世纪 40 年代抗生素问世后，这种疗法即遭淘汰，这个故事也成了医学史上最让人感慨的脚注之一。

中性粒细胞会更快集结，巨噬细胞和树突状细胞吞噬敌人的效率会提高，杀手细胞提升了杀伤力，抗原呈递细胞也能更好地呈递信息，T 细胞可以更自由地在血液和淋巴系统之间游弋。发热似乎激活了免疫系统，全面增强了它对抗病原体的能力。

体温升高究竟是怎样做到让病原体不好过，同时又让体细胞的抗病能力更强的呢？这和细胞内的蛋白及其工作机制有关。简单地说：蛋白质之间的某些化学反应有一个最佳温度区间，在这个温度范围内反应效率最高。发热时体温升高，病原体就只得在最佳区间之外行事。那为什么发热不会影响人体细胞，反而还有帮助呢？前面我们讲过，人体细胞比细菌更大、更复杂，有更精巧的机制（如热休克蛋白）保护自己免受高温损害。此外，人体细胞有更多的冗余，某个内部机制受损后，往往还有别的机制可以替代。这也是发热有益于免疫细胞的原因，因为免疫细胞可以耐受升高的体温，而高温常会加快某些蛋白之间的反应，免疫细胞可以利用这一点。因此和许多微生物不同，人体细胞的复杂程度让它们可以耐受高温，并且效率更高。当然人体可以耐受、不致机体崩溃的温度和时间，也有其限度。[*]

回到不断升级的战场上。树突状细胞吞噬并扫描体液和残渣，发现了流感病毒的踪迹。它们也会被病毒感染，但它们比上皮细胞更坚强，可以继续工作，这在后面的过程中会变得很重要。树突状细胞作用关键，

---

* 　大部分动物都是这样的。比如生活在温度更高的饲养箱中的蜥蜴，比生活在较低温环境中的更能抵抗感染。在鱼、小鼠、家兔身上，甚至针对一些种类的植物，都有类似的实验。升高人体这套生态环境的温度，应该说就是抵挡微生物侵袭的有效策略。有趣的是，那些不能调节体温的动物，如蜥蜴、海龟这些"变温"或说"冷血"动物，也能通过行为来"发热"：当其免疫细胞释放特定细胞因子时，它们会找一块晒热乎地方，比如暴晒很久的石头，然后趴在那儿，像是"自我烧烤"，让体温升高到一定程度，让体内的病原体难以存活。

因为如果没有适应性免疫系统，身体很难招架住病毒、特别是流感病毒这样威力巨大的敌人。在树突状细胞出现以前，身体都是在努力减缓而非制止感染，因此病毒仍会扩散，感染越来越多的细胞。

题外话　流感和普通感冒的区别

流感（flu）属于急性病毒性上呼吸道感染，是人类的常见病。它不光名字简单，还意味着范围广泛的不同症状，因此很让人头疼。另一边则是普通感冒（common cold），健康成年人一年可能得 2 到 5 次，孩子可能一年得 7 次；普通感冒大体上无甚危害。*

普通感冒症状轻微，你可能都觉察不到，但也可能很难受。它可能完全没有表现，也可能有头疼、打喷嚏、发冷、咽痛、鼻塞、咳嗽、全身乏力等多种症状。

而流感的时候，发热及其他症状往往会大批量袭来。刚开始，你觉得还好，可能有一点点不舒服，然后突然一下子人就开始发烧，整个人非常难受和虚弱。流感伴有一系列糟糕的症状。除高热之外，人还会极度疲惫、虚弱，头痛得无法认真思考和阅读，咽痛并伴有剧烈咳嗽。这还不算，再往后，全身都开始痛，这疼痛感就好像是从四肢的肌肉而来。这些症状也可能由其他感染导致，严格说并不为流感所独有，这样一来就很难鉴别，有时连医生也无法诊断。

日常里，有人会说鼻涕的颜色可以判断是哪种感染，是普通感冒

---

* 你看，有些人会在这种时候激动地告诉你他们从来不生病，甚至你都没问他；要不就是说他们已经好些年没病了因为什么什么（一些奇奇怪怪的原因）。放心：每个人都会生病。可能是普通感冒很轻微，于是他们没感觉，或者是因为人会选择性地记得感觉良好的时候。对于这种剖白，你只用礼貌地点点头，再换个话题就好了。

还是流感，但这种说法不对：颜色只能反映鼻内炎症的严重程度，不能判断病因。颜色越黄，说明牺牲的中性粒细胞越多。

好好想一想：你每擤一次鼻涕，喷出的不光是几千到几百万病毒或细菌，还有许多英勇杀敌并牺牲的免疫细胞。鼻涕擤到纸巾上的时候，里面可能有还活着的中性粒细胞。它们的命运太可悲了，就像被射入太空的宇航员。它们拼尽全力为你而战，最后却和敌人一起被抛弃，扔进垃圾桶。要是细胞有意识的话，这种死法也太惨了。

当你在周六早上一顿抱怨，仍然不死心地想要好好过个周末之后，甲型流感显现了真正的威力。你感觉越来越难受，发热、乏力，所有症状都加重了。你真的病了，不能再不管。你爬回床上躺着，别无选择，只有扛过去，除了依靠免疫系统尽职工作之外更无他法。你烧得昏昏沉沉、就要睡过去的时候，心里还在想，也好，起码有一两个星期不用上班了。

感染甲流病毒三天之内，病毒的复制会达到最高峰，而此时先天性免疫系统也在奋力擒敌杀敌。这时，大部分病毒仍然安稳地躲在细胞里，偷偷摸摸地搞寄生的勾当。要是一直这样，病毒不可能被消灭，感染也没法解决。病毒大部分时候都待在被感染的细胞里，所以，要趁病毒在细胞间传播的时候抓住它，简直太难了。假如免疫系统只能在病毒跑到细胞外时才能对付它，那病毒就几乎不可战胜，人类恐怕也活不到现在。

要消灭大量病毒，最好的办法是杀死感染的细胞，这样同时就消灭了里面的病毒。我们可以好好想想，这是何等大事。免疫系统需要有能力杀死自体细胞，即有权置你于死地。可以想见，免疫系统拥有多么危险的能力，又负有多么重大的责任：只需想一下，要是免疫细胞出了错，决定杀死正常的组织和器官，会怎么样。事实上，的确有这种情况，每天都有几百万人正遭受着自身免疫性疾病的折磨，后面我们会详细介绍。那么，免疫系统是怎样做到既杀死感染细胞，又不造成巨大破坏的呢？

30 细胞之窗

在"闻出生命的基本构件"一章中我们讲到，凭借能识别不同敌人分子形状的 Toll 样受体，细胞能从周围环境中闻出敌人及其排泄物。这样一来，免疫细胞就能发现敌人，干净利落地消灭他们。尽管这种机制非常有效，但仍有很大盲区，那就是被感染细胞的内部，或者"堕落"的异常细胞的内部。

判断该不该杀死体细胞的能力，不仅与病毒感染有关。有些细菌，如结核分枝杆菌，也可以侵入细胞内部，躲过免疫系统，从内部瓦解细胞。还有癌细胞：表面看上去没有异常，实际上内部已然坏掉。这些感染细胞或异常细胞必须被揪出来、清除掉，免得感染扩散或出现肿瘤，从而造成大规模的破坏。当然还有原生动物这些单细胞"朋友"，如引起昏睡病的锥虫，或是引起疟疾及每年多达 50 万人死亡的疟原虫。

为发现这些堕落的细胞，免疫系统想出了一个非常巧妙的办法，让免疫细胞可以了解其他细胞内部。简而言之就是，免疫细胞会把其他细胞内的东西拿出来看看。等一下，你说什么？这要怎么做到？

为详解这一过程，我们需要简单回顾一下细胞的本质：细胞是复杂的蛋白质机器，必须不停地重建和分解自身内部的结构和部件。细胞里有成百上千万个功用不同的蛋白质，它们共同奏响了生命之歌。

细胞核中的 DNA 是生命之歌的指挥，指挥的手臂就是传递命令、指导蛋白质合成的 mRNA。这些蛋白质不仅仅是细胞的组分，它们还讲述着细胞内的故事。要是可以看到细胞内所有蛋白质的一段切片，就能知道细胞在做什么，在合成什么材料，乐队指挥想要乐队演奏什么音符。当然，也能看到细胞内部是否出了问题：细胞如果在合成病毒蛋白，那很明显就是被病毒感染了；而细胞如果堕落成癌细胞，就会生成错误或异常蛋白。*

免疫细胞不能透过结实的细胞膜来观察细胞内部合成了哪些蛋白，是不是一切正常。但大自然提供了别的办法：让一种起窗口作用的特殊分子，把细胞内部的情况呈现出来。

这种分子有一个复杂拗口的名字，你可能似曾相识：Ⅰ型主要组织相容性复合体（MHC-Ⅰ）。你可能会觉得它和我们前面讲过的 MHC-Ⅱ类分子关系密切。这里免疫学显得格外复杂和烦人：这两种分子都很重要，但有本质差异：Ⅰ类分子是窗口，Ⅱ类分子是呈递抗原的面包。它们名字很像，功能却天差地别。

首先，MHC-Ⅰ类分子也和 MHC-Ⅱ类分子一样，可以呈递抗原。它们的最主要区别在于：只有抗原呈递细胞才有 MHC-Ⅱ类分子，包括树突状细胞、巨噬细胞和 B 细胞——它们都是免疫细胞！别的细胞都不能拥有 MHC-Ⅱ类分子。† 而与之相反，所有含有细胞核的体细胞（那

---

* 你可能会问什么是异常蛋白？举个例子，有些蛋白只有在胚胎期才会生成，这时人还在妈妈的子宫里。这些蛋白中，有些会使胚胎细胞快速生长和分裂，这在生命早期非常重要，但对成年人确属有害。尽管派不上用场，成人细胞的 DNA 中仍然含有合成这些蛋白的指令。像这样的蛋白还有很多，而一旦它们出现在了胚胎之外，就是在告诉免疫系统情况异常。所以这些蛋白其实不是因为它们可以供肿瘤生长而被算作有错误，而是它们的出现肯定意味着异常，指示着健康受到了威胁。

† 现在就举一个例外怎么样？还有一种细胞需要 MHC-Ⅱ类分子：胸腺中的教练细胞，

就不包括红细胞了）都有 MHC-I 类分子。好，那为什么会这样，这种机制又是怎样发挥作用的呢？

我们前面讲过，细胞在不停地分解自身的蛋白，好对分解后的成分进行被回收利用。其中关键在于，在回收蛋白的时候，细胞会随机采集蛋白碎片，转运到细胞膜上，对外部呈现出来。

就像精致的橱窗会精选商店的各种商品来展示那样，MHC-I 类分子也会对外展示那些蛋白。这样一来，外面就能知道细胞内部的情况。为确保展示的都是最新情况，细胞有成千上万个展示窗（MHC-I 类分子），每个窗口大概一天换一个新蛋白。这一切在每个含有细胞核且能合成蛋白质的细胞内都在不断上演。也就是说，细胞会不断地展示其内部情况，让免疫系统知道自己正常。在后面几章中我们会看到，此刻就有免疫细胞在抽查体细胞的橱窗，确保细胞内没有怪事发生。

想想看这种原理多聪明，解决了多少麻烦。比如感染甲型流感时，它就会这样运作：还记得病毒成功入侵细胞后，第一件事就是占领蛋白质合成工厂吗？病毒会利用细胞的产线和资源来合成病毒蛋白，即病毒抗原。部分病毒抗原作为背景噪声，也会被自动采集起来，转运到细胞外面的展示窗，即 MHC-I 类分子上。这样一来，细胞遭到感染的情况且造成感染的元凶就都一目了然了——尽管敌人藏在里面看不到，但其抗原出卖了它们！

细胞不停地借 MHC-I 类分子展示蛋白，于是，感染的细胞就能暴露其内部的情况，哪怕它们并不"知道"自己被感染了。"橱窗展示"是一个自动的过程，作为细胞正常生活的一部分在后台持续进行。当免疫细胞想要确定细胞是否遭到感染时，它就凑过来，透过小"窗口"

因为它们要训练辅助性 T 细胞，确保后者能够正确识别 MHC-II 类分子。

MHC-Ⅰ类分子：细胞之窗

MHC-Ⅰ类分子向外展示从细胞内部随机选取的蛋白，这样外面的免疫系统就能看到病毒感染等异常情况。

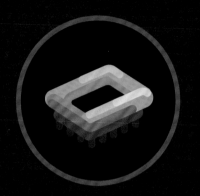

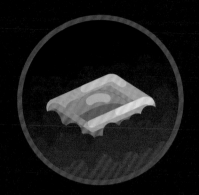

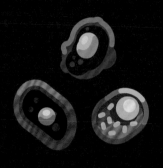

MHC-Ⅰ类分子

展示抗原

体内所有有核细胞表面都有 MHC-Ⅰ类分子

MHC-Ⅱ类分子：热狗面包

MHC-Ⅱ类分子会将抗原呈递给其他免疫细胞，借此激活它们。

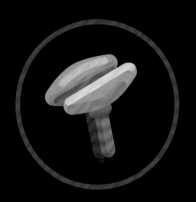

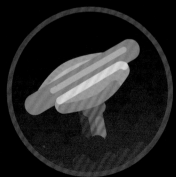

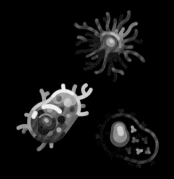

MHC-Ⅱ类分子

呈递抗原

只有树突状细胞、巨噬细胞和B 细胞表面有 MHC-Ⅱ类分子

往里看，给细胞内部拍张快照。一旦它发现窗口内有细胞里不该有的东西，这个受感染的细胞就会被杀死。

不仅如此，MHC-I类分子的数量还是可变的。在干扰素引发的化学战中，重要的事件之一就是受到刺激的细胞会开始生成更多的MHC-I类分子。所以在感染中，干扰素可以让周围的细胞开辟更多的窗口，变得更"坦白"，更多地讲述内部蛋白质的故事，让免疫系统看得更清楚。

MHC-I类分子还有一个特点，就是它们非常体现你的个性。在书的前半本我们已经提过，编码MHC-I类和II类分子的基因是人类最为多样的基因。如果你不是同卵双胞胎之一，那么你的MHC-I类分子很可能只为你所独有。所有的MHC-I类分子在健康人身上都有同样的作用，但组成这些分子的蛋白有成百上千种差异细微的形状，于是，每个人的MHC-I类分子都有些许的不同。

这一点非常重要，但对器官移植来说又很不幸。因为免疫系统可以通过MHC分子识别出慷慨捐献的器官上的细胞不是属于你：不是"自身"，而是"异物"。一旦确定是异物，免疫系统就会发动攻击，杀死移植的器官。而器官移植的本质，也使得这种情况更有可能发生。

用来移植器官必须取自活体，从活体上分离而来。而分离器官，往往要用到锋利的器械。这一套过程很可能会造成小伤口。而体内的伤口会引发什么？对，炎症，而炎症会激活先天性免疫系统。在情况不妙时，适应性免疫系统也会被动员到移植器官周围，并召集更多的免疫细胞检查器官细胞的展示窗，最终会发现移植器官不属于你。

这也是接受器官移植后，病人只得终身服用强效免疫抑制剂的原因。这是为了尽量不让自体免疫细胞发现异体MHC-I类分子并杀死异体细胞。但是这无疑会大大降低病人抗感染的能力。

几亿年前免疫系统演化形成的时候，它完全没想到将来某些猿类会演化成人并且发明现代医学，开始移植器官。偏题了。还是接着讲细胞展示窗口 MHC-Ⅰ类分子吧。让我们来认识一下一种完全依赖 MHC-Ⅰ类分子且威力巨大的免疫细胞。它是适应性免疫系统的杀手，是对抗病毒的强有力武器之一。它就是职业杀手"杀伤性 T 细胞"。

31 专业杀手：杀伤性 T 细胞

杀伤性 T 细胞和辅助性 T 细胞都由成熟的 T 细胞分化而来，但职能不同。如果说辅助性 T 细胞是擅长做决策的规划者，那杀伤性 T 细胞就是一边狞笑着一边用锤子锤击敌人的暴徒。"杀伤性"这个名字非常适合它：它是毫不留情的杀手，又快又狠。

在 T 细胞中，杀伤性 T 细胞占 40%。和辅助性 T 细胞一样，它们也可以有几十亿种独特的受体，用来识别各种可能的抗原。在进入循环之前，它们也要在胸腺这所杀手大学中通过测试。

就和辅助性 T 细胞需要"热狗面包"（MHC-Ⅱ类分子）才能识别抗原一样，杀伤性 T 细胞要靠细胞的"橱窗"（MHC-Ⅰ类分子）来激活。

那么在甲型流感中，这个过程是怎样的呢？

回顾一下战场，大量病毒已经杀死了几十万正常细胞。树突状细胞从漂在战场的残骸和病毒中取样，把它们分解成抗原，夹在热狗MHC-Ⅱ类分子中呈递出去。但这只能激活辅助性 T 细胞，对杀伤性 T 细胞没有用处。这个地方有点复杂，因为关于确切的机制还有很多问题悬而未决，不过这些细节在这里不太重要。

你只需知道树突状细胞能够做"交叉呈递"就行了，就是，它哪怕自己没有被病毒感染，也能采集病毒抗原，并在 MHC-Ⅰ类分子的橱

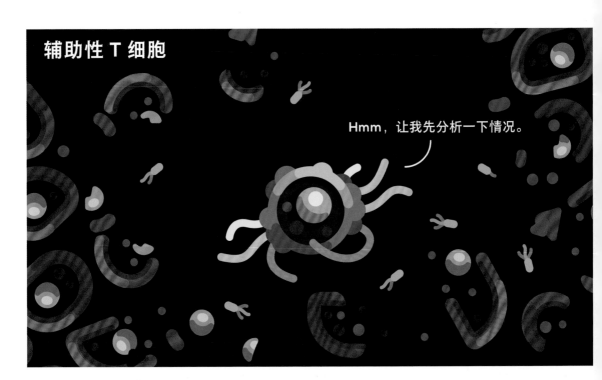

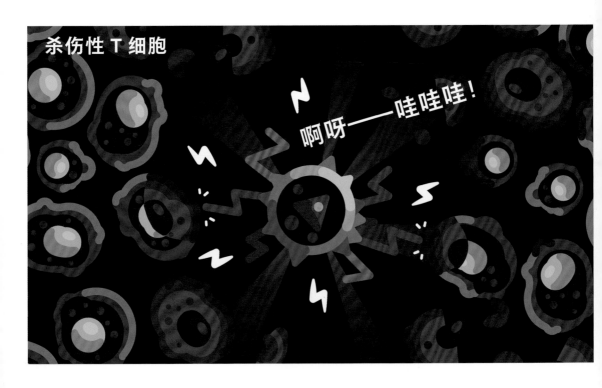

交叉呈递

树突状细胞可以用两种 MHC 分子呈递抗原，这样它就可以同时激活辅助性 T 细胞和杀伤性 T 细胞。

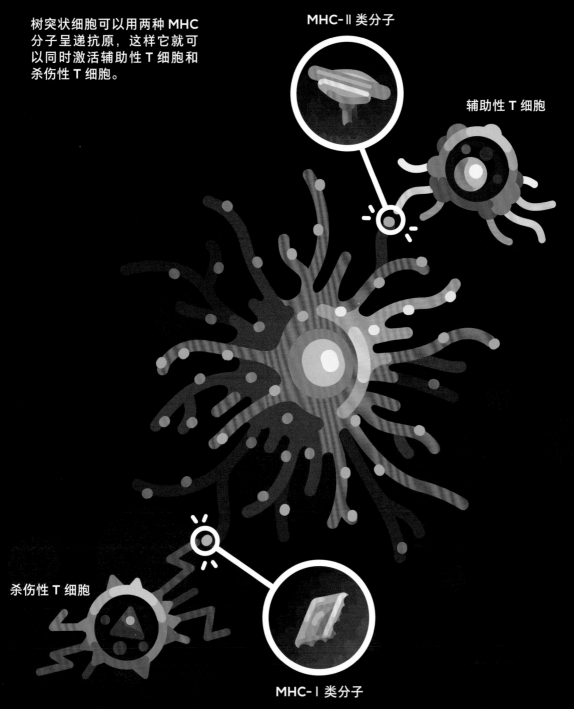

MHC-Ⅱ类分子

辅助性 T 细胞

杀伤性 T 细胞

MHC-Ⅰ类分子

窗中展示出来。因此，通过把抗原夹在面包中并展示在橱窗里，树突状细胞可以同时激活辅助性 T 细胞和杀伤性 T 细胞。*

你也可以想一下，杀伤性 T 细胞是怎样活化的。现在，树突状细胞上覆盖着好好夹在面包中的敌人残骸抗原，也覆盖着展示窗中呈现的病毒抗原，它们就这样来到淋巴结，并前往 T 细胞约会区，在这里寻找能识别展示窗中病毒抗原的处女型杀伤性 T 细胞。

这些树突状细胞满载着病毒感染的战场快照，能呼叫三类增援：它们可以激活能杀死感染细胞的杀伤性 T 细胞，能协助战斗的辅助性 T 细胞，以及能激活 B 细胞生成抗体的辅助性 T 细胞。这一切靠的都是一个树突状细胞，它带来了适应性免疫系统渴求的各种情报和抗原。

树突状细胞的这些作用很重要，还有一个原因：杀伤性 T 细胞要真正苏醒，还需要另外一个信号。你可以想到，杀伤性 T 细胞非常危险，绝不能意外活化。和 B 细胞类似，它们也要满足双重认证，才能完全活化。单纯被树突状细胞激活的 T 细胞只能少量地自我克隆，它们也能作战，但动作迟缓，而且很快就会凋亡。

第二个激活信号要来自辅助性 T 细胞。这和激活 B 细胞的双重认证很像：要真正激活适应性免疫系统最强大的武器，需要先天性和适应性免疫系统达成一致，需要两者的共同许可。

辅助性 T 细胞只有先被树突状细胞激活，才能接着去二次激活杀伤性 T 细胞，才能真正发挥它的所有潜力。完全活化的杀伤性 T 细胞

---

* 树突状细胞激活杀伤性 T 细胞的另一个途径是它本身直接被病毒感染。就和普通细胞一样，树突状细胞也会用自己的 MHC-I 类分子展示病毒抗原，告诉适应性免疫系统："瞧，这就是感染细胞的病原体，我已经中招了，快点派专门对付它们的特殊部队过来。"为了增加这种可能，树突状细胞在觉察到病毒触发了身体的化学战后，会生成更多的展示窗，让自己的内部情况暴露得格外清楚。

会快速增殖，产生大量的克隆，大家一起上阵杀敌。

从茶歇间感染了流感大约十天之后，你还是病得很重。免疫系统一直在战斗，但这个过程也让你很难受，而感染仍在走强。这时，杀伤性 T 细胞终于抵达了被感染的肺部。它们夹杂在巨噬细胞和死去的普通细胞当中，缓慢而小心地移动着，一个个地扫描细胞，看它们是否被感染。可以说，杀伤性 T 细胞对普通细胞做的是"脸贴脸"的近距离检查，它们透过普通细胞"脸上"的一个个展示窗，仔细扫描后者内部的情况。如果没有发现自己的 T 细胞受体可以结合的抗原，它们就不会采取任何行动，而是继续检查后面的细胞。

而一旦发现某个细胞的展示窗中有病毒抗原，杀伤性 T 细胞就会马上给这个细胞下达一道特殊指令："自行了断吧，干净利落点。"拟人化地来说就是，在这个过程中，杀伤性 T 细胞平静庄严，没有发火，没有动怒。感染的细胞必须死，这改变不了——得体的死亡有重要的意义。这是对抗病毒感染的关键一环：

感染细胞怎样死很重要。假如 T 细胞也像中性粒细胞那样，四处投放化学武器，周围的细胞就会被撕开并且破裂，散落出内容物及内部构件，引起严重的炎症反应；而感染细胞内一直在合成的病毒，也都会被释放出来。

所以杀伤性 T 细胞不会这样做，而只是在感染细胞上扎一个洞，传递死亡信号，下达特殊命令：凋亡，就是我们前面提过的细胞有序死亡。这样，病毒微粒仍然完好地包裹在死细胞之内，不会造成进一步破坏，直到路过的巨噬细胞把死细胞的遗体吃掉。这个办法很有效，随着成千上万的杀伤性 T 细胞在战场上游走，检查每个细胞是否感染，病毒的数量也就急剧下降。这个过程叫"连环杀"。免疫学家真的把 T 细胞叫"连环杀手"，这名字可是取得很好，该表扬的时候就要表扬。

连环杀

1. 杀伤性 T 细胞扫描上皮细胞的 MHC-Ⅰ
   类分子受体。

2. 一旦在上皮细胞展示窗中发现病毒抗原，
   杀伤性 T 细胞就会命令这些细胞自杀。

3. 细胞启动程序性死亡（凋亡），分解成一
   个个小"包裹"，把病毒微粒裹在里面。

4. 巨噬细胞会吃掉含有病毒的细胞残骸。

成百上千万的病毒，还没来得及感染更多细胞，就这样被消灭了。但同时也有几十万受感染的平民细胞听从命令，自行了断。免疫系统是不会退缩的，它只做该做的事。

可惜，这套机制有一个很大的漏洞：病毒们可不笨，它们有办法破坏细胞的展示窗，从而让自己不被杀伤性 T 细胞和免疫系统发现。许多病毒会抑制受感染的细胞生成 MHC-I 类分子，能卓有成效地让这种免疫策略失效。

那这样的话，人类是不是就完了？

当然不是，因为即便如此，聪明的免疫系统仍有对策。

就让我们来认识一下"自然杀伤细胞"（NK 细胞）吧，它名字取得真是一流。*

---

* "自然杀伤"（natural killer）又可译为"天生杀手"，所以作者有此赞叹。——编注

32　天生杀手

"天生杀手"自然杀伤细胞很可怕。

它们与T细胞有亲缘，但发育成熟后会脱离T细胞家族，加入先天性免疫系统。你可以把它想象成这样的年轻人：他们的家族世代都是战斗机飞行员，但他们要违背传统去加入地面部队；他们不想继承家族志业，加入地位更高的空军，反而特意去能直面敌人的残酷战场寻求自我实现。

自然杀伤细胞相当低调，但却是拥有正式"杀人执照"的少数细胞之一。某种意义上，你可以把它看成幅员辽阔的免疫帝国的检察官。它总在搜寻腐化堕落的迹象，同时充当法官、陪审团和行刑人的角色。简而言之，它要找两种敌人：被病毒感染的细胞和癌变的细胞。

它的招数也很巧妙。

自然杀伤细胞不看细胞内部的情况。就算它想也做不到：它无法透过细胞的展示窗（MHC-Ⅰ类分子）去看里面发生了什么。相反，它们这样做：检查细胞有没有MHC-Ⅰ类分子。仅此而已。这种办法是专为反制病毒和癌细胞对抗免疫系统的绝招而设的。为掩盖细胞的内部情况，感染的或异常的细胞不会生成MHC-Ⅰ类受体。许多病毒感染细胞后，一项侵占策略就是阻止细胞生成MHC-Ⅰ，而许多癌细胞也会停止生成

MHC-Ⅰ类分子，这样它们就不会被我们讲的抗病毒免疫应答发现。

突然间，适应性免疫系统就对这些细胞完全没了威胁。没有了展示窗，感染细胞的内部漆黑一片，无法探查。想一想，你会发现，这个办法很棒：病毒或者癌细胞只需阻止一类分子的生成，就能让强大的免疫武器失效。

所以，自然杀伤细胞只检查一点：细胞有没有展示窗？有？"太好了，请您继续保持。"没有？"请马上自裁！"这样就行了。自然杀伤细胞专门搜寻那些不分享内部信息的细胞，弥补了免疫系统的致命漏洞。这一原理虽然简单，但效果强大。

别的免疫细胞都是寻找异常的、非自身的东西是否存在，而自然杀伤细胞却是找正常的、自身的东西是否缺失。这叫"自我缺失"假说。

和这个方法本身一样有趣的，还有它的运作机制：自然杀伤细胞会时刻待命——它接近体细胞时，是带着"杀意"的。为防止误杀正常细胞，它们有特殊的受体来抑制自己的冲动。这种受体可以识别细胞释放的阻止信号——就是细胞的展示窗 MHC-Ⅰ类分子，它能和这种受体很好地结合。

当自然杀伤细胞检查细胞是否感染或癌变、有没有健康的细胞应该拥有的大量 MHC-Ⅰ类分子时，抑制受体就会被激活，让自然杀伤细胞冷静下来。如果体细胞没有足够的 MHC-Ⅰ类分子，没有冷静信号，那自然杀伤细胞就会大开杀戒。

这里的"杀"是指自然杀伤细胞会命令受感染的细胞自行凋亡，即有序死亡，把病毒颗粒困在死细胞之内。自然杀伤细胞有点像神经质的特工，它们在城里巡逻，随机盘问路过的平民。他们不打招呼，而是直接拿枪指着你的头。假如你没有很快出示身份证，他们就会把塑料袋套在你头上，照头就是一枪。

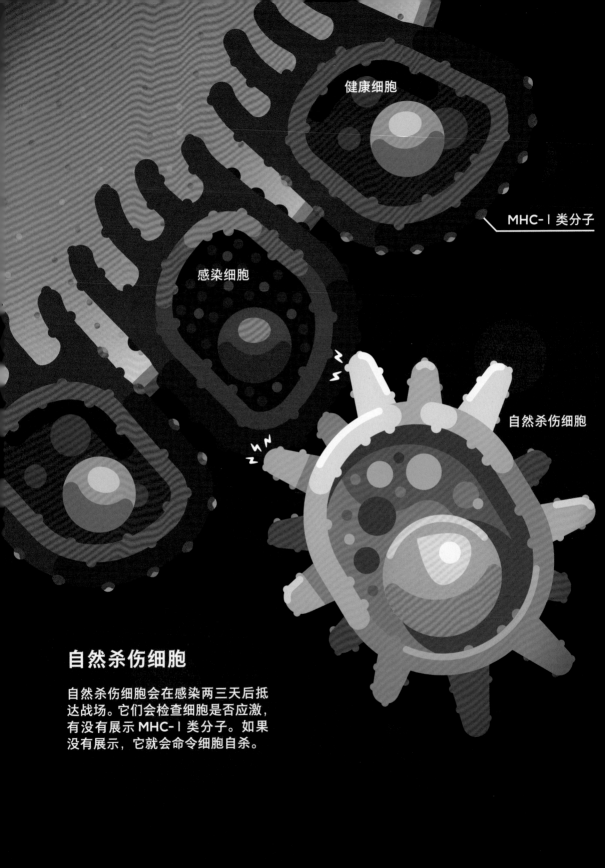

健康细胞

MHC-Ⅰ类分子

感染细胞

自然杀伤细胞

自然杀伤细胞

自然杀伤细胞会在感染两三天后抵达战场。它们会检查细胞是否应激，有没有展示 MHC-Ⅰ类分子。如果没有展示，它就会命令细胞自杀。

它们简直太恐怖了。

那，这是不是意味着，如果敌人没有隐藏 MHC-I 类分子，自然杀伤细胞就没用了呢？完全不是，情况比这复杂，但最重要的是展示窗。自然杀伤细胞会寻找压力所在，寻找健康不佳的细胞。而且，它不是只在感染时才会检查细胞，就在此时此刻，身体中就有成百上千万的自然杀伤细胞在巡逻，检查细胞有没有压力和恶变迹象，有没有行将或已然癌变的细胞。

细胞有不少办法让外界知道它过得好不好，是不是一切顺利。它会用一些细微的方式来展示自己的内部状态，这些方式没有直接求助那么明显，不像展示窗那么一目了然。

比如，你的一个朋友遇到了困难，还没打算告诉别人，可你发现她不怎么笑了，或是一副心事重重的样子，听到好消息也没有你想得那么兴奋。因为非常了解她，你会注意到这些信号，私下里问她是不是发生了什么事，有没有什么你可以帮忙。

某种意义上，自然杀伤细胞也可以这样对待体细胞。细胞如果有很大的压力——这里是指由成百上千万的蛋白质构成的复杂的细胞工作机制受到了干扰，比如病毒扰乱了蛋白的合成、细胞正在癌变或是没有正常运转——就会在细胞膜上表达一定的压力信号。

这些压力信号的细节不重要，你可以把它们想成朋友的脸色越发忧郁。压力越大，忧愁越多，脸上的皱纹也就越多。自然杀伤细胞可以发现这些压力信号，也能把体细胞叫到一边好好和它谈谈。只不过自然杀伤细胞不会像你一样直接问发生了什么，有什么能帮忙。要是发现了太多的压力信号，自然杀伤细胞会把已经承受不住的可怜细胞直接爆头。要是有人形自然杀伤细胞的话，在他们身边你一定要多笑！

自然杀伤细胞的作用还不止这些呢！还记得 IgG，这种有不同口味的全能抗体吗？自然杀伤细胞还可以和 IgG 相互作用！

身体患上甲流后，它们会珠联璧合地合作！还记得病毒会从感染细胞上出芽，并带走部分细胞膜吗？这个过程需要花一些时间，不会马上完成，于是 IgG 抗体就有足够的时间在病毒完全脱离前抓牢它。而自然杀伤细胞可以在病毒颗粒脱离前和这些抗体结合，下令让感染的细胞凋亡。

面对自然杀伤细胞，感染细胞无处可逃。[*]

好，现在我们已经认识了病毒防御部队的所有主要成员，让我们把它们全部召集在一起吧！

---

* 当然，除非它们是红细胞。就像我们前面说的，红细胞是人体内唯一没有 MHC-I 类分子、没有展示窗的细胞。得疟疾就是这样——疟原虫感染的就是红细胞，而自然杀伤细胞无法针对这些细胞来检查展示窗是否存在（因为本来就没有），必须另寻他法来对付感染。

33　如何清除病毒感染

上次我们离开战场的时候，情况正在变得越发可怖。百万千万的细胞纷纷死去，先天性免疫系统正在绝望而徒劳地力图遏制感染的迅速扩散。大量的化学信号奔涌在体内，请求调高体温，让你烧得浑身发烫，好令免疫系统加速运转，更努力地战斗。*

各种系统都被激活了，产生更多黏液，也让你剧烈咳嗽，这个过程把几百万的病毒微粒排出了体外，但同时也让你也有了很强的传染性。大量的化学武器、细胞因子和已死或垂死的细胞让你筋疲力尽，造成各种不适。

不过这一切只是为了拖延时间。

自然杀伤细胞需要两三天才能抵达战场，开始为拼命奋战的免疫细胞分担重任。它们盖满组织表面，杀死感染的上皮细胞，特别是被甲流病毒操控、不再显示 MHC-Ⅰ类分子"橱窗"的那些上皮细胞，同时也攻击其他细胞。它们会让更多奄奄一息的感染细胞死个痛快，在结束它们的苦痛之余，也防止它们造成进一步破坏。

---

*　烧到40℃就很危险了，必须马上看医生。体温达到42℃时，大脑会开始损伤；不过这种情况很罕见，生病很少会烧到这么高，因为人体自身会阻止体温升得太厉害。

自然杀伤细胞的到来明显增强了战场上的防御力量，大大降低了感染细胞的数量。但哪怕是这些冷酷无情的杀手，也不足以终结感染。它们也只是在拖延时间，虽然成效比巨噬细胞、单核细胞和中性粒细胞大得多。

战斗过程中，成千上万的树突状细胞在战场上取样，它们俘获病毒，再将其撕成碎片，放入自己的 MHC-Ⅰ类分子（及 MHC-Ⅱ类分子）中。树突状细胞会一路来到淋巴结，激活杀伤性 T 细胞和辅助性 T 细胞，辅助性 T 细胞继而再激活 B 细胞去生成抗体。

现在，在你一头倒在床上一个星期后，重型武器终于来了。

成千上万的杀伤性 T 细胞，装备着能识别甲流病毒的受体，涌入肺部。它们一个个地检查细胞，热情地拥抱后者，从细胞的 MHC-Ⅰ展示窗仔细地往里面看，倾听细胞讲述内部蛋白质的故事。一旦发现病毒抗原，它们就会下令让感染细胞自尽。巨噬细胞则加班加点地吃光死去的朋友和敌人。

千百万的抗体也赶到战场，清除细胞外的病毒，不让它们感染更多的细胞。在 B 细胞和 T 细胞的神奇共舞之下，免疫细胞生成了多种类型的抗体，从方方面面攻击病毒。

病毒表面有和上皮细胞结合的结构，而中和抗体会和这类结构牢牢结合，从而让病毒失去攻击性。病毒被数十抗体覆盖后，就不能侵入细胞，而会变成一团没功能也没有危害的遗传编码和蛋白质，最后还是会被巨噬细胞清除掉。

其他的抗体则可能有非常专门的作用，会以各种有趣的方式阻挡病毒。比如有一种名叫"病毒神经氨酸酶"的病毒蛋白，它能让新合成的病毒从感染细胞中释放出来。我们前面讲过，甲流病毒会用出芽的方式脱离感染细胞，带走部分细胞膜。在这一过程中，抗体能与病

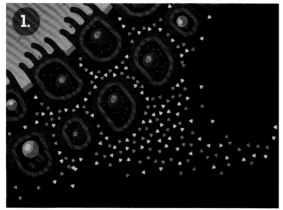

呼吸道黏膜被病毒感染。病毒会成百万倍地增殖。被感染的上皮细胞释放干扰素，拉响警报。

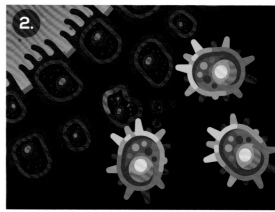

两三天后，自然杀伤细胞抵达战场，开始消灭感染、受损的细胞。

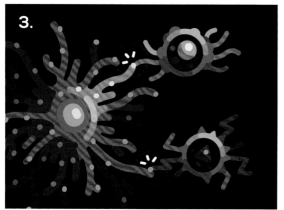

树突状细胞对战场进行取样，再去到淋巴结，激活杀伤性 T 细胞和辅助性 T 细胞。

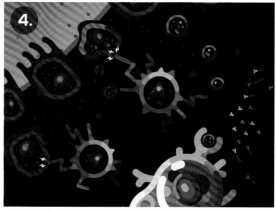

活化的杀伤性 T 细胞开赴肺部，命令感染细胞自杀，巨噬细胞再清除尸体。

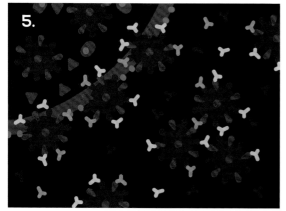

活化的 B 细胞释放百万级的抗体，把病毒粘在一起，阻止病毒进入其他细胞，或是把病毒困在受感染的宿主细胞的细胞膜上。

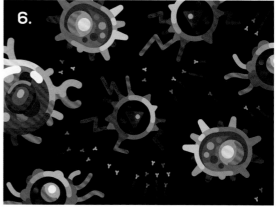

免疫系统赢得了战役，消灭了大部分病毒。现在是时候再次关闭免疫系统了，以防它造成严重的破坏。

毒神经氨酸酶结合，从而阻断出芽过程，于是新合成的病毒就会大量黏附在感染细胞的表面，无法与之脱离并感染新的细胞：这些病毒就像苍蝇被粘在了粘蝇板上。

抗体和杀伤性 T 细胞的联手果然奏效，肺部的病毒迅速溃败。接下来的几天，免疫系统各部分携手并进，清除了大部分感染，并开始充分打扫战场。战争似乎已经结束——不过情况并非如此。

与前面的细菌感染故事相比，病毒感染引起的免疫应答是颇为不同的：它波及全身，牵涉更多的系统、器官和组织，感染也更凶险。当你躺在床上、浑身难受的时候，可别忘了，大部分不舒服的症状都是你的免疫系统为清除感染而造成的。如果任其随意使用这些反制手段，免疫系统会对身体造成严重损害，甚至比甲流病毒的危害大得多。

因此，身体必须还要能下调免疫应答，使其强度得当，一旦不再需要就马上关闭，恢复内部"稳态"。

题外话　为什么没有更好的抗病毒药？

你可能想过一个问题，特别是在目前 COVID-19 全球大流行的背景之下：为什么我们没有有效的抗病毒药？我们有那么多可以治疗鼠疫、尿路感染、败血症等大多数细菌感染的抗生素，为什么就没有治疗流感、普通感冒或新型冠状病毒的特效药？问题根本上在于：病毒和人体细胞太像了。等一下，这是什么意思？我不是说单个病毒本身像人体细胞，而是说病毒可以模仿细胞或是与细胞结合。

现时代，我们已经习惯了"用药治病"这一观念。在发达国家，人们已经基本摆脱了严重的感染性疾病，因此没有抗病毒感染的特效药，这一情况让人有点难以接受。那为什么没有呢？我们应该从细菌这种生物讲起，很久很久以前，它们就和人类踏上了不同的演化之路。

借此机会，我们介绍一下抗生素的机理。就像从众神那里盗取火种交给人类的普罗米修斯一样，科学家们也从自然界"盗来"了抗生素，并开始培养。在自然界中，抗生素一般是微生物生成的、用来杀伤其他微生物的化合物。它们就像是微观世界中的武器。最早取得成功的抗生素"青霉素"由"产红青霉"生成，它可以阻止细菌生成细胞壁。细菌在生长、分裂的过程中要形成更多的细胞壁，而青霉素的形状可以干扰这个形成过程，抑制细菌的繁殖。用青霉素治疗细菌感染很安全，因为人体细胞没有细胞壁，只有细胞膜，它和细胞壁完全不同，所以青霉素不会对人体细胞有任何影响。

你可能还听说过"四环素"，它来自"金色链霉菌"，通过抑制细菌的蛋白质合成而发挥抗菌作用。回想一下蛋白质的生产过程，你可能会想起名为"核糖体"的细胞器。核糖体是利用 mRNA 的信息来合成蛋白质的结构，因此对人类细胞和细菌的生存都很重要：没有新蛋白的合成，细胞就会死亡。人类和细菌二者的核糖体尽管功能基本一样，但形状不同，因此四环素能抑制细菌核糖体，而不影响人体细胞。*

简而言之，细菌细胞和人体细胞非常不同。它们赖以存活的蛋白质不同，生成的细胞壁等特殊结构也不为人体所有，繁殖方式也不同。其中一些差异给了我们攻击和消灭细菌的大好机会。基本上，有效的药物要具有这样的分子：它可以和病原体拥有的特定形状结合（与受体结合抗原不无相似之处），而这种形状又是人体没有的。原则上，这

---

* 例外又来了！其实人体所有细胞中都有类似细菌核糖体的结构。还记得细胞的能量工厂线粒体吧，它们曾是远古细菌。因为线粒体保留了细菌的核糖体，所以四环素会扰乱它的功能，这可不太妙，会带来糟糕的副作用。这也是我们要研发不同种类抗生素的原因之一。

就是许多药物、特别是抗生素的工作机制，它们专门攻击细菌那些和人体细胞不同的构型。

"好啊，这些我明白，这和我们为什么没有抗病毒的特效药，关系很大吗？"嗯，关系很大。其实我们有几千种对付病毒感染的药物，但问题是，这些药大部分都很危险，甚至会致人死亡。许多药不到万不得已不能用，只有在病人命悬一线的情况下才能用。

再想一想病毒的本性。我们可以在两个地方攻击病毒：体细胞外，或是体细胞内。要在细胞外攻击病毒，就要攻击那些能和体细胞受体结合的病毒蛋白。而这种方法最大、最突出的问题，就是能够抑制病毒蛋白的药物，也会跟人体的许多部分结合。因为病毒要和体细胞受体结合，就必须伪装成人体的一部分，这一部分还要具备某种关键功能。要是我们针对某类能结合这种体细胞受体的病毒来开发药物，那么，这种药物就很可能攻击所有能结合该受体的人体蛋白。要在细胞内攻击病毒，道理也是这样——我们无法生产扰乱病毒各新陈代谢环节的药，比如对付核糖体的药。因为病毒利用的就是人类的核糖体。好讨厌，但病毒太像人了，因为它就是利用人体的结构来自我复制的。

34 关闭免疫应答

在被流感狠狠击倒大概一星期后，早上醒来时，你感觉自己好多了：没完全好，但已经好一些了。体温下降了，也有了胃口，总的来说恢复了不少。接下来的几天里，你的任务就是好好休息，让免疫系统清扫战场，再自行平息下来，你就享受最后几天生病的时光，主要就是看看电视，再被越来越烦你的家人好好照顾。

免疫应答的"平息"过程和激活一样重要。活跃的免疫系统会造成附带损害，消耗大量能量，因此越早消停越好。不过话说回来，要是免疫系统停战太早，这时病症还没有败北，病原体还有机会死灰复燃、击溃撤退中的免疫部队，那又该有多危险？

因此，关闭免疫应答，要选在非常合适的时机，这可是说着容易做来难。毕竟有数以亿计的活化免疫细胞参与了战斗，而它们既无管理中心，也无思想意识。就和激活过程一样，免疫系统要靠自身的力量来结束防御行动。

免疫系统的激活，一般是从它接触到细菌这样的入侵者，或是死亡细胞内容物这样的危险信号开始的。比如，发现敌人时，巨噬细胞就会活化，释放出细胞因子，这些因子再召集起中性粒细胞，引发炎症。而中性粒细胞自身会释放更多细胞因子，引发更广泛的炎症并再次激活巨噬细胞，让它们继续战斗。补体蛋白也从血液中源源不断地涌向感染部位，攻击、"调理"病原体，协助免疫细胞吞噬敌人。

树突状细胞对敌人进行取样，再一路来到淋巴结，激活辅助性或（和）杀伤性 T 细胞。辅助性 T 细胞进一步激活先天性免疫细胞，让它们继续战斗，引发更广泛的炎症。杀伤性 T 细胞在自然杀伤细胞的帮助下，开始消灭感染的普通细胞。同时，活化的 B 细胞化身为浆细胞，释放出千百万的抗体，涌向战场，中和、打击病原体，让它们更容易被清除。这就是"简而言之"的免疫应答过程。

随着越来越多的敌人被消灭，敌人的数量大大减少，战场上的细胞因子也释放得越来越少，因为被战事激活的免疫细胞也更少了。

这意味着，在前一批战士相继死去或停止战斗时，不再有新的战士集结过来。引起炎症的细胞因子很快就会耗尽，而没有新的活化免疫细胞不停释放细胞因子，炎症反应自然就会消退，补体系统也会慢慢消停下来。

来自战场的信号越来越少，新发的 T 细胞活化过程也就越来越慢，进而完全停止，而已经活化的 T 细胞活动得越久，也会越难被刺激到，直至大多数 T 细胞都自行赴死。

整个免疫系统都需要刺激才能持续运行，因此，一旦激活链条停止，免疫应答就会逐渐平息下来。

许多免疫细胞为清除感染、守护健康而英勇捐躯，最后，它们的尸体会由巨噬细胞吞噬和清理掉。因此，免疫系统在赢得胜利的同时，就已经开始关停自身了，无需任何中心规划。

当然，这其中也有意外，因为人体有一类细胞，能主动关闭免疫防御机制，下调免疫应答，这就是"调节性 T 细胞"。它们只占 T 细胞总数的 5%，某种意义上可说是"反向辅助性 T 细胞"。

比如，调节性 T 细胞可以下调树突状细胞激活适应性免疫系统的能力，或是抑制辅助性 T 细胞从而减少其增殖。它们可以让杀伤性 T 细胞变得不那么凶恶，阻止炎症反应，让炎症更快消退。简而言之，它们可以终止免疫反应，或是干脆防止免疫系统被激活。

在肠道中，调节性 T 细胞尤为重要。想一想，这非常合理，肠道不就是有人体所需的共生细菌生活其中的长管状大都市吗？肠道免疫系统如果不受任何约束，会严重危害健康，会引发持续的炎症和免疫战争，而调节性 T 细胞可以维持和平。不过，它们的首要任务可能是抑制自身免疫性疾病，防止免疫细胞攻击自身细胞。

人们对免疫系统还有不少地方不了解，调节性 T 细胞就是其中之一。在本书中，我们会尽量把内容讲得清楚明白，描述出系统、有序的免疫反应过程。可惜，有些内容很难以这种方式讲述，调节性 T 细胞就是这样。我们不会再深入更多细节，因为调节性 T 细胞很复杂，还有许多没有研究清楚的地方。

好，我们现在知道了免疫应答是怎样被激活的，它会怎样清除感染，又怎样在战斗结束后平息下来。不过，我们还有很重要的一部分没有讲：人体的长效保护机制，也就是"免疫力"。为什么很多病你得过一次就不会再得？对某种病"免疫"，又是什么意思？

35　免疫系统是怎样牢记敌人的

想想前面的甲型流感。它侵入肺脏这一重要器官，造成千百万细胞的死亡，害你卧床两周。即使在现代社会，我们对抗此类感染的代价依然惨重，事实上，每年都有多达50万人死于流感。而我们只能想象，对于没有现代文明的庇护，安全住所和食物都成问题的祖先来说，这样的感染会有多危险。身体可实在不想再病这么一次——生病让人脆弱，极端情况下甚至会要命。

记住旧对手，并保持记忆的鲜活，是免疫系统最重要的能力之一。只有靠记忆才能获得免疫力。"免疫"一词的大致意思，就是说你被"免"除了某种"疫"病，不会被同一种病击垮两次（当然也有例外，任何情况都有例外……）。

不过，说人得过某种病并活了下来后，就对这种病有了免疫，这不是新的概念。2500年前，人类历史上第一位现代历史学家修昔底德记载雅典和斯巴达之间的伯罗奔尼撒战争时，就观察到在鼠疫流行期间大病不死的人，后来就对鼠疫免疫了。

没有"免疫记忆"，人就永远不能对任何疾病免疫，想想看，这可是大噩梦。每击退一次严重感染，身体都会变虚弱。生成种种免疫细胞，以及修复这些细胞造成的损伤，都要大量耗能，况且还有病原体本身造成的破坏需要清理。假如人感染了埃博拉、天花、黑死病、COVID-19 或者就是流感等病毒，并幸存了下来，可几星期后又再次感染了……就算是健康的成年人，又能一连承受几次这样的打击？没有免疫力，以城市和大规模人口聚集为特征的现代文明就不可能存在——那样一来，被最危险的病原体一再感染的风险就太高了。

因此，人体有着免疫记忆，而且这种记忆有其生命，或者说是由许多有生命的细胞，即"记忆细胞"组成的，前面我们曾简单介绍过。人体有近 1000 亿记忆细胞，它们分布于全身，专注于记录你的患病经历，此外什么都不做。免疫就意味着身体的一些细胞会记住你付出的艰辛，并且会让你变得更强大，这是不是还有那么点儿诗意？

记忆细胞也是有些病对小孩来说致命、对成人却不构成威胁的主要原因之一：他们小小的身体里还没有足够的记忆细胞，因此轻微的感染也能扩散，进而危及生命。而成人的适应性免疫系统记得成千上万次的侵袭，大可依靠这些鲜活的记忆。同样，随着我们老去，越来越多的记忆细胞也无法像它们年轻时工作得那么出色了，或者说它们都退役了，这也让我们在老年阶段更容易生病。

我们简单复习一下：B 细胞需要双重激活信号才能完全活化。第一个信号来自流过淋巴结的抗原，它可以部分激活 B 细胞。如果这时被激活的辅助性 T 细胞也加进来，提供第二个信号来确认感染很严重，B 细胞就能真正活化，并变成浆细胞，快速大量自我复制，并开始生产抗体。这些都还记得吧，我们再多加一层细节！

B 细胞被 T 细胞激活后，有一部分 B 细胞就会变成各种类型的记忆细胞，成为会在以后的岁月甚至余生中守护你的鲜活记忆。

第一类叫"长寿命浆细胞"，它们会跑进骨髓，而且就像它们这漂亮的名字一样，能活很久。它们不像其他浆细胞吐出尽可能多的抗体，而是舒舒服服地给自己找了个家，住上几个月甚至几年。生活在骨髓中的长寿命浆细胞可以持续生成一定量的抗体。所以它们的全部职责就是保证体液中时刻都有特定的抗体，能对抗一度战胜过的敌人。

敌人要是再次出现，会马上遭到这些抗体的攻击，也就不太有机会再造成真正的威胁。这种方法特别有效，事实上，你的每一滴血液中都有 13000000000000 抗体。13 万亿啊。这份蛋白质记忆中，包含着你一生中战胜的所有疾病。

这还不是全部，还有"记忆 B 细胞"。它们，什么都不干。这些记忆 B 细胞被激活后，也待在淋巴结中，只是休息。在漫长的岁月中，它们就这样待着不动，静静地扫描淋巴液，寻找记忆中的抗原。一旦发现抗原，它们就会突然苏醒，无比严肃地投入工作。它们会快速大量增殖出成千上万份克隆，并无须辅助性 T 细胞激活而化身为浆细胞，并立即开始共同生成百万千万的抗体。

这就是为什么人能对遭遇过的那么多疾病和病原体免疫——记忆 B 细胞可以直接活化，无须经过我们前面讲过的复杂共舞和双重确认。它们是能一下子激活适应性免疫系统的捷径。

记忆 B 细胞之所以一开始就这么厉害，是因为我们在前面"T 细胞和 B 细胞的共舞"一章中讲的受体微调，在它们身上已经完成了。它们已经经历了这个过程，已经非常擅长针对病原体生成完美的抗体。所以敌人要是再次来袭，会遭受杀伤力最强的抗体的攻击。

与之相似，活化后的 T 细胞也会生成记忆细胞，不过有几个主要区别。首先，感染结束后，大约 90% 参与作战的 T 细胞都会凋亡。剩下的 10% 会变成"组织驻留记忆 T 细胞"，成为静默的卫士。这些记忆 T 细胞是沉睡的特工，躺在那里什么都不做，只是静静地等着；一旦发现敌人，它们就会醒来发起攻击，并立即激活周围的免疫细胞。

但这样还不够，这只能保护感染部位而非全身，所以我们还另有"效应记忆 T 细胞"。它们常年在淋巴系统和血液中巡逻，不是为了惹是生非，而只是寻找曾经激活过先辈细胞们的抗原。最后还有"中心记忆 T 细胞"，它们驻扎在淋巴结中，只储存战斗记忆，此外什么都不做；一旦活化，它们可以快速生成大量能立刻发动攻击的效应 T 细胞。

这些听着都还挺简单的（相对来说）。不过记忆细胞的威力确实远超想象。它们杀伤力极强，你要是再次感染相同的病原体，往往都注意不到，哪怕那是很严重、很危险的感染。身体有了相应的记忆细胞，你可能几十年甚至整个余生都对某种病基本免疫。

为什么记忆细胞威力如此巨大？首先，它们数量众多。前面我们讲过，身体为每种可能的敌人都只准备了少量的 B 细胞和 T 细胞。再回想一下我们那个为数百万潜在客人办晚宴的例子。免疫系统这位厨师，努力准备好了数不清的菜品，每种可能的组合都有。每道菜都代表着独一无二的 T 细胞或 B 细胞，它们各自都带有独一无二的受体，针对的是特定的抗原。因此初次遭遇某种感染时，体内可能只有十几个能识别相应抗原的免疫细胞。

这很合理，因为在几十上百亿的 B 细胞和 T 细胞中，绝大部分一辈子都用不上。免疫系统是想为所有的不测都做好准备，不管可能性有多小。一旦出现了带有特定抗原的病原体，免疫系统就会知道这种抗原的存在，也就有理由着力生成大量能攻击此种病原体的特定细胞。

在晚宴的例子中，这就相当于厨师确定了客人喜欢哪些原料和菜品。将来，免疫系统厨师就可以储备这些菜品，等客人再来的时候就能很快给他们上菜。

单纯因为记忆细胞数量众多，同样的病原体再次袭击时，某个记忆细胞早早活化、快速捕获敌人的概率就相当高。这些特性一起，使

1 滴 血

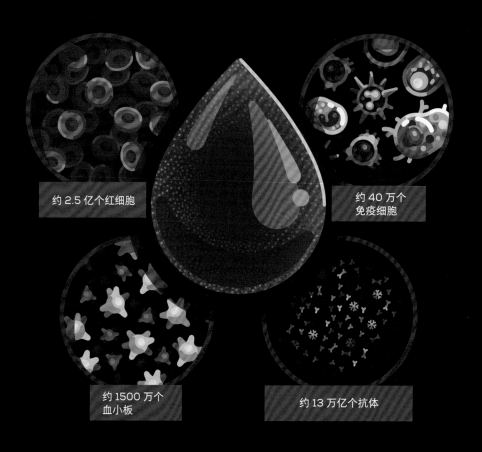

约 2.5 亿个红细胞

约 40 万个
免疫细胞

约 1500 万个
血小板

约 13 万亿个抗体

血液成分

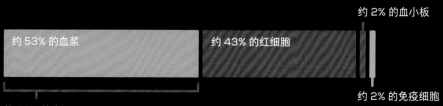

约 2% 的血小板

约 53% 的血浆

约 43% 的红细胞

约 2% 的免疫细胞

约 92% 的水
约 7% 的蛋白质（抗体、补体、白蛋白等等）
约 1% 的营养物质、气体、废物等等

你对曾经得过的绝大多数病有了免疫力，大大提高了存活机会。但是，有些病能破坏免疫记忆，杀死记忆细胞。令人心痛的是，其中有一种病如今又卷土重来，它就是麻疹。

题外话　杀不死你的不一定使你更强大：麻疹和记忆细胞

有些疾病颇受争议，其命运也和反疫苗运动紧密相关，麻疹就是其中之一。本来麻疹即将成为继天花之后第二个被根除（eradicated）的传染病，可是近几年，越来越多的人决定让孩子不要接种针对麻疹病毒的疫苗，让它有了回潮的苗头。

讽刺的是，反疫苗运动主要发生在发达国家，这里的人已经忘记了麻疹依然是多么可怕的疾病。2019 年,全球有超过 20 万人死于麻疹，其中多数是儿童，自 2016 年以来增加了 50%。死亡率的上升令人痛心，这本来是可以避免的，不过，在发达国家总归有较好的医疗条件，在这里得了麻疹，还是大有康复的希望。

未引起足够重视的不但有麻疹本身，还有它的一大后续危害：从麻疹感染中恢复的孩子，患上其他疾病的概率更高，因为麻疹病毒会杀死记忆细胞。觉得有点吓人？这就对了:麻疹病毒可是会大大削弱"获得性免疫"的。现在我们已经学习了免疫系统的所有组成部分，可以来了解一下这一削弱机制了。

麻疹病毒的传染性非常强——比新冠病毒还强得多。和其他许多病毒一样，麻疹病毒会借着咳嗽和打喷嚏形成的飞沫飘散到空气中，并在空气中停留多达两个小时。麻疹患者有很强的传染性，90% 易感者只要接近患者，就会被感染。和麻疹患者同处一节地铁车厢或一间教室，又没有打过疫苗的人，都极有可能被感染。

麻疹病毒最喜欢攻击 T 细胞和 B 细胞，特别是易感的长寿命浆细胞、记忆 B 细胞和记忆 T 细胞。麻疹破坏的是免疫系统真实鲜活的记忆，最严重时会感染百万、千万甚至数十亿免疫细胞。

幸好，免疫系统往往能控制住局面，消灭麻疹病毒。只是感染了麻疹病毒的记忆细胞都死掉了，无法复生。感染前，体内有各种各样的特定抗体，此时，许多抗体都不会再生成了。另外大量游走的效应记忆 T 细胞也死亡了。就好像免疫系统突然得了严重的失忆症。

结果就是，感染麻疹之后，免疫系统就失去了让你对曾经得过的疾病免疫的能力。雪上加霜的是，麻疹感染还会清除掉人体因接种其他疫苗而获得的保护，因为大多数疫苗都会产生记忆细胞。所以，就麻疹而言，杀不死你的让你变得更脆弱，而非更强大了。麻疹会给健康造成不可逆的长期损害，威胁儿童的健康乃至生命。

如果我们放弃对麻疹斗争的主动权，因可预防疾病而死的人数、特别是儿童死亡人数将逐年上升。不过，现在倒是一个好时机来谈谈人类历史上的一大创想了：怎样让人不得病就能获得免疫力。

36 疫苗和人工免疫

如前所述，几千年前人类就发现，人一旦得过某种病，就会对它免疫。不过直到很久之后，这一发现才转化为成果——直到人类开始思考，可不可以故意让健康人轻微感染某种疾病，从而防止严重感染。

在人类发现微观世界，发现细菌或病毒的几百年前，就有人想出了"人痘接种"的方法：尝试针对"天花"（又名"痘疮"）这种危害人类几千年的可怕疾病，人为地诱发免疫力。

在当今世界，我们几乎不会遭遇恐怖的致死性疾病的暴发，所以很难想象在人类史的尺度上，天花就在上一刻还是多么可怕的灾难。高达 30% 的感染者会因此丧生，许多幸存者会因皮肤上留下的大面积疤痕而面目全非，其中有些人还会永久失明。面对这样一种导致家破人亡的疫病，我们的祖先毫无办法。仅在 20 世纪，天花就夺走了 3 亿人的生命，因此，人们迫切地希望能做点什么。

我们不知道人类开始尝试人痘接种的确切年代，但不晚于一千年前的中国北宋时期。其基本想法很直接：从轻度感染者身上取一些痘痂，晾干后研成粉末，再把粉末吹入接受种痘者的鼻孔。要是一切顺利，接种人会染上轻度天花，将来就会对重症天花免疫。

尽管这个过程听起来有点恶心，但在对天花实质上无计可施的年代，这已经是最好的办法，于是很快传遍全球。世界各地的人会用各种方式进行人痘接种，用针刺破或小刀划破皮肤，将天花病人的痘痂或脓液擦入伤口。

不过，人痘接种是有风险的，接种后，有 1% 到 2% 的人会发展成较重的天花，遭受它可能造成的后果。但天花太可怕，发病率又高，因此很长一段时期，许多人都会冒险为自己和家人接种。很久以后，当第一种真正的疫苗问世时，免疫接种的观念已经有了悠久的历史。

疫苗接种史的真正开启，是在人们意识到没必要用真的天花病毒进行人痘接种，而可以用更安全的"牛痘"之时。牛痘是天花病毒的一种变体，它的感染对象你能想到吗——是牛。这是革命性的一步。几年之后，人们就开发出了第一种疫苗，后来更是完全根除了天花。*

在第一种疫苗大获成功后，人们又针对破伤风、麻疹、脊髓灰质炎等各种可怕疾病开发了越来越多的疫苗。

如今，接种疫苗，刺激身体生成记忆细胞，为可能出现的病原体做好准备，这能够抵御一系列危险的感染。不过，生成记忆细胞可一点儿都不简单。就像我们前面说过的，免疫系统非常小心，需要非常特殊的信号才能启动和充分活化。要刺激身体生成能存活数年的记忆细胞，免疫系统须得在双重认证等等一干机制的作用下逐步升级。

为了生产有效的疫苗，我们要安全地引发身体的免疫应答，让免疫系统认为发生了真正的攻击，这样它才会生成记忆细胞；但又不能让人因为疫苗而意外染上这种病。这可比听上去难得多，现在我们有

---

* 这听上去好像简单直接，其实不然。此后，人类还是用了 200 多年的时间在全球推行疫苗接种，才终于战胜了天花。天花是人类最先根除的病原体，但不幸的是至今仍是唯一一种。如今，世界范围内已无天花，只有天花病毒安全地（但愿如此）保存在两个实验室里，一个在美国，一个在俄罗斯。

多种办法让人产生免疫力，有些效果更持久。我们简单看看其中几种。

被动免疫——授人以鱼

想象一下你置身在澳大利亚，这里的人都很和气，说话风趣，但是其他一切基本上都充满恶意，想要置你于死地。*

假设你继续头脑发昏，跟导游去荒野游玩，要领略领略大自然。你欣赏着奇妙的景色，思绪万千，越来越不注意脚下，然后突然之间！一条蛇被你前面同样漫不经心的游客们吓到了。它既生气又紧张，决定在某只吵闹的大猿踩到它之前自我防卫，于是飞速咬了你脚踝一口。

一阵刺痛传来，脚踝很快肿了起来，疼痛难忍，你也用惨叫和咒骂向全世界宣告了此番不幸遭遇。你躺在吉普车的后排，在疼痛中煎熬，而别人对你说，你很走运，医院离得不远。此时你可能不觉得自己走运，但你的确走运了，因为你即将经历神奇的被动免疫过程。

被动免疫就是从其他的幸存者身上获得对某疾病或某病原体的免疫力的过程。我们不可能轻易借用别人的免疫细胞，因为自身免疫系统很快会将其识别为异物，进而攻击并摧毁它们，所以，这里借用的是抗体。在被蛇咬伤、蛇毒入血的情况下，这一过程是怎样进行的呢？

首先，我们还没有讲过，抗体不光能对抗病原体，还能对抗其毒素。在微观世界中，有毒物质其实就是某种分子，它们会扰乱生命的自然过程，或是破坏、溶解一些结构从而造成损伤。抗体可以用它的钳子跟这些分子结合，中和掉这些分子，让它们不再有毒性。

---

*　在澳大利亚被毒蛇咬伤而死的概率其实很低。每年只有约 3000 人会被蛇咬伤，其中平均有 2 例死亡。不过澳洲大陆上的毒物太多了，真实世界的统计数据无法打消我的恐惧。

毒蛇咬上你后，会直接往你体内注入大量有害分子。假如这不是一条能马上夺人性命的剧毒蛇，我们前面提到的免疫过程就会被触发。蛇咬造成的外伤，毒液造成的体细胞死亡，都会触发炎症，激活树突状细胞，最终激活 B 细胞生成针对此种蛇毒的保护性抗体。

想想这有多厉害：免疫系统太强大了，连蛇毒这种自然界最危险的东西都能对付。但事实上，被有毒的动物咬伤非常危险，因为毒素造成的伤害来势极为迅速，而且只会不断恶化，很多时候根本不可能等上一星期让适应性免疫系统完成工作，因为在这之前人都死掉了。

为了瞒天过海，人类开始生产"抗蛇毒血清"，这其实就是经过纯化的抗蛇毒抗体，在人被蛇咬伤时，可以把它注射进伤者体内。

生产此类抗体的过程很奇特：人们从毒蛇身上采集毒液，注射进马或兔子这些哺乳动物体内，毒液的剂量在动物可以耐受的范围内，并且慢慢增加，让动物有机会产生免疫力，也就是说，它们体内会生成大量抗蛇毒的特殊抗体并释放到血液中，从而让它们对蛇毒免疫。人再采集这些动物的血液，把抗体分离出来，去掉动物血液的其他所有组分。好啦，这样就得到了可以给被蛇咬伤的人注射的抗蛇毒血清。你或许也能想到，这个过程不是毫无风险：如果抗体中还残留太多的动物蛋白，免疫系统也会做出反应。不过比起蛇毒的危害，注射抗蛇毒血清的风险通常不值一提，所以条件允许时，一般都会给伤者注射。*

---

* 想不想知道一些有趣但对人很不利的事？我们前面讲了那么多关于蛋白、抗原、免疫系统的知识，那给人注射从其他物种身上提取的抗体，免疫系统怎么会安之若素呢？其实，免疫系统对突然出现在体内的大量马或兔子的蛋白非常不满。所以第一次打抗蛇毒血清效果会很好，但以后再打的话可能就没效了，因为免疫系统会生成针对马或兔子的抗蛇毒抗体的抗体。还是因为人体免疫系统没料到现代医学会如此进步，能想出给马注射蛇毒然后利用马的抗体来治病这样高明的办法。这可以理解，所以我们也不能怪罪免疫系统。

怀孕的时候也会发生被动免疫，某些抗体可以通过胎盘进入胎儿体内，让胎儿获得母体的免疫力。

更有趣的是，婴儿出生以后，大量抗体也会通过母乳传给孩子。

抗体采集也可以直接在人类身上进行，比如名为"静脉注射免疫球蛋白"（IVIG）的疗法，就是从血库的捐献血液中采集抗体、汇集到一起，再把它输给有免疫缺陷、不能自主产生抗体的病人。

被动免疫的缺点是，它的效果只是暂时的。抗体输入人体以后会产生保护作用，可一旦抗体消耗完或是自然代谢掉之后，保护效力就会消失。因此，尽管被动免疫作用很强大，但对大多数人来说并不是产生免疫力的最好选择。

所谓授人以鱼，不如授之以渔。要让人体真正形成免疫力，我们要刺激免疫系统自行形成免疫力。

主动免疫——授人以渔

书看到这里，你应该已经知道主动免疫会做什么了：生成记忆细胞，为特定的病原做好准备。

"自然主动免疫"就是我们前面讲过的，比如得过甲型流感之后就对特定的毒株有了持久的免疫力。不过自然方法有一些缺点，主要是你要得过某种病，才对它有免疫力。所以，解决办法应该说也简单，我们只需要让身体自以为得了病，它就可以对各种疾病免疫了。

当然，说着容易做来难。免疫系统非常小心，需要特殊的信号才能启动并充分活化。为了人工引发身体生成能存活几年的记忆细胞，我们需要真正激活免疫系统，也就是说，免疫系统须得正确地逐步升级，经历双重认证等等一干机制。

所以，我们必须安全且充分地触发免疫应答，同时又避免引发真正的疾病。要实现这个目的有几种不同的方法。

第一种办法基本就是回到人痘接种的最初原理。我们能不能想办法，让人在某种程度上染病，但病得非常非常轻？这就是"减毒活疫苗"的原理：注射真的病原体，但致病性大大减轻。

研究人员会在实验室中，将水痘、麻疹或流行性腮腺炎等病毒的原始病原体改造成减毒版本。这种方法特别适合病毒，因为和细菌不同，病毒这东西非常简单，只有几种基因，生命活动容易控制。活病毒减毒的机理很有趣，其实就是利用了演化。就像狗的祖先曾是高傲、勇猛的狼，但人类驯化了它们，并培育出了哈巴狗、意大利灵缇等犬种。

比如，我们今天的麻疹疫苗，所用病毒是在 20 世纪 50 年代从一个孩子身上分离得到的。研究人员在实验室里用组织样本一代又一代地培养病毒，直到病毒变得可控。这样驯化出的麻疹病毒早已不复当初：它生命力不强，没有什么毒性，只有其野生远亲的形而已。它也可以生长、增殖，但无法引起真正的麻疹暴发，却仍会像真正危险的麻疹感染一样引起强烈的免疫应答。

麻疹疫苗会引起很轻微的症状，如低热，偶尔会引发轻度皮疹，这也和几百、一千年前的人痘接种试验类似。麻疹疫苗只需接种一两次，就可以刺激免疫系统生成足够的记忆细胞，为孩子提供终身保护。

活疫苗当然有其缺点——比如疫苗必须在适当的温度下储存，以免弱化的病毒在接种前死亡。有严重免疫缺陷的人也不能接种，因为他们连轻微的感染也无法抵抗。对绝大多数人来说，此类疫苗都安全，也是人为提高免疫力的有效办法，可以让人余生都不得相应的疾病。

但不是所有的病原体都可以制成活疫苗。就像人不能驯化大白鲨，有些病原体也无法通过培养把致病性降得足够低，有时引发相应疾病的风险过高。所以另有一种办法是，在注射前直接杀死病原体，叫"灭活疫苗"。

研究人员收集大量致病的细菌或病毒，并用化学物质、高温甚或辐射来杀死它们，目的是摧毁其遗传编码，让它们变成空壳，无法繁殖或进行生命活动。但这也会带来一个问题。你能想到是什么吗？

这些病原体会变得太过无害！只是死翘翘的病原体尸骸四处乱漂，是无法充分激活免疫系统的。所以，灭活的病原体残片必须和可以高度激活免疫系统的化学物质混合在一起。你可以把这些化学物质想象成让人反应过激的挑衅行为，比如穿着客队的队服到处跑，并且辱骂刚输掉一场大赛的主队。这样做的人很可能会吃上迎面一拳。

死细菌如果和可以真正激发免疫系统的物质混在一起，免疫细胞就无法区分，随即会生成记忆细胞。可惜，一些不懂化学的人就此推论说疫苗有毒，这就荒谬无比了。首先，这些化学物质剂量非常小，通常只会引发局部反应。而没有这些物质，灭活疫苗就不能起效。这种疫苗还有一个优点：它非常稳定，储存和运输都比活疫苗方便。

比灭活疫苗走得更远的是"亚单位疫苗"。它利用的不是完整的病原体，而只是其"亚单位"，或者说是病原体的特定部分（抗原），因此更容易被 T 细胞和 B 细胞识别。这种方法很安全，大大减少了对病原体的不良反应（因为有时候造成危害的不是病原体本身，而是其代谢产物，说白了就是"细菌的屎"）。

生产这些亚单位的过程很好玩，里面包含着一点点简单的基因工程。比如生产乙型肝炎疫苗，要把病毒 DNA 的一些部分植入酵母细胞中。酵母细胞会生成大量的病毒抗原，并表达在细胞外，这样人们就能采集到这些抗原。用这种方法，我们可以生产出病原体的特定部分，让免疫细胞能瞄得更准。和其他灭活疫苗一样，这些抗原也要和能诱导、挑衅、激活免疫系统的化学物质混合在一起。

最后，我们也提一下最新型的"mRNA 疫苗"。其基本原理非常巧妙：让人体自身细胞生成抗原，供免疫系统识别。还记得 mRNA 吗？这种分子会告诉细胞内的蛋白质产线生成哪些蛋白。注射 mRNA 后，少数体细胞会生成病毒抗原，然后展示给免疫系统。免疫系统会被这些抗原激活，发起防御。

每种疫苗都还有更多的亚型，这里不便再细讲了。疫苗可以保护我们免遭人类历史上最可怕疾病的折磨，可是尽管如此，现在越来越多的人却不再让孩子接种疫苗。

不信任疫苗的反疫苗运动有着多种多样的原因，但在欧美，主要是因为有人觉得疫苗的风险超过了收益，觉得疫苗是对自然过程的人为干预，放任自然过程反倒危险更小。

在理解了免疫系统的机制和免疫力的产生过程之后，上述观点很快就站不住脚了，因为疫苗和疾病有同样的效果：触发免疫反应，从而生成记忆细胞。但病原体实现这一效果时会攻击人体，严重影响健康，造成各种长期的严重风险，甚至包括死亡；而疫苗能达到同样的效果，却没有患病造成的各种风险。

我们可以换一个角度来看。假如你想让孩子们去武道馆学一些防身术，这样万一有人要抢劫他们，他们知道怎么办。当地有两家道场，你打算两家都看看，考察一下他们的教学方法。第一家是"自然道场"，师父的理念是孩子应该真刀真枪的训练，这样能更好地面对生活中的真实危险。毕竟这样更自然，而生活就是很凶险。于是，经常有学生受很深的割伤，需要缝针。当然，还可能有孩子眼睛失明甚至丧生，不过"自然"就是如此嘛！

另一家武道馆叫"疫苗道场"，这儿的学习内容、训练项目和"自然道场"基本一样，但有一项主要区别：这儿的孩子用的武器是用泡沫和纸做的。这里的孩子会不会受伤呢？偶尔也会，但次数很少很少，通常是一些皮外擦伤，都不值得一哭。必须二选一的话，你要为孩子们选哪家？

我们得现实些，生活中没有什么是全无风险的，但我们可以做出风险更小、效果更好的明智选择。具体到疫苗接种的问题上，如果你不做选择，孩子就相当于自动进入了"自然道场"。

最重要的是，接种疫苗是一种社会责任，对所有人都有好处。如果所有健康条件允许的人都接种某种疫苗，就能形成相应的"群体免疫"，可以保护那些无法接种的人。人不能接种疫苗的原因有很多，可能是年纪太小，可能是有免疫缺陷、无法产生记忆细胞，也可能是正在接受抗癌的化疗、免疫系统严重受损；只有集体才能保护这些人免受某种疾病之苦。群体免疫指的是对某种疾病免疫的人，数量多到该疾病无法传播，在有机会接触易感的人之前就能消亡。问题在于，要让群体免疫策略起效，必须给足够多的人接种，比如对麻疹来说，要95%的人接种疫苗，才能产生有效的群体免疫。

好了，现在我们基本上把免疫系统的重要部分都讲完了！你已经了解了士兵细胞、情报网络、特种器官、蛋白部队、特化的超级武器，还知道了它们的协作机制。讲完了这些，我们就可以来看看，如果免疫系统自身崩坏，会发生什么。如果病原体干扰 T 细胞的功能会怎样？如果免疫功能亢进、攻击自体，又会怎样？怎样提高免疫功能？免疫系统又会怎样对抗癌症？

第 4 部分

反叛与内战

37 免疫系统太弱：HIV 和艾滋病

有一个例子很可怕，但同时也能绝佳地说明免疫系统崩溃后身体会发生什么，那就是"人类免疫缺陷病毒"，简称 HIV。事实上，它影响的不是整个免疫系统，而主要只是非常特殊的一种细胞：辅助性 T 细胞。HIV 和艾滋病（AIDS）造成的恐怖，都是因为它会击倒辅助性 T 细胞。你要是已经读到了这里，大概了解这种细胞的重要性以及免疫力有多么依赖它。

作为一个物种来说，我们极其幸运，因为 HIV 的传染性不是特别强。它不是飘在空中或活在物体表面，而是需要通过血液等体液或是性行为等密切接触才能传播。大部分 HIV 都是通过性行为、通过肉眼见不到的小伤口感染的，病毒会通过破损的上皮侵入人体。

HIV 是通过一种名为"CD4"的特殊受体进入人体细胞的，这些受体主要位于辅助性 T 细胞表面，巨噬细胞和树突状细胞上也有少量表达。HIV 属于"逆转录病毒"，意思是它会侵入人体最核心最个性化的表达——遗传编码——并与之融合。某种意义上，一旦感染 HIV，它就会永远成为你的一部分。不过是"恶变"的你。

人类基因组计划发现，人类 DNA 中含有数千种病毒的基因遗迹，宛如活化石，它们占人体遗传编码的 8%。所以某种意义上，你有 8%

是病毒。这些遗传编码大都没有功能，基本也没有危害，但它们表明，逆转录病毒一旦感染就会伴随终身。

还记得我们在前面把病毒比作趁平民熟睡时取他们性命的无声士兵吗？HIV 就像是这样的士兵在杀害了无辜以后，还剥下受害者的皮披在自己身上，在白天招摇过市。

HIV 感染过程有三个阶段：

第一个阶段是急性期。现在认为，树突状细胞属于 HIV 最先感染和接管的一批细胞。这对病毒来说非常有利，因为树突状细胞在履行职责时，就会把 HIV 带到细胞的聚会之地：淋巴结大都市中的 T 细胞约会区。这正是病毒梦寐以求的。

一旦受感染的树突状细胞抵达淋巴结，HIV 就能轻易接触大量辅助性 T 细胞。HIV 就像披着受害者人皮的间谍，要侵入敌国的总部。

一旦病毒接触到最爱的目标，其数量就会暴增。在 HIV 感染早期，病毒的复制几乎不受遏制，先天性免疫系统试图延缓感染进程，但并不成功。在这一阶段，身体和面对其他病毒的时候反应一样，会动用常规的免疫机制和武器，激活适应性免疫系统——就是在这时，你可能会注意到一些感染反应。

HIV 感染的早期症状没有充分的记录，因为病人往往在感染几周、数月甚至几年之后才被诊断出来。我们只知道，早期症状很轻微，有些无妨的普通感冒症状。人往往感觉疲劳，可能伴有咽痛、低热——就是普通人每年都会经历几次的症状，不会引起重视，没什么大不了。

到某个时候，体内会有足够的杀伤性 T 细胞和浆细胞活化起来，杀死周围的感染细胞，摧毁、清除几十亿病毒。症状消失了，你可能觉得小感冒已经好了。对大部分普通的病毒感染来说，感染确实到此为止。所有病毒都被清除，体内也生成了记忆 T 细胞和记忆 B 细胞，几年内甚至从今往后你都不会再被这种病毒感染，免疫力就这样出现了。要是你非常走运，在十分罕见的情况下，HIV 感染也会被这样清除。

可惜在 HIV 的情况下，这往往才只是开始。

后面的阶段就是感染的慢性期。许多病毒都无法在免疫系统的攻击下幸存，但 HIV 有很多奇招：它不仅仅是通过大量自我复制直到细胞破裂来传播——它小心得多，会努力尽可能延长感染细胞的生命。

此外，它还有一些极其狡猾的方法来寻找新目标。在细胞间传播过程中，HIV 可以直接从一个细胞传给另一个细胞。它利用了免疫细胞的一种重要机制："免疫突触"。免疫细胞在彼此直接相互作用、互相激活的过程中，会脸贴着脸，舔对方的面颊，就是说它们会彼此靠得很近，伸出许多短小的触手触摸对方，这些触手叫"伪足"。这看起来有点可笑，就像细胞表面伸出来许多短手指——许多免疫细胞就是用这种方式检查彼此的受体。而 HIV 可以劫持这一过程：它会利用免疫细胞间的这种紧密接触，从一个细胞跳去另一个细胞。

这种方式有许多好处。病毒无须杀死细胞，从而导致细胞破裂并发出危急信号，引起免疫系统的愤怒和警觉。病毒也无须大量游离到细胞外，从而被免疫细胞发现并引发警报。比起大多数病毒使用的随机乱漂策略，这种方法感染新细胞的成功率很高。就这样，HIV 利用细胞间的接触，从被感染的树突状细胞跳去 T 细胞，从辅助性 T 细胞跳到杀伤性 T 细胞，也从 T 细胞跳到巨噬细胞。

最后但也同样重要的是，用这种方式，HIV 可以很好地隐藏自己。就算免疫系统时常暴起，杀死大部分感染细胞，但病毒只需要舒舒服服地躲在淋巴结里的少数几个免疫细胞内，就会再次被运送到全身，就会一直在它想要接近的目标细胞附近！这也使得开发克服 HIV 的药物和疗法格外困难，因为它有各种各样在目标细胞间传播的办法。

247

HIV 可以休眠在体内潜伏很长时期，等待合适的时机再度活跃起来。细胞不增殖的时候，蛋白质合成会进入低速模式，只为维持细胞的正常代谢；而一旦细胞开始增殖，蛋白质合成机制会增强数千倍。

于是，当感染后的辅助性 T 细胞开始增殖时，HIV 就会苏醒，并在几小时之内生成几千个新病毒。HIV 复制得非常快，就算附近有杀伤性 T 细胞正在搜寻它，它也能成功生成大量逃离抓捕的新病毒，感染大量新细胞。

前面我们讲过，微生物会带给免疫系统巨大的挑战，是因为它们有一项核心能力：它们能比多细胞生物更快地变化和适应，因此我们要靠适应性免疫系统才有获胜的可能。HIV 的遗传变异性处在完全不同的级别上，这就是它如此危险的原因。HIV 的遗传编码极易发生复制错误：平均每次复制都会出错。这意味着，单一个细胞里面，就有好多不同的 HIV 变体。

病毒突变会有三种可能的后果：1. 变得无法复制或是传染性降低，于是自毁；2. 没有损益，维持原状；3. 能更好地躲避免疫系统的攻击。

HIV 感染人体后，每天就可以生成约 <u>100 亿</u>新病毒——因此纯凭概率，每天都会产生大量感染性更强的病毒。更糟的是，细胞还可能同时被不同毒株的 HIV 感染，这些毒株又可以重组生成新的病毒。每天都生成百亿新病毒，其中出现几种能避开免疫应答的，机会就很大。

想想看这意味着什么：适应性免疫系统一周才能生成几千个杀伤性 T 细胞和几百万擅长清除 HIV 的抗体，可体内早就有了数不清的新生病毒，都带着完全不同的抗原！这些抗原的种类，多到刚生成的杀伤性 T 细胞和抗体可能已经对它们毫无用处。

新变异的病毒又感染新一批细胞，再复制出几百万病毒。对这些新病毒来说，免疫系统适应的病毒已成过去，跟它们毫不相关。HIV 总是比免疫系统快上一步。因此在 HIV 感染的慢性期，体内仍然有大量病毒。这个阶段，每毫升血液中平均有 1000 到 10 万个病毒颗粒。

在往下讲之前，我们快速总结一下 HIV 的策略：通过感染树突状细胞，它们就搭上了便车，能来到"病毒天堂"——淋巴结——这里满是辅助性 T 细胞，病毒能在其中不断蓄积，并一直躲在里面。辅助性 T 细胞的大量增殖会发生在淋巴结中，此时，淋巴结也成为 HIV 生成千百万新病毒的绝佳地点。淋巴结本来是构建病毒防御力的关键核心，现在却被彻底接管，成了免疫系统的软肋。

这还不是最坏的。想想看 HIV 专门攻击 T 细胞造成的真正后果：它摧毁并杀死了适应性免疫系统要充分激活 B 细胞和杀伤性 T 细胞所必需的细胞。

免疫系统仍未放弃。一场将持续多年的斗争拉开了帷幕。每天，HIV 都会生成十亿百亿新病毒，免疫系统相应地生成新的抗体和杀伤性 T 细胞。这是一场死亡与重生间的拉锯，是双方的生死较量，可以持续十年甚至更久，却几乎对身体没有任何影响——这也糟糕地使感染者成了病毒库，可以感染他人。

尽管免疫系统用尽了全力，但局面对它却很不利。辅助性 T 细胞不光是不断地被病毒感染，还被杀伤性 T 细胞凶残地追杀（因为如果辅助性 T 细胞在细胞橱窗中展示 HIV 抗原，杀伤性 T 细胞就会令其自杀）。这本来是好事，但也意味着对抗 HIV 的武器在不断消耗殆尽。

不只是辅助性 T 细胞，树突状细胞也受伤惨重，而后者对激活免疫系统也同样重要。没有了这两种细胞，适应性免疫系统的动员能力就会开始瓦解。免疫系统的衰亡过程会持续多年，在此期间，身体也在拼命生成新的辅助性 T 细胞，但长期看，新生弥补不了死亡。岁月流逝，辅助性 T 细胞的总量慢慢下降，越来越少。直到有一天到了某个关键阈值，适应性免疫系统就会崩溃。血液中的病毒颗粒爆炸性增长，遍布全身，因为此时的身体已几无抵抗之力。

这就来到了最后一个阶段：重度免疫抑制，身体出现"获得性免疫缺陷综合征"，即"艾滋病"。这意味着适应性免疫系统已经基本失效，当然也印证了这套系统的重要性。曾经通常对你不会有丝毫影响的千百种病原体、微生物、癌细胞等，现在变成了致命的威胁。你还不仅仅是极易受无数外界疾病的袭击——抑制癌症也需要适应性免疫系统，特别是辅助性 T 细胞和杀伤性 T 细胞，现在没有了它们，癌症就能在体内肆无忌惮地发展。一旦出现艾滋病，情况就变得非常危急。艾滋病人的主要死因是各种癌症、细菌或病毒感染，往往三者皆有——基本上就是通常免疫系统能为你抵挡的所有疾病。

HIV 感染曾无异于死刑判决，最终都会进展到艾滋病暴发阶段，一旦暴发艾滋病，患者很快就会死亡。但因为有了科学界和医学界前所未有的巨大努力，对接受了恰当治疗的患者来说，艾滋病已成为可控的慢性病。几乎所有疗法都是在设法阻止 HIV 感染进入最后阶段，即设法阻止艾滋病暴发，因为一旦暴发，病人就难逃一死。*

---

* 这时，人们很自然地会问 HIV 疗法是怎样起作用的。我们不讲太细，大体上，这些药物的机制都旨在阻止或减慢 HIV 在不同阶段的进展，好让感染不发展为艾滋病。而更有趣的问题是，为什么我们没有抗流感的特效药，却有好几种治疗 HIV 的方法？（其实我们有非常安全有效的流感疫苗，每年研究人员都会重新开发新疫苗，以应对流感病毒的快速突变，只是因为某些原因，打流感疫苗的人不太多。）好吧，答案可能有点沉重：关注度和投入。人们可能已经不记得，艾滋病曾是一种恐怖到震撼的新型流行病，2019 年，全球仍有 3800 万感染者。HIV 和 AIDS 刚出现时，曾引起当局的恐慌，于是获得了前所未有的关注和资源投入。想尽快看到相关的结果，这是人性使然（惊喜是，免疫学家们顺带了解了许多关于免疫系统的新知）。我们做到了，我们把 HIV 感染从不治之症变成了慢性病，甚至有朝一日可能彻底清除这种病毒。COVID-19 疫苗的研发过程也体现了这一点，其研发速度也大大打破了纪录。归根到底，问题在于我们认为哪种疾病更值得治愈，以及我们的决心有多大。这再次证明，人类如果能更好地分清轻重缓急，是可以解决所有主要问题的。

38　免疫系统太激进：过敏

螃蟹一直是你的最爱，它们长得很可笑，就像在海底爬来爬去的大蜘蛛，但口感奇妙，味道鲜美。这几个月来你一直身体不错，管理饮食，今晚准备放纵一下，和朋友们畅饮一番，美美地吃顿螃蟹。可刚吃了一口，你就感觉有点不对劲：浑身不舒服，有些烦躁不安。

你感到浑身发热，开始出汗，耳朵、脸和手都有些异样，接着突然发现呼吸变困难了，不由得有些慌张。朋友们问你怎么了，你站起身，却因为头特别昏，一屁股又坐了下去。等再醒过来，你发现自己躺在向医院疾驰的救护车里，胳膊上扎着针正在输液，流进血管的药物让过敏反应平息了下来——它刚才差点要了你的命。你迷迷糊糊的，但想到有专业医护在照顾自己，又觉得很放心，接着又猛地意识到：以后再也不能吃螃蟹了。*

前面我们已经再三看到，免疫系统行事是很小心的。免疫系统反应太弱，轻微感染也会发展成致命疾病，快速置人于死地；可它要是

---

*　很可能有些读者有相似甚至相同的经历。更多读者可能有过轻微过敏，不舒服，但也不会直接危及生命。贝类是造成成人突发过敏的最常见食物过敏原，但也有许多其他食物会突然引发过敏，如牛奶、坚果、大豆、芝麻、鸡蛋、小麦，等等。过敏很烦人的。

251

反应太强，又会造成比任何感染都更严重的破坏——比起各种病原体，免疫系统能带来更大的生命威胁。就说埃博拉病毒吧，感染了这种恶心又恐怖的病毒，也要 6 天才会死；而过敏发作，15 分钟就会没命。有过敏问题的人，都体会过免疫系统的阴暗面。失控的免疫系统是致命的，每天都有几千人死于过敏性休克。免疫系统为什么会这样？

过敏意味着免疫系统对可能不怎么危险的东西产生了大规模的过度反应；意味着免疫系统调兵遣将，准备开战，尽管真正的威胁并不存在。1/5 的西方人患有某种过敏，最常见的是"速发型超敏反应"，就是说接触过敏原后几分钟就会出现过敏症状。这有点像在房间里发现了一只虫子，就下令让军队用战术核武器把整座城市夷为平地。这样是能除虫，但为此把房子炸成瓦砾灰烬也大可不必。各种程度的花粉症、哮喘和食物过敏是发达国家最常见的速发型超敏反应。基本上，所有东西都可能引起过敏。

有人对乳胶过敏，不能戴乳胶手套，也不能穿乳胶连体衣（假如他刚好很喜欢穿就很惨了）。有人对特定昆虫的叮咬过敏，从蜜蜂到蜱虫，不一而足。还有多种食物过敏，当然各类药物也可能引起过敏。

引起过敏反应的抗原是无害物质的分子，这类抗原叫"过敏原"。过敏原和抗原的作用是一样的：它们都是小分子蛋白（可能来自蟹肉），可以被适应性免疫细胞和抗体识别；能引起过敏的就叫过敏原。

免疫系统为什么想要攻击这些过敏原？其实，它们不想。它们没有任何想法，也不会特意做什么，这都是免疫机制严重出错造成的。就此处的情况而言，速发型超敏反应的元凶来自血液，干坏事的是整个免疫系统中最令人头疼的成员：IgE 抗体。许多和过敏有关的痛苦都可以归结到 IgE 抗体头上（IgE 抗体其实有一项重要功能，只是如今很少用到，这一点我们下一章再细讲）。

生成 IgE 的是特化的 B 细胞，它们往往不驻扎在淋巴结中，而是在皮肤、肺部和肠道：在这些地方，它们可以发挥最大威力——本是要对付突破防线的敌人，实际上却主要在误伤人体。发生过敏反应时，IgE 在起什么作用呢？

超敏反应一般分两步：初遇（致死的）过敏原；之后还需再次接触。

比如吃了螃蟹或花生，或是被蜜蜂叮了。第一次完全没事。过敏原进入人体，可与之结合的 B 细胞出于某些原因被激活了。B 细胞开始生成有针对性的 IgE 抗体，比如针对螃蟹蛋白的，不过这时一切都还正常，平安无事。你可以把这个过程理解成装填炸弹（类似这一章开头的可怜主人的情况具体是什么时候、怎样发生的，我们不清楚，不过肯定有这个"炸弹装填"过程）。*

现在你吃过了蟹肉，体内就有了大量可以和蟹肉蛋白结合的 IgE 抗体。IgE 抗体本身不是问题，它们存在的时间不长，几天就代谢掉了。它们要成为问题，需要一种特殊细胞的帮助，那就是生活在皮肤上、呼吸系统和肠道中，并且擅长跟 IgE 结合的肥大细胞。

前面讲炎症时，我们简单提过肥大细胞。我们再回顾一下：肥大细胞就像体型庞大臃肿的怪兽，体内有大量微型炸弹，可以释放出"组胺"等强有力的化学物质，快速引发广泛的炎症反应。关于肥大细胞

---

*　好吧，又是一个大大的例外。我们这里讲的是"标准"的过敏过程。初遇过敏原时，人体免疫系统会生成抗体，就好像装填了弹药，等再次遇到这种过敏原时，轰的一下，炸弹爆炸，过敏反应被触发。那本章开头的那位可怜人，明明以前对螃蟹不过敏，怎么突然就吃不得了？事实是：具体情况我们还不知道——好玩吧。成年人初发过敏的机制还不太清楚，想一想这种情况这么常见，却原因不明，还是有点儿吓人。我本人就有过因为对吃了许多年的食物突发过敏而被紧急送往医院的"惊喜"，所以我也很想知道其中的原理。反正现在你只能接受人可能在毫无预兆的情况下突然对吃了一辈子的东西变得过敏的事实。

的作用，科学家之间尚有争议：有些人认为它对于早期免疫反应很关键，另一些人认为它的作用比较次要。但确定的是，肥大细胞可以加剧炎症反应。而且不幸的是，在过敏反应中，它们还会过于卖力。

肥大细胞有能与 IgE 抗体尾部牢牢结合的受体。人体初次接触过敏原后，体内生成的 IgE 很快会被肥大细胞像磁铁吸钉子那样吸起来——你可以把"装填弹药"的肥大细胞想象成一块大磁铁，表面吸附着成千上万颗抗体小钉子。过敏原经过时，肥大细胞表面的抗体很容易跟它们结合。而且，肥大细胞表面的抗体几周甚至数月都不会分解——与过敏原的结合使它们更稳定了。于是，初次接触过敏原后，人的皮肤上、呼吸系统和肠道中就有了大量能被快速引爆的炸弹。时光流逝，岁月静好，直到有一天你又吃了一堆蟹肉，体内涌入大量过敏原，并与表面盖满了 IgE 的肥大细胞结合。蓄势待发的过敏炸弹就这样在体内爆炸了。

全副武装的肥大细胞开始"脱颗粒"——"脱颗粒"是一种委婉的说法，指的是肥大细胞会把内部所有能促进炎症的化学物质都吐出来，特别是组胺。这造成了几乎所有不舒服的过敏症状，会引发血管收缩，液体渗入组织，从而造成红肿、发热、瘙痒和全身不适。

如果身体太多部位同时发生过敏反应，可能会导致血压严重下降，仅此一点就足以致命。组胺也会同时刺激到能生成和分泌黏液的细胞，让呼吸道的分泌物毫无必要地增加，令炎症进一步升级。

最可怕的是，组胺会引起呼吸系统的平滑肌收缩，让人呼吸困难甚至无法呼吸。不是外界的空气吸不进来，而是肺部的气体被困住了，难以出去。黏膜分泌的过多黏液也让情况进一步恶化。呼吸系统中有大量肥大细胞，因此这里发生过敏反应时，情况很快就会变得危急，大量的体液和黏液充满肺部，让呼吸越来越困难。最严重的情况就是

过敏原

1.

2.

肥大细胞

3.

过敏反应

1. 特殊的 B 细胞识别抗原，激活并生成 IgE 抗体。

2. 肥大细胞像磁铁一样把 IgE 抗体吸过来。

3. 炸弹装载完毕。

4.

4. 肥大细胞表面的 IgE 抗体再次和抗原结合时，炸弹就会爆炸，肥大细胞则释放出包括组胺在内的各种化学分子。

组 胺

过敏性休克，几分钟内就能致人死亡。过敏反应可不是闹着玩的。

前面几段我们声讨了肥大细胞，不过这也有点不公平：烂摊子不是它自己造成的，它还有个同样有害的同伙。肥大细胞一旦活化并脱颗粒，就会释放细胞因子，请求另一种特殊细胞的增援，这就是"嗜碱性粒细胞"。嗜碱性粒细胞在血液里巡逻，听到召集就赶往有需要的地方。它们也有能与IgE结合的受体，在初次接触到抗原后就装载起来。嗜碱性粒细胞会发动第二波袭击。肥大细胞引发第一波过敏反应后需要补充组胺弹药，会暂时失效。嗜碱性粒细胞刚好能填补这个空档，确保过敏反应不会很快消退。它们说不定还会很自豪，觉得自己做的事意义重大，却在无意中让你陷入皮肤瘙痒或是腹泻的悲惨炎症当中。肥大细胞和嗜碱性粒细胞都要为速发型超敏反应负责。

不幸的是，这还没完。许多哮喘患者都知道，有些过敏反应是慢性而不是一过性的。我们快来认识一下过敏反应的第三位（谢天谢地也是最后一位）支持者："嗜酸性粒细胞"。这种细胞会确保过敏持续上一阵。嗜酸性粒细胞在体内只有少量，主要位于骨髓中，远离炎症现场。它们会被肥大细胞和嗜碱性粒细胞释放的细胞因子激活，并不慌不忙地自我复制、增殖，然后才加入作战部队。它们重蹈覆辙，引发炎症，带来痛苦。你大可发问：自身的免疫细胞为什么要这么做？

事实上我们也不知道，为什么有些人在碰到特定过敏原时会生成大量IgE抗体，而另一些人却不会。尽管我们不确定为什么有些人更容易过敏，但我们知道，IgE本来的作用应该是这样的：

它们是免疫系统对付大型寄生生物的超级武器——巨噬细胞和中性粒细胞吞不下这些体积太大的寄生生物，特别是寄生虫。几百万年以来，它们一直困扰着人类。让我们来看看IgE抗体原本的使命，为它们聊作正名。

39　免疫系统可能想念寄生虫

　　寄生生物或许可以为解开过敏之谜提供一些线索。半夜最恐怖的事之一，莫过于在网上搜索寄生虫感染的内容。要是你搜的是图片，那更加会被吓死。在所有能伤害人类的病原体和寄生生物中，寄生虫是最让人寒毛直竖的。这些细长、滑腻的无脸生物会钻进人体内部，排泄、产卵、度过一生——没什么比这更可怕了，简直就是恐怖电影。

　　世界上有近 300 种寄生虫可以感染人类。尽管其中只有十几种广泛传播，但它们仍感染了多达 20 亿人，占全球总人口的近 1/3。大部分能感染人类的寄生虫物种都倾向于造成慢性感染，最长可达 20 年，在这期间虫卵或幼虫会随粪便排出人体。寄生虫感染在欠发达国家的农村地区或贫民窟里很猖獗，糟糕的卫生状况和干净水源的缺乏一起形成了利于寄生虫生存的环境，便于粪口传播。[*]

　　被寄生虫感染可不是什么有趣的经历。就说钩虫吧，它们有 1 厘米长，寄居在人体肠道内。从它的名字可以看出它的特性，它能够钩

---

*　很不幸，在贫困和基建落后之余，寄生虫感染还跟另一个问题有关。相比于营养状况良好的人，寄生虫给营养不良的人造成的危害更大。这很好理解，因为寄生虫寄居人体，最根本的目的就是窃取营养。要是宿主本身难以获取足够的热量，体内还有"吸血"的寄生虫，就会严重影响健康。结果就是，最不幸的人，受寄生虫之苦最多。

在肠壁上，引起大面积失血，进而引起贫血，令体内没有足够的健康红细胞给组织和器官充分供氧，让人变虚弱。患者会疲劳、衰弱，脸色惨绿，体力很差。钩虫产的卵会通过粪便排出人体，孵化出的幼虫能穿透皮肤去感染新宿主，再迁移至肺部，最后抵达小肠，开启新的生命周期。

说真的，我可不想染上它们。

寄生虫真的一点也不好玩。其实就在不久以前，寄生虫感染都还很常见，也基本无法避免。*

而 IgE 抗体的奇怪机制，在应对寄生虫感染时就突然变得特别合理了。对免疫细胞来说，寄生虫仿佛耸入云霄的巨型怪兽，要对付它们，非得拿出点厉害手段才有望破防。要杀死寄生虫，把它们从身体中清除出去，免疫系统要调动各个系统共同努力才行。几百万年前，人类祖先的免疫系统找到了办法：首先是认清它的长相，为进攻做好准备。

所以第一次认出寄生虫——很可能在身体与外界的交界处——驻扎在皮肤、呼吸道或肠道附近的特殊 B 细胞会开始生成大量 IgE 抗体。这些抗体会"预热"肥大细胞——如果把肥大细胞比作武器，IgE 抗体对它们的激活，就相当于打开了保险。等免疫系统再次遇到寄生虫时，肥大细胞就可以通过表面的 IgE 抗体与之结合，近距离向寄生虫吐出杀伤性武器。不光是这些化学混合物能伤害寄生虫，肥大细胞引发的急性重度炎症也会惊动免疫系统的其他部分。巨噬细胞和中性粒细胞会涌过来，继续攻击寄生虫。嗜碱性粒细胞也会被骚乱激活，确保战斗在寄生虫被杀死前会一直持续。来自骨髓的嗜酸性粒细胞随后也会加入战团，在后续的数小时甚至几天中继续攻击寄生虫和其可能存在

---

　*　其实现在依然广为流行，只是在发达国家很少。

的党羽。

在这些细胞的共同作用下，免疫系统就能把寄生虫这样的东西消灭。我们要再次感叹一下人类的祖先要面对多少危险，而免疫系统又是怎样巧妙地找到了解决办法。不过我们本来讲的是过敏，那我们就来看看过敏和可怕的寄生虫有什么联系。

你或许也能想到，寄生虫一点也不喜欢 IgE 和肥大细胞，不想遭攻击。鉴于它们就是专为，那个，"寄生"而生的生物，它们也在尽可能地演化出对抗免疫防御的办法，比如关闭人体的防御机制。适应在人体生存的寄生虫，可以"调校"宿主免疫系统的几乎方方面面，有多种多样的免疫抑制机制。简单说就是：它们可以释放各种各样的化学物质，下调免疫系统的反应，让它变弱。

这会带来一系列意料之中和意料之外的后果。一方面，弱化的免疫系统抵抗细菌和病毒感染的能力会变差，在癌细胞变成致命威胁前清除它们也会更困难。但也不是所有结果都是坏的：寄生虫也能抑制可以引发炎症、过敏和自身免疫性疾病的机制。

下一章我们会进一步讨论自身免疫性疾病，但简而言之，免疫系统经过下调、不再那么亢进的话，也会减少对身体的损害。因此，有科学家表示，发达国家的人不被寄生虫感染，这会让免疫系统觉得很奇怪，因为它现在的演化结果，预设了人体会经常遭遇寄生虫感染。

人类的祖先对寄生虫几乎是毫无办法。他们没有相应的药物，不知道"卫生"的含义，生活环境中也常常没有干净的饮用水。所以他们的身体不得不适应长期甚至终身感染寄生虫的情况。其中有一项适应策略可能就是上调免疫系统的亢进性。这样，即使处于寄生虫的抑制效应之下，略有亢进的免疫系统仍然足以消灭病原体的感染和寄生。这是人体免疫系统在几百万年前不得不行出的险招。

从演化的角度看，情况可能是这样的。过去几百年间，寄生虫突然从发达国家的人身上消失了。肥皂的发明、卫生措施的出现，以及粪便和饮用水完全隔离，摧毁了大部分人体寄生虫的生命周期循环。其余的寄生虫也被药物和现代医学驱逐出了人类社会。在几百万年的时间里一直抑制免疫反应的敌人突然消失了。而免疫系统可能还在预设有寄生虫在削弱自己，必须上调免疫反应来抗衡。

这个一般性的观点如果成立，就能在很大程度上解释免疫系统亢进在没有寄生虫的人身上引起的疾病，主要是过敏和炎性疾病。还不止这些——没有了寄生虫感染，好多细胞就没有了对手，而它们本来是为了经常作战而生的，没有寄生虫刺激的话，这些作战武器就会去攻击新的目标，这种说法也说得通。

寄生虫对免疫系统的影响可能是部分原因，但这还远不足以解释过敏发病率的升高，以及一批还要严重得多的问题——自身免疫性疾病——的增加。全球有数百万人患有自身免疫性疾病。自身免疫性疾病就是，患者的免疫系统把自身当成了异物，当成了必须摧毁的对象。

40　自身免疫性疾病

从前面讲"杀手大学"胸腺的章节中，我们可以看出，免疫系统对待自身免疫是非常小心的，只有能区分自身和异物的细胞才能活着离开胸腺。而 T 细胞和 B 细胞要经过重重考验才能活化、才能真正起效，也证明了这一点。可是尽管有安全机制和防止免疫系统自我攻击的重重保险，事情还是可能疯狂失控。如果接连发生一系列事件，在其中免疫系统都错把它本该守卫的身体当成需要杀灭的敌人，这时安全机制就会失效。

这就像是国防军突然把枪口对准不设防的本国城市及设施。他们破坏道路，轰炸市中心，朝建筑工人、咖啡师和医生这些维持社会运转的普通人开枪。更糟糕的是，要是军队决心攻击自己的国家，谁能阻止它呢？某种意义上，自身免疫性疾病就是这样。平民细胞努力维持身体运转，运送养分，保持身体组织和器官的完好，免疫军队中却有一支又来毁了它，射杀大量平民细胞。

自身免疫性疾病倒也不是凭空出现的。对大部分患者来说，它都是极大的不幸。实际情况肯定更复杂，但我们可以只讨论基本原理。简而言之，在自身免疫正常的情况下，T 细胞和 B 细胞是可以识别自体细胞的蛋白，即"自身抗原"的。它代表的是自身。

自身抗原可以是肝细胞表面的蛋白、胰岛素等重要物质的分子或神经细胞中的结构，等等。一旦受到误导的 T 细胞和 B 细胞与这些自身抗原结合，适应性免疫系统就会向自身发动免疫应答，此时，免疫系统不再能区分自身和异物——它们认为自身细胞就是异物。此类疾病程度轻重不一，轻的只是有点不舒服，重的会毁掉生活甚至致命。

到底是哪里出了错，免疫系统才会这样糊涂？疾病的发展有几个阶段，要满足几个条件：

首先，MHC 分子要能和自身抗原有效结合，这主要是遗传决定的。和一切刻在遗传编码中的内容一样，这主要也就是运气不好。人不能选择父母，也不能选择基因组成（起码现在还不能）。前面有一章我们提到，每个人的 MHC 分子都有很大的差异。MHC 分子有几百种稍许不同的形状，不是所有形状都完美，造化弄人，其中有一些类型就很擅长呈递自身抗原。每个人患自身免疫性疾病的遗传风险都不同，所以，虽然人人都可能患自身免疫性疾病，但一些人的基因能生成特殊类型MHC 分子，他们的风险会更高。但只有遗传易感性还不够。

发生自身免疫性疾病的第二个条件，是身体要能生成可以识别自体抗原的 T 细胞或 B 细胞，且这些细胞不被身体杀死。人体每天都会生成几十上百亿的 T 细胞，仅凭概率，其中都会有几百万个带有能有效识别自体抗原的受体。大部分这样的细胞不会在胸腺或骨髓的训练中幸存下来，不过有时候机制没有起效，这些细胞就会进入血液循环。有可能此时此刻，你体内就有一些能引发自身免疫性疾病的 T 细胞和B 细胞。不过光有这些细胞也还不够，它们还得被激活。

现在情况就变复杂了。我们花了大量的篇幅讲了适应性免疫系统不能自行活化这一事实。只有先天性免疫系统才能下令激活它，而下令激活需要体内有战场，有能促使先天性免疫细胞不断升级免疫反应的环境。我们无法确定这些到底是怎样发生的，要在活人身上观察整套过程更难——人们经常生病，但极少遭遇严重后果，一般就是感染而已，最后都能被清除。但自身免疫性疾病的发生步骤可能是这样的：

第一步：有遗传易感性（非必需，但会大大增加发病的概率）。

第二步：体内能生成可以识别自身抗原的 B 细胞和 T 细胞。

第三步：人体有感染，刺激先天性免疫系统去激活上述一类 B 细胞和 T 细胞。

感染具体是怎样引起自身免疫性疾病的？尽管还不完全弄清楚，但在免疫学家中间有一个比较流行的理论，叫"分子相似"，基本是指微生物的抗原和体细胞抗原（自身抗原）很相似。首先，这是可能偶然出现的。有些形状在微观世界里就是很有用；此外，尽管有各种各样的形状可供选择，还是会有些形状彼此相似。

另外还有些病原体会模拟宿主的蛋白形状。这种机制非常合理，在动物世界中屡见不鲜：在一个到处都是捕猎者的世界里，生存伪装大有裨益。蝴蝶会把自己伪装成树叶，白色的雷鸟*能和雪融为一体，鳄鱼消失在浑水塘里——各种各样的动物都在尽可能让自己不被发现。对病毒或细菌来说，人体组织就好比一片森林，到处是凶狠的捕猎者在搜寻它们的下落，因此模拟周围环境不被发现是很有效的策略。

到目前为止我们讲的都是简化后的过程，要解释得更到位，我们得加入一些细节。在讲宇宙最大图书馆的时候，我们说到每个 T 细胞

---

* 　雷鸟（ptarmigan，亦俗称 partridge，并非 thunderbird）是寒带鸟类，属于松鸡亚科，四季换羽，冬季时会通体全白。——编注

和 B 细胞都带有一个能识别某一特定抗原的独特受体，其实情况比这要复杂。其实每个 T 细胞和 B 细胞的受体，识别抗原的范围要更宽一点。每个受体都很擅长识别某个特定抗原，但也能和其他一些抗原结合。

比如 B 细胞受体很擅长识别某种特定抗原，但同时也能凑凑合合识别另外 8 种相似但不完全相同的抗原。

这就像是玩拼图时，你找到了两块几乎完全匹配的拼图。它们之间还有点缝隙，没有完美地卡在一起，但你不用力拉也不会掉。

现在我们来想象一下，现实中的人可能怎样患上自身免疫性疾病。在我们要举的例子中，一切都始于病原体，可能是某种病毒，它带有的抗原类似于某种自身抗原，比如人体细胞中的常见蛋白。病毒侵入人体开始搞破坏后，体细胞、巨噬细胞和树突状细胞会释放大量细胞因子，引发炎症，进而触发树突状细胞针对病毒抗原进行采样，而这些病毒抗原又和自身抗原很像。这又促使战场附近的所有细胞都去生成更多的 MHC-I 类分子，展示更多的内部蛋白。

在最近的淋巴结当中，树突状细胞或许能发现可以跟病毒抗原完美结合的辅助性 T 细胞或杀伤性 T 细胞。又因为病毒抗原和某种自身抗原很像，此种 T 细胞受体也能凑合地和这种自身抗原结合。杀伤性 T 细胞也抵达战场，开始杀死感染细胞，但在感染细胞之外，它们发现健康细胞的橱窗中也展示着和病毒抗原相似的自身抗原。于是杀伤性 T 细胞开始杀伤无辜的健康细胞。这种情况下，人体正在遭遇的真正感染就很关键。因为杀伤性 T 细胞是被正在发生的感染、合适的细胞因子和战场信号激活的，其中一些杀伤性 T 细胞还会变成记忆杀伤性 T 细胞。即使真正的感染被清除后，这些免疫细胞仍然会识别正常细胞呈递的自身抗原，误以为周围还有很多敌人。

这样一来，偶然的自身免疫反应就变成了自身免疫性疾病。这时，适应性免疫系统会以为它被激活就是来攻击自身抗原和表达自身抗原的体细胞的。还能怎么样呢，这正是一个"墨菲定律"局面：可能出错的地方全都出了错，免疫细胞被激活的所有条件都满足了。甚至，情况还会变得更糟！活化的辅助性 T 细胞开始激活 B 细胞，而 B 细胞可以根据自身抗原来进行自我调适。

你可能还记得，活化后的 B 细胞开始优化改进其抗体时，可以突变生成各种不同的变体，大大提高其战斗力。而这里，它们可以生成能更好地与自身抗原结合的抗体。在最糟糕的情况下，如果这样一个 B 细胞接收到了辅助性 T 细胞的确认信号，免疫系统就会生成浆细胞，释放大量"自身抗体"与体细胞结合，给后者打上死亡标记。

B 细胞在发育成浆细胞的同时，还会附带生成记忆细胞。于是突然间，骨髓中的长寿命浆细胞开始不停地产生攻击自身的抗体。它们可以活几年到几十年。适应性免疫系统一旦生成了攻击自体细胞的记忆细胞，就会被反复激活——因为自身抗原无处不在。这些细胞会觉得自己深陷敌营，四面楚歌。就像那个笑话似的：有个人在高速路上开车，他妻子打电话叫他小心，因为她听收音机里说有人在高速上逆行，结果他恼火地说："亲爱的，哪只有一个，几百人都在逆行！"

不管免疫系统杀死了多少体细胞，身体总会生成更多，这样就引发了慢性炎症和慢性自身免疫性疾病。糊涂的免疫细胞误以为强敌环伺，才做出了这种反应。

尽管自身免疫性疾病是指一系列不同的疾病，但它们都有许多相同的常见症状：疲劳、起疹、发热、瘙痒及其他皮肤问题、腹痛及各种消化问题、关节肿痛，等等。自身免疫性疾病很少有生命危险，不太是一类极具杀伤力的疾病，而更像是造成痛苦和消耗的慢性病。现在没有很好的治疗方法——要根治的话，就要从几十亿 B 细胞和 T 细

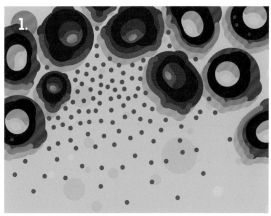

一切皆始于病原体感染人体。

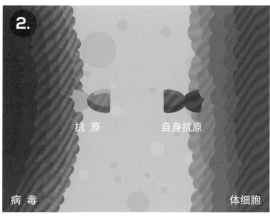

抗 原　　　　自身抗原

病 毒　　　　　　　　　体细胞

病毒有和自身抗原相似的抗原。

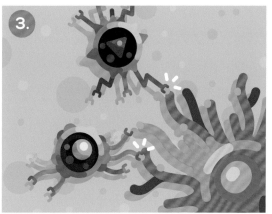

树突状细胞从战场取样后，可以激活能<u>同时</u>跟病毒抗原<u>和</u>自身抗原结合的 T 细胞。

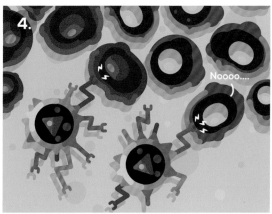

Noooo....

杀伤性 T 细胞开始同时消灭感染的细胞，以及表达自身抗原的正常细胞。

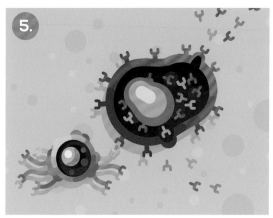

同时，辅助性 T 细胞激活 B 细胞。自我优化后的 B 细胞能释放可以和自身细胞结合的<u>自身抗体</u>，给它们打上死亡标记。

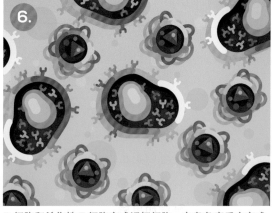

B 细胞和杀伤性 T 细胞变成记忆细胞，自身免疫反应变成慢性自身免疫性疾病。

胞当中把攻击自身抗原的记忆细胞找出来杀死。起码现在自身免疫性疾病是治不好的——得了这个病就得不断积极应对。为减轻炎症和疼痛，自身免疫性疾病一般会用各种抑制免疫特别是抑制炎症的药物来治疗，可以想见，这样也不太好。这些药通过弱化免疫系统让它别太攻击自身，从而减轻相应症状，但同时也让病人更容易遭受感染。

题外话　无反应性

免疫系统的"无反应性"很有趣，值得讲一讲，它是免疫系统采用的一种特别巧妙的被动策略，可以抑制"自身反应性 T 细胞"，即能识别自身抗原的 T 细胞。

首先让我再澄清一处前面的简化（其实是善意的谎言，有了它我们才比较容易地来到了现在这里，但说"简化"要好听得多）。前面我们讲了很多关于树突状细胞的内容，讲了它们在活化后会开始在战场上进行取样。但这么说并不准确，其实树突状细胞一直处在取样模式之下。即使没有危险，少数树突状细胞，比如皮肤中的树突状细胞，也会对漂在正常的组织液中的物质取样——其中想必有很多自身抗原——然后前往淋巴结，把采集到的样本展示给适应性免疫系统。

现在你可能会问：这怎么还会有好处？采集了自身抗原的树突状细胞难道不会引起自身免疫性疾病吗？那你再想想——先天性免疫系统的主要职能之一是什么？为适应性免疫系统提供背景信息。树突状细胞要是在淋巴结里传达了"一切正常，你看看吧"这样的信息，其实可以防止自身免疫性疾病的发生。因为它实际上是在搜寻自身反应性 T 细胞，即那些能通过 MHC 分子和自身抗原结合的 T 细胞。树突状细胞如果碰巧发现了哪个自身反应性 T 细胞，就可以与之结合，阻止它继续作乱。

还记得树突状细胞为了激活 T 细胞而给它的一"吻"信号吗，就是那个让 T 细胞知道真有危险的确认信号？如果没有危险，树突状细胞就不会释放这个信号。从自己的 MHC 分子那里得到了激活信号的 T 细胞，如果没被这样"亲吻"，会自行失活。它不会马上死去，但是不能被再次激活，从此再不能发挥作用，剩下的时光里只好四处游荡，最后静静地凋亡。在人无伤无病的时候，先天性免疫系统也没闲着，而是一直在背后低调地抵抗着自身免疫性疾病。各个系统的相互交织，以及所有的激活和调节机制都协同运作，为人提供全方位的保护，这一切都太奇妙、太奇妙了。免疫系统调用了所有的乐器，奏响了一曲安康之歌。

好了，现在我们已经讲了过敏和自身免疫性疾病，让我们再去多探究一下，为什么有那么多人会被这些问题所困扰。

41 卫生假说和老朋友

20 世纪后半叶，发达国家出现了两种有悖常理的怪趋势。一方面，天花、流行性腮腺炎、麻疹和结核等危险传染病都得到了有效遏制，有些已近绝迹，而另一方面，其他一些病的发病率却不断上升甚至暴增。整个 20 世纪，多发性硬化、花粉症、克罗恩氏病、1 型糖尿病和哮喘等病症的发病率增加了 3 倍。还不仅如此：国家的发达、富裕程度，和过敏或自身免疫性疾病的患病率之间，似乎存在某种直接的联系。

芬兰的新增 1 型糖尿病病例，数量比墨西哥多 10 倍，比巴基斯坦多 124 倍。发达国家有 10% 的学龄前儿童对某种食物过敏。"溃疡性结肠炎"这种炎性肠病，在西欧的发病率是东欧的 2 倍。20% 的美国人患有过敏。这些病症有两个共同点：免疫系统要么对植物花粉、花生、尘螨排泄物或空气污染物等（简而言之，就是过敏原）基本无害的物质反应过激，要么更严重，会直接攻击和杀伤正常体细胞，从而引发 1 型糖尿病等自身免疫性疾病；以及，这些病的发病率升高都是在死于感染的人越来越少时出现的。

20 世纪 80 年代末，某位科学家发现，某些种类过敏的发病率和儿童期兄弟姐妹的数量有关。他提出，这是不是因为兄弟姐妹间的"不卫生接触"增加了感染机会，从而起到了预防过敏的作用。于是，"卫生假说"应运而生，并几乎立刻流行起来，结果反而阻碍了它的发展。它传达的信息太直接，太完美，太贴合时代精神了。

人们是这样理解的：人类太执着于摆脱病原体，结果变得太过干净、无菌，对自然犯下了罪愆，正因为如此，人类如今才会遭遇免疫障碍！免疫系统需要经历有害的感染才能充分生效，这听起来似乎很有道理。解决方法也同样简单直接：别太干净，别总洗手，或许可以吃点变质的食物，挖挖鼻孔。简单说就是，要让自己和孩子接触各种微生物，甚至要多感染、生病，以此训练免疫系统！

不过就和免疫系统中经常发生的一样，实际情况要复杂和微妙得多。今天，许多科学家都很无奈：卫生假说太深入人心了。它让普通大众凭"直觉"就得出结论，而这个结论不说全错，也是极为成问题的。比如有一个很普遍的观点就是生病有好处，因为病好之后人会变得更健康，毕竟过去的人就是这样的，这种方式更自然。[*]

或许，我们是需要致病菌来做陪练，让自身变得更强大；或许，当今的先进药物和科技已经破坏了免疫系统的这种训练机制。

讨论这个话题有点儿敏感，因为学界还没有达成共识，我们对周遭的微生物群、自己身上的微生物组以及它们和免疫系统的相互作用，也还有很多不了解的地方。关于卫生的"直觉性"看法，以及它想象

---

[*] 对自然主义的推崇，最大的问题一般在于"自然的更好"这种观念本身。自然根本不在乎你或者任何人的死活。人的大脑、身体和免疫系统，是在那些跑不过狮子、扛不住小小的感染或是营养吸收能力差一点点的祖先的骸骨之上演化发展起来的。自然赐给了人类天花、癌症、狂犬病、长在孩子眼睛里的寄生虫等等了不得的疾病。自然是很残酷的，对你可毫不关心。我们的祖先拼了命地想为自己打造出一个不同的世界，一个没有这些苦难和恐怖的世界。我们应该赞叹人类取得的伟大进步。当然，我们还有很长的路要走，现代社会也有许多问题，但只有那些没有真的在自然中生活过的、忘了人类祖先为何要逃离自然的人，才会说什么"自然的更好"。

中的危害，没有考虑到人类免疫系统和周遭微小生物的共同演化。几十万年前，人类祖先的免疫系统确实适应他们的生活环境，但那时的情况与今天大不相同。

当然，过着狩猎采集生活的祖先也会生病。我们无法得到准确的数字，但有些科学家估计，那时有多达 1/5 的人死于病原体感染。

他们当时得的病也和今天不一样。首先，寄生动物感染比现在常见得多。虱子、蜱虫，特别是各种蠕虫很是猖獗。发达国家的绝大多数居民现在根本不用担心寄生虫感染，而在过去这简直太常见了，无法避免，所以免疫系统只得勉为其难地找到与之共存的模式。不过上一章我们已经讲过寄生虫了，所以放心，我不会再讲了！人体免疫系统不光要对付寄生虫，还要对付甲型肝炎等病毒或者幽门螺杆菌等细菌造成的无法清除、只能共存的感染。

另外，在狩猎采集人群中，根本看不到今天的大部分疾病，像是麻疹、流感这样的传染病，甚至普通感冒都没有。因为从演化角度来讲，现代大部分致病性最强的细菌和病毒，对人类来说都是全新的。

对于几十万年前的人类免疫系统而言，传染病不可能成为主要威胁，因为除了少数例外，大部分感染你得过一次就不会再得：你要么因此丧命，要么就获得了终身免疫力。历史上大部分时期，人类都生活在高度分散的小部落里，各种意义上彼此都相隔很远。传染病不可能构成严重威胁并在人类祖先的群体中扎根。因为，某种病原体如果感染某个部落，它会很快感染这个部落的所有易感者，然后就会慢慢消散，因为它没有新人可以去感染了。因此，在当时的人类演化中，这些类型的病原体不构成大问题。

随着人类开始农耕并成为城市定居者，我们的生活方式永远地改变了——疾病的种类也变了。人群的聚居创造了适合传染病滋生的土壤：突然之间就有了成百上千的感染目标。祖先们并不知道微生物的性质，甚至都没有基本的卫生知识，也没有肥皂和自来水系统，基本上毫无办法——反而是，他们的知识匮乏让事情变得更糟。

后来人类开始驯养家畜，和它们同住，常常是睡一间房，动物身上的有些病原体就也传给了人。新的生活方式非常适合这些病原体生长，让它们和人彼此适应。正因为如此，几乎所有已知的传染病，包括霍乱、天花、麻疹、流感、普通感冒等，都是在过去1万年间出现的。

这就又说到了卫生。保持卫生是预防生病的极重要措施。两百年前，我们发现了微观世界和它的许多万亿成员，开始洗手、净化饮用水、把厕所和水源隔开。我们把食物用无菌材料包裹起来并放在阴凉处，防止病原体借助食物进入我们的肠道。我们给手术用具消毒，也清洁厨具。人们经常把卫生和干净混为一谈，但你要知道，卫生追求的是在关乎健康的关键情况下，从关键的地方刻意去除潜在病原体。

卫生是真正有益于人类健康的伟大观念。这一点太重要了，我要再次重申：引起人类传染病的微生物，是相对晚近才出现的，人体和人体免疫系统并没有和它们共同演化几十万年。挺过麻疹并不会让你变得更强大，只是让你的人生难受了两个星期。要是免疫功能不太好，你还可能会死掉。危险的病原体就是这么，呃，危险。

干净的饮用水实实在在地挽救了几亿人的生命。经常洗手，好好保存食物，这些卫生措施都非常重要——和疫苗同样重要，甚至更加重要。讲究卫生也是保护自己不遭遇危险感染的重要防线，比如在全球疫情流行期间就是如此。咳嗽时用臂弯挡住嘴、经常且正确洗手、戴口罩等措施，为使用疫苗和药物等大规模干预手段赢得了时间。讲究卫生能减少抗生素的使用，自然也就缓解了抗生素耐药性的问题。它能保护体弱的人群，如老人、儿童、免疫功能不全者、接受化疗的人、遗传缺陷的人，等等。

我还是要说，措辞很重要，卫生和干净不是一回事。比如，如果认为我们把家里打扫得干干净净，赶走所有微生物，就能生活在无菌环境里，这就太离谱了。拖过地、也仔仔细细擦完厨房和浴室之后，家里还是会立刻充满各种微生物，哪怕你用了抗菌清洁产品也是一样。微生物是地球的主宰，也统治着你的家宅。

好了好了，我讲得够多了。就是说，卫生是很好的。但如果不是卫生的错，那又是什么导致了近50年来免疫失调发生率的飙升？可能有点反直觉，因为这一切还是都和微生物有关，不过微生物是以另一种方式起作用的：应该说，我们需要接触<u>无害的微生物</u>来训练免疫系统。免疫系统需要友好的玩伴，来学习什么时候要温柔和宽容。这种对人和微生物的关系更微妙的描述有好几种名称，其中<u>"老朋友"假说</u>可能最贴切，它更关注人类的演化。

人体和人体免疫系统跟那些生活在泥土里和周围植物上的微生物共同演化了几百万年。在本书开头我们说过，人体是一个生物圈，周围都是想要入侵的微小生物。但远不止如此，人体还是一套生态系统，有各种各样的微生物伴生。其中有些是人体不想要但又摆脱不了、只能学着共存的，有些不好不坏，但许多都对人有直接的好处。这些<u>共生微生物群体</u>对人的生存和健康来说，就像人体器官一样不可或缺。它们的一项重要工作就是训练免疫系统。

人刚出生时，免疫系统就好比一台新电脑。它有硬件和软件，理论上可以做许多事情。但它没有多少<u>资料</u>，也需要学习何时运行哪些程序，谁是敌人谁又可以容忍。在人幼年时，它从周围收集信息，从遇到的微生物那里收集资料。

它通过和微生物接触来收集资料，进而处理这些资料，借此完成训练。如果没有获得足够的微生物资料，免疫系统就无法充分学习，日后出现过激反应、攻击花生或花粉等无害物质的风险就会增加。

有一项著名研究可以一定程度上说明幼年期的环境会怎样塑造免疫系统。这项研究比较了两组完全不同的美国农民，一组是印第安纳州的阿米什人，另一组是南达科塔州的哈特派信徒。他们都是十八九世纪从中欧移民到美国的宗教少数群体。自那时起，他们都没有和其他人群通婚，保持了遗传上的独立性，生活方式也都受相似的强烈宗教信仰的塑造。这两群人之所以值得研究对比，是因为他们彼此基因相近，因而可以忽略遗传的影响，重点研究生活方式的差别。

阿米什人和哈特派信徒有一个巨大的区别：阿米什人践行传统农业，每个家庭都有自己的农场，饲养奶牛以及用来耕地和运输的马匹，基本上不用现代技术；哈特派信徒则生活在大规模的工业化集体农庄里，使用工业机械、吸尘器和许多其他的现代便利设施。在哈特派信徒中，哮喘和其他过敏性疾病的发病率比阿米什人高 4 倍。看来生长在城市化程度不高的环境里，对过敏有一定的保护作用。

同样可以说，少量的灰尘没有害处，还可能对健康有益。

不幸的是（你也可以觉得是幸运），现在大部分人都不再生活在农场里。现在我们周围已经没有了那些和我们共同演化的丰富的微生物生态系统。我们把自己和各种自然环境隔绝了开来。这不是单个因素的结果，而是出于好些因素的共同作用。

上个世纪，全球城市化急速发展，发达国家的绝大多数居民都生活在了城市里。尽管并非所有城市都是混凝土丛林，但远离了包括各种小生灵的自然环境，使微生物组成出现了巨大变化。从演化上看，这种改变是非常新近的，因为直到 19 世纪早期，绝大多数人口还住在乡村。同时，在过去几十年里，随着电视、互联网等一众娱乐和信息技术的出现，我们慢慢地越来越习惯大部分时间都待在室内。

在发达国家，"室内"指的是用各种加工材料建造出的人工环境，尽管这些加工材料不是完全无菌的，但它们之中的微生物和人类祖先所适应的那些完全不同，因而形成的也是迥异的生态系统。

就像我们说过的，直到不久前，人类住的房子都还取材于木头、泥巴、茅草等天然材料，材料中都是免疫系统再熟悉不过的微生物。

还有一个重要原因是我们的用药。我们的祖先不使用抗生素，更遑论滥用，因为当时没有抗生素。不是说抗生素有害，它毕竟为我们打造了一个太平世界，让我们都忘了受伤和感染有多么要命，因为我们吃点药片就不会死。但抗生素不太擅长区别有害和有益的细菌，所以也会杀死体内的共生细菌，我们的老朋友。抗生素滥用除了会导致病原体耐药问题，也极大威胁着健康的微生物组。

这个问题可能早在婴儿降生之初就出现了：现在有许多孩子是剖宫产。这样不是很理想，因为顺产时，婴儿会和母亲的阴道中、常常还有粪便中的微生物组亲密接触。出生其实是让身体和免疫系统开始适应微生物的第一步。出生方式不同的小孩，微生物组会有显著差别。

母乳喂养比过去更少，也是早期影响因素之一。母亲的胸膛皮肤上和乳汁中含有丰富多样的物质，可以滋养新生的微生物组，滋养多种细菌。过去，演化之力会确保新生儿和母亲身上那久经考验的微生物组充分密切接触。剖宫产和欠缺母乳喂养，都和过敏等免疫失调问题的高发生率有关。

从演化角度考虑，现在和过去最重要的区别之一，可能就是现代饮食中所含纤维大大少于过去。纤维是许多有益共生细菌的重要食粮，我们吃的纤维越来越少，也就意味着人体无法供养足够的益生菌。

好，总算讲完了，内容可真不少。可惜没有单独一条简单又令人满意的答案。免疫系统就是很复杂。

人类生活方式的种种改变所带来的影响，可不是一夜之间出现的。微生物环境的变迁和微生物组的发育不足，大约是在上世纪之内逐渐发生的。每一代人都比上一代人离自然环境更远一点儿，微生物组多样性也就一代比一代更贫乏，后代也只能越继承越贫乏。渐渐的，发达国家居民的微生物组平均多样性就明显降低，比起仍保有传统乡村生活方式的人来尤为明显。

所有这些因素放在一起，大概就造成了今天人类不甚理想的免疫状况。不过，只要人长大的地方能接触到更多和人类有多年交情的微生物，他的免疫系统就能发育得更好，事实上许多研究也证明了这一点。即使在发达国家，一系列研究也表明，在农村长大，特别是住在农场、经常置身户外和动物之间的孩子，免疫失调的发生率会显著降低。房子干不干净没关系，但房子周围有没有牛、有没有高矮树木、有没有四处撒欢的狗，很重要。

那我们可以从这一章得到什么启发？起码每次上完厕所要洗手；要打扫房间，但别去消毒；好好清洁厨具。

也要让孩子们去森林里玩耍。

42　如何强化免疫系统

希望现在免疫系统对你来说已经不那么神秘莫测了。它不是能量盾或激光武器那种可以被唤醒的神奇力量，而是千百亿细胞的复杂共舞，是遵循严格编排从而和谐演绎出来的动人乐章。整个过程稍有偏差，就会造成免疫功能低下或是亢进，危害人的健康乃至生存。读到现在，你已经比 99% 的人都更懂免疫学了。现在请你想想：要是可以的话，你最想增强免疫系统哪些部分的功能？

想让巨噬细胞或中性粒细胞变得更进取、更厉害吗？这意味着会有更多、更严重的发炎、发热、不适和乏力，即使你遭遇的只是轻微感染。那让自然杀伤细胞变得超强，杀灭更多的感染细胞或癌细胞怎么样？可以，不过这样的自然杀伤细胞可能太过激进，会侵蚀掉恰好在附近的健康细胞。想提振树突状细胞，让它们更频繁地激活适应性免疫系统吗？这样一点儿小危险都会大大消耗免疫系统，真碰到严重感染时却没有了丝毫保护能力。

可能这都不在话下，你还想让肥大细胞和能生成 IgE 抗体的 B 细胞变强。它们可是过敏的罪魁祸首。本来只是会让肠道轻微不适的食物，现在则会引起严重腹泻甚至过敏性休克，几分钟之内就让人丧命。这些都还不够刺激？索性放飞创意，强化免疫系统的调控功能，关闭免疫反应，让你连最温和的病原体感染都抵挡不了？

你可能已经明白我的意思了：强化免疫系统不是好主意，都是那些骗你买没用东西的人想出来的！

幸好我们不大可能真的强化免疫系统，这种风险很小，因为基本上所有你能合法买到的产品都做不到这一点！就连"强大的免疫系统"这种说法都不成立。不说别的，免疫系统应该是平衡的，处于稳态，既有一定的攻击性又能保持冷静。你需要的是把动作牢记于心的优雅舞者，而非力大如牛、四处冲撞的橄榄球员。大多数情况下，免疫系统都是在恰好发挥应有的功能。

等等，如果强化免疫系统这么复杂、危险，那为什么网上到处都是承诺能增强免疫力的产品呢？

从浸渍咖啡、蛋白粉，到采自亚马孙雨林的神奇根茎，再到维生素片，有数不清的商品能"强化"免疫系统。

事实上没人知道，哪些种类的细胞，在多少数量和怎样的活化水平下，才能让某一个人的免疫系统在最佳状况下运转。任何宣称知道的人，大概都是想要卖产品。

至少目前，没有任何科学方法能证明任何一种触手可得的产品可以强化免疫系统。而且要是有的话，不咨询医生随便吃也会很危险。

要想拥有健康的免疫系统，你最需要做的事就是平衡膳食，摄入人体所需的各种维生素和营养。原因不过是：免疫系统会不停地生成千百亿的新细胞，而这些新生细胞都需要营养才能正常工作。营养不良和免疫功能低下有很强的相关性。饥饿的人更容易感染生病，因为在这种情况下身体会不得已牺牲某些机能，免疫系统就会受累。

但只要你的饮食还比较均衡，有蔬菜水果，你就能获取让免疫系统正常工作所需的各种微量和常量营养素。滑稽的是，就连发达国家的人，特别是老人，也会缺乏微量营养素。也就是说，缺乏必需的营养和维生素，常常是因为进食不足或者饮食太过单一。只吃比萨是不健康的饮食习惯，这应该已经很清楚了。只要你吃得还比较健康，免疫系统就能维持应有的功能。

除了均衡饮食，规律运动对健康的好处也早已广为人知，即使运动量不大也有效果。人天生就是要动的，经常活动一下，可以使身体各系统、特别是心血管系统保持在较好状态。锻炼也可以直接强化免疫系统，因为它能促进体液的全身循环。简而言之，和整天躺在沙发上相比，活动、伸展、按压各身体部位，都能让体液流动得更顺畅。良好的循环也有益于免疫系统，因为这时细胞和免疫蛋白可以更快更自由地流动，从而更好地发挥作用。

不过我们能做的基本也就是这些了。

的确会有人缺乏营养，服用补剂对他们有好处，但一定要听医生的意见。人与人之间差异巨大，饮食或生活习惯的改变为何能促进或损害健康，原因又非常复杂，不可能在这样一本关于免疫系统的科普书中加以总结。我们只能接受这样的现实。

要是你担心自己缺乏维生素或其他微量元素等，应该去看医生。

这种笼统的说法可能会让很多人不满意。我们能登上月球、造出粒子加速器、设计出 980 款神奇宝贝，却不能改善免疫系统？

你可以这样想：要是你有一辆生锈的破汽车，已经当越野车开了几十年，车轴坏了，轮胎瘪了，前灯也碎了，你觉得加点特种汽油、抛个光，就能让它恢复如初吗？之前毫不爱惜造成的损伤，是无法奇迹般消除的。想让车的性能更好，跑得更久，只有好好保养——你或许猜到了，身体也是一样。

假如你想"强化"免疫系统，让免疫系统保持良好状态，就从好好照顾自己开始吧：选择健康的生活方式，由千百亿细胞共同编织的复杂免疫系统就能工作得更长久。可惜它不能永远工作，车也好，人也好，都有寿命。但更长久总归更好。关于如何强化免疫系统，起码目前，学界的观点就是这样。

讨论强化免疫系统，讨论规模数千亿美元的保健品行业中许多从业者的不实言论，似乎有些没必要；大多数人最多就是浪费些钱而已。但很不幸，有千百万人身患癌症、自身免疫性疾病等重病，对他们来说，这个话题可非常沉重；这些人往往会想尽办法减轻症状，甚至只是想活下去，他们正是保健品行业空头承诺的受害者。更有甚者，还有些患者听信谎言，放弃了正规的治疗，这些谎言或出自贪婪之辈，或也可能出自误信自然疗法的好心之人。正是因为大众对免疫系统及其机制的误解，这些关于健康和强化免疫系统的不实言论才有了生存空间。

即便是专家，试图强化人体免疫力时也要非常小心。趁此机会，我们来讲一个临床试验变灾难的故事。

过去几十年间，人们对免疫机制的了解大大提升，于是，科学家们开始去想新的办法来治疗一些阴魂不散的疾病。要是我们能操控复杂的免疫系统，岂不是会给人类种群带来莫大的好处？不过就像我们说过的，操控免疫系统非常危险。免疫系统始终在反应过强和太弱之间维持着平衡，人为干预它可能引发灾难。

TGN1412 就是一个臭名昭著的例子，它是一种灾难性的试验药物，影响超出了免疫学领域，占据了不少报纸的头条。该药物或可刺激癌症病人的 T 细胞，延长病人的寿命，而相应的试验则意在观察其副作用。

TGN1412 是一种人工抗体，可以和 T 细胞表面的 CD28 分子结合并将之激活。前面我们遇到过 CD28 分子，不过我没提它的名字；它是激活 T 细胞的必需信号之一，前面我把它描述成了树突状细胞为激活 T

细胞而给它的轻吻。

　　关于 TGN1412 的设想很简单：给 T 细胞一个人造的"吻"，将它刺激得效能更强，更易活化。就是"强化"癌症病人的免疫系统，让它们在面对癌症时更有威力。那，它确实起到了强化的作用。

　　出于安全考虑，给病人的 TGN1412，剂量只有针对猕猴（反正就是一种很可爱的小猴子）* 的有效剂量的 1/500。所以研究人员根本没指望人类志愿者会有任何反应。

　　可就在健康男性志愿者使用了 TGN1412 几分钟后，可怕的事发生了。原来，测试药物的动物模型所用的猕猴，其 T 细胞表面的 CD28 分子比人少得多，所以它们对药物的反应比预想要弱得多，这造成了一种药物很安全的错觉。另外，出于某些原因，对人类志愿者的给药速度，也比动物模型快了 10 倍。†

　　几分钟内，志愿者身上就发生了极重的"细胞因子释放综合征"，就是快速进展的细胞因子风暴。免疫细胞通常需要严格的激活机制才能活化，还有前面提到的各种保险措施，而现在，浑身上下千百亿个免疫细胞同时活化了。基本上，志愿者体内所有的 T 细胞都处于过度激发状态，释放了大量有激活作用的促炎细胞因子。细胞因子的洪流

---

* 　相关试验使用的是猕猴属的"食蟹猴"，俗称"长尾猕猴"。——编注

† 　有一点我们要在书中说明，不妨就现在说吧。看到任何提到动物模型的健康方面的头条新闻，都要当心。诚然，药物的动物试验非常重要，但动物毕竟和人不同。我们的确培育了免疫系统与人相似的小鼠，也的确会用在演化分支上距离人类不远的猴子比如猕猴来做试验，但它们仍是和人全然不同的生物。有各种各样的药对小鼠有疗效，或是可以延长小鼠的寿命，等等，但在人身上一点儿作用都没有。甚至还对人有害，更严重的会致人死亡。我们不是否定动物试验的重要性，通过构建动物模型，我们获得了无比宝贵的知识。但说到药物，一旦用在人身上，所有情况都可能不同。所以听到某种神药的新闻时，要确定一下，这则喜讯是基于人体试验，还是药物仍处于早期的动物试验阶段。

激活了更多免疫细胞，后者再释放更多的细胞因子，造成更广泛的炎症，引发了自行维系、自行升级的灾难性连锁反应。

志愿者的免疫系统被激活了，可大家对此都毫无准备。在迅猛的全身反应过程中，体液从血液中渗出，涌入各处组织，志愿者们浑身肿胀，因剧痛而扭动身体。接着他们出现了多器官衰竭，只能用仪器和大量的免疫抑制剂来维持生命。最严重的一名志愿者同时出现了心脏、肝脏和肾脏衰竭，在后来的抢救中失去了大部分脚趾和几根手指。好在全部 6 名志愿者都活了下来，在重症监护室度过了几星期后，大都顺利出院。

TGN1412 药物试验的惨痛失败，在医药研究领域引发了强烈的震动，药物人体试验的许多指南因此修改。

讲这则恐怖故事的目的是什么呢？当然不是说免疫增强剂统统都是坏主意，但我们应该从中吸取教训，使用此类药物时要考虑到它的复杂和危险性。想一想免疫系统所牵涉的大量难懂的细节和复杂的相互作用，我们就能理解操控免疫系统是一项多么艰巨的挑战。大家可别误会了：我们在这本书中是介绍了许多关于免疫系统的知识，但我还是简化了许多东西；在从事一线研究的专业免疫学家看来，我们只不过讲了一点皮毛。

我们可以把免疫系统看成一台有几千根操纵杆和几百块控制仪表的超大机器，内部有千百亿个齿轮、螺栓和闪灯在一刻不停地联动。拉动任何一根操纵杆，都能不确定会引发下游的何种反应。

现在我们知道了，即便对专家而言，提振、增强免疫系统都很复杂；对普通人来说，除了保持健康的生活方式之外，更是别无他法（要么就是不明智的）。不过有件很有意义的事是可以做的，起码可以避免损害健康。其实，有很多人都在无意中抑制自己的免疫功能。

43　免疫系统与应激

　　为了理解应激的作用和免疫系统运作的方式，我们可以回到几百万年前，人类发展史上更简朴但也更残酷的时期。为了生存，人类祖先必须应对环境施加的种种演化压力。在野外，应激往往关乎生死存亡，比如有敌人闯进了你的地盘，或是猛兽想要吃了你。

　　因此，人类祖先会对感知到的危险做出强烈反应是有好处的，行动越快，活下来的希望越大——如果判断错了，实际上没有危险，也没什么损失。要是面对潜在的危险时反应较慢或是估计错误，结果，情况确实危急，那人就很可能被什么大家伙吃掉。这样一来，不管危险的可能来源，或者叫"应激源"，是不是真实存在，能对它做出快速反应的生物，比做不到的更容易存活和繁衍。

　　经年累月，在选择压的作用下，我们的祖先变得很擅长快速识别应激源并迅速做出反应，这往往是自动过程。比如哺乳动物身上就有可以快速释放应激激素的腺体，这些激素可以加速对心脏和骨骼肌的氧气及糖分供应，让身体即刻就能有力地应对威胁。像"或战或逃"反应这样的适应性行为，节省了更多宝贵的时间，帮助祖先们在野外活了下来。因为，要是你觉得视野之内好像有狮子，比起仔细考虑一下那究竟是狮子还是看起来像狮子的灌木丛，当即拔腿就跑或是投掷长矛是更好的生存策略。

在行为适应的背景下，免疫系统会对应激状态做出响应也就很合理了。不管你是战是逃，受伤的风险都大大上升，就是说你有可能被病原体感染，这就一下子和免疫系统有了关系。所以对应激的适应，表现之一就是让各种免疫机制有些加速，有些减慢。

现在的我们可说是无比幸运，不用再按祖先们的方式生活。我们创造了文明，享有食品配送服务和舒适的住所，也把所有会吃人的大家伙清出了我们的生存空间（可惜，那些仍然想入侵人体的小家伙就不太好对付了）。虽然拥有了这么多伟大的发明，但人体却没有适应，仍在按原先的机制运转，仿佛我们仍然在热带草原上求生、经常被迫面对狮子的追赶似的。所以，哪怕现代社会食物丰足，身体仍会尽可能囤积热量；所以，在实际上需要保持冷静和清醒的情况下，身体仍会出现应激反应。逃跑不能帮你通过第二天的考试；期限临近时，你也不能真的和客户打一架（原则上你也可以，不过这样大概于事无补）。可惜我们的身体不明白这些，这种不幸的误会就造成了应激。心理应激会对免疫功能产生真实而直接的生理影响，而且很多都没有益处。

应激和免疫应答在一个极为重要的方面是相似的：在能发挥应有的作用时，应激是一套帮你解决紧迫问题的机制，问题解决后它就会消失。不过我们在现代社会遇到的应激源，性质和过去我们习惯的那些不同。过去，你要么被狮子抓住要么成功逃脱，不管是哪种结果，应激状态都会消失。不像应付考试季或者给挑剔的客户做大项目，应激状态会持续几周甚至数月。应激本来只是推动短暂的暴发性行动的机制，现在却变成了持续存在的背景噪声。

长期的慢性应激对免疫系统有什么影响呢？就和前面经常说的一样，影响很复杂。谈到应激及其对健康的影响，就会涉及抑郁、孤独、特殊的生存境况以及人们对待应激状态的不同方式。一旦涉及人的行为，事情就会变得困难又模糊：你不能简单地说慢性应激会引起自身免疫性疾病，因为情况或许甚至肯定要更加微妙。

比如说，我们知道应激状态可以是人抽烟更多的因素之一，而吸烟又是关节炎等自身免疫性疾病的一项风险因素。所以在这个部分，我们要格外小心措辞，因为这里有太多的不确定性！不考虑这些"免责声明"的话，很明显，慢性应激非常不利于健康，且与许多疾病有关。

总的说来，慢性应激会干扰身体终止炎症反应的功能，从而导致慢性炎症。前面我们说过，慢性炎症和癌症、糖尿病、心脏病及自身免疫性疾病等一系列病症的风险增高有关，同时也和全身性衰弱及高死亡率有关。慢性应激会改变辅助性 T 细胞的行为，这也很不妙，因为辅助性 T 细胞是重要的指挥，会影响其他多种免疫应答。辅助性 T 细胞可能会因此做出误判，从而导致免疫反应的失衡。

应激也会导致皮质醇等激素的释放，这些激素会抑制和关闭免疫系统，让免疫系统变弱，在很多方面都不能很好地发挥作用。身体原有的感染或疾病不再能得到有效的控制，人可能会长疱疹，等等。更严重的，原有的 HIV 感染进程会大大加快。慢性应激意味着身体会持续释放皮质醇，总体上拖累免疫系统。*最近科学家们还发现，应激和自身免疫疾病之间有很强的关联，也是肿瘤进展的众多风险因素之一。

这个潜在疾病范围没法再大了——慢性应激对免疫系统要保护的身体所有部位、所有方面都有不利影响。

---

* 　对于身体负担重的职业的从事者，如精英特种部队、职业运动员等，这尤其是个问题。这些职业的一项缺点就是，其从事者相比于普通人，皮质醇水平更高，而抗体和关键细胞因子的水平更低。

如果你还在寻找强化免疫系统的办法，那么，消除生活中的应激源，呵护自身心理健康，就是你马上可以做的实实在在的事。这个建议听上去好像没意义，因为它显而易见，但是，心态和健康的确有非常真切的联系。帮助人们活得快乐、充实，减少抑郁和应激状态，很可能对社会整体的健康水平有相当大的促进。

44　免疫系统与癌症

对许多人来说，癌症很可能是最可怕的疾病，甚至提到这个词都会唤起一些人的恐惧。它是身体对你最大的背叛：你自己的细胞决心不再做你身体的一部分。

简而言之，癌症就是某些部位的细胞开始不受控制地生长和增殖。癌症可以分成两种，一种发生于肺、肌肉、大脑、骨骼或性器官等实质性器官当中，形成肿瘤。你可以把它们想象成细胞形成了一个独立的村落并且进一步扩张发展成了身体大陆上的一个大都市。

顾名思义，"肿瘤"本来只是说"肿"；就像身体各部位也会肿一样，肿瘤也不一定会要命。有所谓的"良性肿瘤"，它和癌症这个糊涂近亲颇有相似之处。二者的主要区别在于，良性肿瘤不会像癌细胞一样侵犯其他的组织和器官，而是基本局限在某个部位，形成一个瘤子。此类肿瘤的预后都很好，通常只需观察即可，不用切除甚至不用治疗。但有时候良性肿瘤也可能危及生命，比如长得太大，压迫大脑等器官，或是影响血管、神经等重要系统。这时，医生一般会尽量在不损伤周围组织的情况下切除肿瘤。是的，长肿瘤确实很倒霉，不过如果一定要长的话，就长良性肿瘤好了。

和长成肿瘤的实体癌不同，还有非实体癌，它们往往起源于骨髓，会影响血液、骨髓、淋巴液、淋巴系统这些"液体"部分。此时，患者的血管系统、淋巴系统这些高速路上，会挤满大量无用的癌细胞，从而不堪重负（非实体癌也是由癌细胞构成的，自身并非液态）。这类癌症往往被统称为"白血病"，或者"血癌"。

基本上，所有的组织和细胞都有可能癌变。既然人体是由许多种不同的细胞构成，所以癌症不是一种，而是有几百种。每种癌症都不一样，各有其危害性。有些癌症进展缓慢，可以有效治疗，有些则来势汹汹，恶性程度很高。在世的人中，有近 1/4 会在一生中患癌，1/6 的人会死于癌症。所以基本上，每个人早晚都会认识某个癌症患者。

尽管癌症会严重伤害身体，癌细胞却并非十恶不赦。它们并不想要伤害你。实际上它们什么都不想要。就像我们讲过的，细胞就是受程序控制的蛋白质机器人儿，只是会不幸地损坏、堕落。

或者不是细胞的问题，而是程序出了错。我们长话短说：DNA 携带着生命的编码，含有蛋白质和细胞构件的合成指令。这些指令会从 DNA 中被复制、转录进蛋白质合成工厂"核糖体"，在这里形成蛋白质。不同蛋白质有不同的数量和生产周期，这使得细胞可以行使一系列功能，如维持细胞自身代谢、对刺激做出反应及其他一些行为。

这个过程对生命非常关键，一旦遗传编码受损，会引起连锁反应。比如蛋白合成得不正确，合成得太多或太少，等等，都会影响细胞的表现。DNA 的这些改变叫"突变"——尽管这个词容易引起联想，但指的基本就是遗传编码有少许变动。人体的 DNA 每时每刻都在受损和改变，平均每个细胞的遗传编码每天都会受几万次损伤，也就是说，一个人每天都会承受总共数亿亿次的微小突变。这听起来吓人，实际上倒也还好，因为几乎所有突变都会很快被修复，或者并不构成问题。因此大部分累积的突变不会造成什么后果。

但这些损伤还是会随着生命的进展和细胞的增殖而慢慢累积起来。还记得上学的时候，老师发的那些复印效果很差的习题纸吗？字迹的边缘都有点糊了。要是把复印件的复印件拿去复印会怎么样？一遍遍地印，一年年甚至几十年地印。也许某天有根头发落在了复印机上，或者文档边角磨损了，这些错误都会成为新复印件的一部分，并且留在后续所有的复印件上。

此类细胞损伤就发生在基本生命过程中，在细胞的分裂和维持人体运转的过程中，没有任何特殊的原因、理由，就是概率和坏运气。许多生活方式会损伤基因编码，增加患癌风险，如抽烟、喝酒、肥胖、接触石棉等致癌物，或只是不涂防晒霜在烈日下暴晒等等。[*]

总的来说，患癌的最简单办法就是活得足够久。从统计上讲，一个人不可能一辈子毫无癌变，哪怕最后他并非死于癌症。

---

* 有种迷思认为，得了癌症要活下来，心态很重要，想法大概是：一个人如果心态积极，就可以激活免疫系统的神奇力量，战胜疾病；相反，消极态度会产生反面效果，不利于身体对抗癌症，甚至可能就是癌症的成因。不管心态决定癌症生存率这种说法最初从何而来，经过几十年的研究，科学家们已然清楚地发现，心态对癌症生存率肯定毫无影响。无论你是否积极乐观，免疫系统的抗癌能力都不会奇迹般地变强或变弱。然而，这种迷思还在不断深入人心，因为它符合自强、自主的文化需要，得到了许多好心人的宣扬。

除了没有确凿的科学证据能够证明两者的关系以外，我们也不该跟癌症患者说他们的心态很重要、他们要保持心态积极，因为这样有两个后果：

一方面，它把好转、存活的责任推给了病人。它暗含着，如果你没有战胜病魔，而面临了最坏的结果，那是你自己的过错。要是你能更积极乐观一些，不管你的实际感受有多糟糕，你都能拯救自己。对那些与癌症做斗争的病人来说，这是非常不公平的负担。

另一方面，化疗、手术、放疗都很痛苦。告诉病人你要心态积极才能好起来，实际上是不让病人表达真实的感受。而表达真实的痛苦、得到倾听和关爱是非常重要的，这能帮你缓解恐惧和必经的痛苦治疗带来的强烈负面情绪。更积极乐观地面对生活和生活中的挑战，会让生活更美好，这和生不生病没有关系——有更多良好、乐观的感受，感觉当然更好，这能减少应激，从而减少对免疫系统的负面影响。生病时保持积极的心态是好事。研究表明，癌症治疗期间，保持积极的心态对精神健康有益，可以缓解治疗的痛苦体验，这在化疗期间可说是意义重大。

细胞要发展成癌症，必须发生适当的突变，使得联合抑制癌症的三种不同机制都失效。

第一种关键突变发生在"癌基因"中，这种基因监控着癌细胞的生长和增殖。比如，当你处在胚胎期，还只是一小团细胞时，有些癌基因的表达就非常活跃。一颗受精卵要在短短几个月之内变成万亿级的细胞，就必须要快速地分裂和生长，最终发育成一个小小人体。当胚胎发育充分，足以形成小人儿后，这些能引起快速增殖的基因就会关闭。几年或几十年后，当某个突变重新开启了这些癌基因时，"堕落"的细胞就会开始快速分裂增殖，就像受精卵在子宫内变成人体那样。所以第一个突变就是：快速增长。

第二种关键的突变要发生在修复遗传编码损伤的基因上，这种基因被恰当地叫作"肿瘤抑制基因"。这种基因能提供保护和控制机制，不停地扫描 DNA，看有没有异常和复制错误，一旦发现，马上修正。如果此类基因恶变或出现故障，细胞基本就失去了自我修复的能力。

不过只有这两种突变还不够。

细胞在自身遗传编码严重受损、可能癌变时，往往会有所察觉。要是发现及时，它们就会启动自毁程序，自行了断。所以第三组必须"堕落"的，是能让细胞通过凋亡而有序自毁的基因。我们已经讲了好几次"凋亡"，大部分细胞都是这样死去的。它是细胞持续的自我再循环过程，可以避免细胞长期下来累积太多错误。

一旦细胞失去适时自毁的能力，无法修复遗传编码中自然累积下的错误，并且开始无限制地生长，它们就会癌变并产生威胁。当然我们对这个过程是有所简化的。三套机制中的某一个突变是不够引起癌变的，必须要三套机制中的多个基因都发生了恶变。但这只是癌症发病的基本原理。

某种意义上，一旦这些损伤累积起来，某个细胞变成了癌细胞，它就变成了别的东西。一种既古老又陌生的东西。几十亿年前，演化把细胞打造得可以自我优化，能在恶劣的环境中存活并茁壮成长。它们互相争夺空间和资源，直到涌现出了一种激动人心的全新生命形式：合作。这种合作使细胞的分工和特化成为可能，细胞们作为一个整体变得更为成功。但合作也需要牺牲。一个多细胞的有机体要生存，集体的团结和利益比单个细胞的存活更重要。

癌细胞逆转了这个过程，它不再是这个集体的一部分，而是某种意义上又变回了个体。原则上，这样也没问题。少数细胞自行其是，身体是能应付的，甚至可以和它们和谐共处。问题是，癌细胞往往贪得无厌，会不断地分裂再分裂，直到再变成一团集体，宛如身体里的一个新生物。它既是你的一部分，又完全不是你。它夺走你的身体所必需的营养，破坏原本从属的器官，抢夺你的生存空间。

你或许觉得，演化早就该让这种恶变绝迹，但因为人一般是过了生育年龄才得癌症，所以发展、优化对抗癌症的机制，没有什么演化上的好处。2017 年，死于癌症的人当中，只有 12% 年龄在 50 岁以下。所以你要是幸运地活到了老年，体内基本上会有一定量的癌细胞，只是可能在这些癌细胞有机会大发展以前，你已经因其他情况而死了。

因为癌症是持续的风险和既有的生存威胁，所以一般而言，人体——或者更准确地说，免疫系统——其实很擅长对付它。几乎可以肯定，就在你读这最后几章的时候，你的免疫细胞就干掉了体内某处的一批癌细胞。

在你的一生中，有些癌细胞可能长成小肿瘤，但最后会被免疫系统清除。说不定当下就在发生这样的事，只是你毫不知情。所以你可以放心，体内长出来的癌细胞，绝大部分都会在不知不觉中被消灭掉。

这固然很好，但我们关心的不是 99.99% 的正常情况，而是那 0.01% 的可能：免疫系统落败，新生癌细胞长成了威胁生命的真正肿瘤。

让我们来了解一下"肿瘤免疫编辑"，免疫系统和癌细胞之间的拉锯、较量。总的说来，它分为下面几个阶段：

1. 免疫清除阶段

现在恭喜你，你身体里有了真正的癌细胞。它不能再监控并修复自身的遗传编码，也不再能自毁，已经失去约束，开始快速增殖，每复制一代就发生更多的突变。情况不妙，但也不糟。

在几周之中，这个癌细胞疯狂地自我克隆，先是生成了几千继而几万个拷贝，形成一块儿微微小的癌组织。这番快速生长需要大量的养分，所以这颗迷你肿瘤开始偷取身体的营养，方法是指挥生成专为自己供血的血管。于是，癌细胞的自私行为就对身体造成了损害，周围的健康体细胞因为缺乏营养开始死去。

不过我们前面讲过，普通细胞的非正常死亡会引来关注，它会引发炎症，让免疫系统高度警觉。

为了说明这个过程，我们可以设想一幅场景：假设有一群布鲁克林的居民不想再当纽约人，要在原来的地方成立一个名叫"肿瘤城"（这名字挺含蓄吧哈哈）的新定居点。

肿瘤城的市议会雄心勃勃，要打造一个惊艳的城镇中心，于是订购了大量的钢筋、水泥、预制板、石膏板等建材，就在布鲁克林的原址开始兴建新的公寓楼、便利店和工商业。当然了，这些楼宇、建筑都不是按照规范来修建的——它们缺乏规划、质量很差、歪歪扭扭、边缘毛糙，不但丑陋不堪，而且颇有安全隐患。修建过程也全无逻辑可言，楼就修在道路中间，耸立在休闲空地和现有设施之上。为连接新建筑，原有街区或是要拆除，或是要叠床架屋，好为新公路让道，把纽约的车流人流引来肿瘤城。许多布鲁克林的老居民就被困在了里面。老奶奶们的家被墙体围住，无法出门买吃的，开始挨饿。

情况持续了一段时间，直到有一天，因为有大量投诉说老奶奶的尸体发出了恶臭，于是纽约市房屋检查员和警察赶来调查施工人员。

我们把这番景象带回人体内部。癌组织的疯狂生长带来的骚乱引起了免疫细胞的注意，其中的第一批，即巨噬细胞和自然杀伤细胞，会赶到肿瘤所在部位并发起进攻：它们想看看到底发生了什么。癌细胞的一项标志就是，它们会展现出"异常"迹象，比如细胞膜上没有展示窗，或者只有很多应激分子。这样的话，自然杀伤细胞会马上开始工作，杀死癌细胞，释放细胞因子，引发更广泛的炎症，而巨噬细胞则开始清理尸体。

自然杀伤细胞释放的信号也让树突状细胞意识到了危险的存在，后者也被激活为紧急状态。它们采集死亡癌细胞的样本，激活淋巴结中的辅助性 T 细胞和杀伤性 T 细胞。你大概会纳闷，既然癌细胞是身体的一部分，适应性免疫系统怎么会有针对癌细胞的武器呢？

就像我们前面说过的，癌细胞总会有一些特定的基因恶变，从而导致蛋白质的异常。一些适应性免疫细胞有能与这些蛋白结合的受体。不过等适应性免疫细胞赶到时，肿瘤反正已经发展成了几十万个细胞，但事情即将出现转机。T 细胞开始抑制新生血管的生长，彻底饿死了许多癌细胞，或者至少让肿瘤极难继续生长。这就好比房屋检查员在肿瘤城设立路障，阻止人流和资源进入这座违建的新城。

杀伤性 T 细胞会扫描肿瘤细胞的展示窗，一旦找到不该出现的异常蛋白质，就会命令细胞自毁。自然杀伤细胞会杀死那些隐藏了 MHC

分子窗口的癌细胞。癌细胞无处躲藏，也无法从血液中获取新鲜的养分，肿瘤于是开始塌缩。数十万癌细胞死亡，尸横遍野。癌细胞的残骸会被巨噬细胞清理、吞食。就像纽约市下令拆除违规建筑那样，免疫系统也会碾碎不该长的肿瘤——除非发生了一些意外。

2. 平衡阶段

眼看战斗即将结束，但自然选择机制阻碍了免疫细胞大获全胜。免疫系统一开始的反应非常有效。免疫细胞杀死了那些好心公示自己情况很不妙的癌细胞——细胞就是这样设计的，它们要能在自己坏掉的时候报信，这其实是细胞还没有完全堕落的表现。通常情况下这样就够了，肿瘤会被清除掉。

不过要是事态进展不顺利，癌细胞就有机会进一步恶变，有点儿像我们前面讲过的病毒。随着癌细胞快速疯狂的增殖，其遗传编码有更多的机会出现新错误，而它们的自我修复机制又早已损坏。

癌细胞活得越久，增殖越多，获得新突变的机会就越大，这些突变能让它们更善于躲藏，不被免疫系统发现。演化就是这样，免疫系统尽力摧毁癌组织，同时就是在选择生存能力最强的癌细胞。最后，几十万甚至几百万癌细胞死了，但仍有一个癌细胞活了下来，而且找到了有效反击的办法。

比如癌细胞要保护自己不被免疫系统攻击，有一个巧妙又恐怖的方法：干扰杀伤性 T 细胞和自然杀伤细胞上的"抑制受体"。顾名思义，这种受体会"抑制"免疫细胞的杀戮。它们就像某种关停按钮，可以在杀手细胞攻击并杀死细胞前令其失活——从原理上说，这可是个好主意。我们一再提到，免疫系统威力很大，必须有阻止其反应过激的机制，因此抑制受体在免疫系统的复杂配合中有重要作用。很不幸，癌细胞可以发生某种突变，让杀手细胞失活。

现在能抑制免疫系统的癌细胞出现了。于是，新的肿瘤开始生长，再次生成了成千上万个不断变异、突变的新癌细胞。

3. 逃逸阶段

经免疫系统锤炼而成的新癌细胞，才是最终引起大问题的罪魁祸首。它们竟然对免疫系统有了免疫力！它们不会表现出内里的异常，不会释放太多引起身体警觉的信号，就安静地藏在众目睽睽之下。它们释放恶意信号，主动关闭了免疫系统。它们还会越长越大。随着肿瘤的增长，它又开始造成健康组织的死亡，并再次引起注意——但这一回它可不好对付了。现在就到了肿瘤免疫编辑的第三个阶段：逃逸。

癌细胞开始打造自己的世界，形成"肿瘤微环境"。

还是用布鲁克林的肿瘤城来打比方的话，我们会发现，这次情况已经大不相同。市议会重建了肿瘤城，而且这一次它们还伪造了所有的许可文件，骗过了房屋检查员。检查员不再能下令拆毁不断扩张的肿瘤城，于是它开始缓慢地接管原来的城市。癌细胞们竖起了新的路障，让检查员无法进入这些快速扩张的非法定居点来检查伪造文件的真伪。可以说，它们建起了免疫细胞难以穿越的边境地带。

如果这一切都实现了，癌症就基本上成功驯服了免疫系统并取得了胜利。免疫系统的攻击方式悉数关停，唯有癌细胞肆无忌惮地生长。如果不做治疗，最终这些优化后的新癌细胞会变得有"转移性"，即想去探索天下，扩散进其他的组织和器官，继续生长。一旦转移到肺、大脑或肝脏这些重要器官，身体这台精密又复杂的机器就会开始崩坏。

就好比每天往汽车发动机里加装一些没用的零件，车是还可以跑一段时间，但总有一天发动机会无法启动。癌症最后就是这样取人性命的。肿瘤侵占大量空间、窃取大量营养，让你真正的身体再无正常运转的余地，受累器官只得关停。简而言之，癌症就是这样打败了免疫系统。不过，正如我们在本书最后一章要讨论的，免疫系统或许也正是战胜癌症或减轻其恶性程度的关键。

但既然这里已经讲到了癌症，我们就来看看什么行为会增加癌症风险，也了解一下免疫系统的相关作用。

题外话　免疫系统与吸烟

空气污染是一个严峻的问题，每年有多达 500 万人因此而死，但漫步城市街头时从空气中吸入的污染物，完全无法和抽一根烟而吸入的有害物质相提并论。你可能知道吸烟很不健康，因为这会让"哪里哪里得癌"，但还远不止于此！对于和免疫系统密切相关的许多方面，吸烟都有不利影响。简而言之，吸烟会破坏让你不生病、不患癌的保护机制，同时增加了感染和细胞癌变的风险。

香烟烟雾中含有 4000 多种不同的化学物质，其中许多有不为人知的特性，且彼此会相互作用。不过我们很确定，尼古丁，这种导致吸烟成瘾的神秘又邪恶的物质，会抑制免疫系统，让免疫细胞行动迟缓、效率低下。这种影响主要发生在呼吸道，特别是肺部——这很正常，因为烟雾最后都吸进了肺里。那么尼古丁具体是怎样产生恶果的呢？

首先，它会影响前面我们简单提过的"肺泡巨噬细胞"。它们当然也属于巨噬细胞，只是更不容易活化，主要在肺部表面巡逻，清除垃圾和偶然出现的病原体。吸烟者肺部的肺泡巨噬细胞，比不吸烟者多得多。这很好理解，香烟烟雾中带有大量的微粒和焦油等有害物质，需要不断清理。但持续地接触尼古丁，让这些本就偏柔和的巨噬细胞变得更不活跃。它们不只是冷静，而是持续地疲惫和迟缓。它们请求增援的能力会下降，杀敌过程也更艰难。另外，这些功能失常的巨噬细胞还会时不时分泌一些溶解肺组织的化学物质，造成误伤。

要是时间足够长，这些久经尼古丁渐染的巨噬细胞会造成大面积肺损伤，生成瘢痕组织。如果这还不够明白，那我这样说吧：瘢痕组织会损害你的肺功能。肺里面的损伤也会连带着引发炎症，后者会激活更多免疫细胞，导致更重的损伤。

还有一种关键的细胞会受吸烟的严重抑制，变得不够活跃，那就是自然杀伤细胞。前面我们就讲过，它们是对抗新生癌细胞的主力之一。据信，这也和吸烟者的肺癌发病率更高有关。这也很好理解：一方面，吸烟者的肺部充满了大量的有毒致癌物，尼古丁又使得免疫系统攻击肺组织，形成损伤；另一方面，原本要杀死癌细胞的免疫细胞也不能有效地发挥作用。

那吸烟对适应性免疫系统有什么影响呢？尽管常吸烟的人在全身血液中有更多的免疫细胞，但这些细胞的效能似乎不强：他们的活化 T 细胞更难增殖，行动也更迟缓。吸烟者体液中的抗体衰减得更快，因此适应性免疫系统的总体功能是大大减弱的，这也是流感等感染对吸烟者来说更为致命的原因。

不过有一个例外：吸烟者的"自身抗体"，就是能引起某些自身免疫性疾病的那些抗体，会明显增加。简而言之，吸烟者的免疫系统会对身体做更多坏事，同时拒敌、求援和阻止入侵扩散的能力又有所下降。另外，吸烟者的伤口也更难恢复，因为其免疫系统受了抑制，无法充分促进伤口愈合。就算你现在马上就戒烟，免疫系统仍会在此后的一

癌　症

一个癌细胞疯狂地自我克隆，形成了一颗迷你肿瘤。自然杀伤细胞开始干预，消灭初生癌细胞，巨噬细胞则清理死去癌细胞的残骸。树突状细胞采集样本，激活辅助性和杀伤性T细胞。可危险还没有结束……

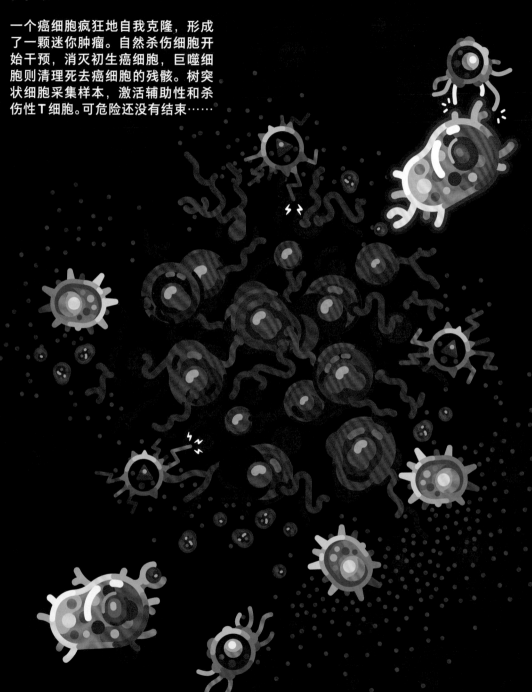

周甚至数月中处于抑制状态，所以戒烟越早越好。

但要说吸烟全无好处也是不客观的，世界毕竟不是非黑即白的：免疫系统受抑制，有时也可能是好事。炎症是一柄双刃剑，它对于生存而言不可或缺，但同时也很伤身体。吸烟者更少患炎性疾病，这单纯是因为炎症反应被调低了，毕竟免疫系统已经迟缓得像吃了甜食的蜗牛了。所以，在患有溃疡性结肠炎等自身免疫性疾病的情况下，吸烟有一定程度的保护作用。

但下回试图说服你妈妈你就应该继续抽烟的时候，别拿这个当理由：总的来说，尽管吸烟对某些疾病有一些抵御作用，但它同时也大大增加了患许多其他疾病的风险。这点微不足道的好处可抵不过那么一大堆坏处。这里我们很应该打个比方，来说明为了避开某些疾病而去抽烟是有多么愚蠢，不过其实，这种行为本身就是因小失大的好例子。为了提升一点点免患炎性疾病的概率而去吸烟，实在愚不可及。

45　新冠疫情

　　免疫系统一直关乎着人类的集体健康和福祉，但只要健康状况还凑合，人就很容易忽视生命的这个方面。然而，一场突如其来的疫情以超乎想象的方式扰乱了公共和私人生活，改变了一切。免疫学的措辞和观念突然变成了人们经常谈论的内容。

　　写这本书的时候，新型冠状病毒疫情仍在肆虐，还有许多问题悬而未决。全球无数科学家还在开展大量的研究，未来几年我们的相关知识会大大增加。某种意义上，现在写一本讲免疫系统的书，是最好也是最坏的时间：最好是因为，有更多的人可能想了解身体内部究竟发生了什么，身体会怎样应对疾病；最坏是因为，要是能对 COVID-19做出全面解读该有多好，但目前还做不到，还有大量科研正在进行。

　　不过我觉得，讲一讲新冠病毒总归还是有意义的。因为令人欣慰的是，免疫学家对新冠病毒的基本特点，以及它给人类已然造成了怎样的伤害，已经有了可靠的理解。但首先我们要定义一下想聊的内容。

　　在疫情初始阶段，这种名为"严重急性呼吸综合征冠状病毒 2"（SARS-2）的病毒，被世界一些地方的公众径直叫作"冠状病毒"。这种叫法是有问题的，因为冠状病毒是一类病毒的统称，而非某一种病毒。当时疫情传播得太快，我们错过了给这一种冠状病毒起一个独特、恰当的名字的机会。尽管我在书里经常抱怨科学家们给免疫系统各成员取的名字，但这次的事真不能怪他们，因为他们想必都忙得焦头烂额。在突发紧急情况下，什么能用就用什么，这也无可厚非。

冠状病毒有许多种类，能力各不相同。大部分主要感染哺乳动物的呼吸系统，比如蝙蝠的，还有（很不幸）我们人类的，等等。

能感染人类的有好几种不同的冠状病毒。比如 15% 的普通感冒即由某种冠状病毒引起。*冠状病毒已经和人类共存了许多年，正在读这句话的读者当中，许多人的血液里都流着针对某种冠状病毒的抗体。

过去几十年中也出现过高危的冠状病毒疫情，比如 SARS 病毒。这种在 21 世纪初引起严重呼吸系统疾病的病毒（后发现其自然宿主是菊头蝠），在全球造成了 8000 多人感染，900 多人死亡，病死率接近11%，已经相当高了。

几年之后又暴发了一次严重的冠状病毒疫情。它起源于中东地区，被称为"中东呼吸综合征"（MERS）。它比 SARS 更致命。尽管感染人数只有 2500 人左右，却有超过 1/3 的感染者死亡，死亡率高达可怕的34%。这两种冠状病毒都没能形成真正的全球性大流行；考虑到两者惊人的高死亡率，我们应该为此感到庆幸。

2019 年末，出现了又一种冠状病毒，终结了人类在冠状病毒方面的好运，它的传染性比前两种冠状病毒强得多，但致死性也弱得多。多亏 SARS 和 MERS，科学家们才能在全球疫情暴发前有足够的时间来了解高危冠状病毒的感染机制。

现阶段我们无法非常确切地描述，患 COVID-19 期间身体会发生什么，因为这和病人自身有很大关系。许多报道都指出，大部分感染者

---

* 如人冠状病毒 HCoV-229E 及 NL63 等。——编注

没有症状或者只有轻微症状，只有少数人会变成重症，需要住院治疗，因感染而死的人就更少了。如果某种疾病在不同人身上表现出来的轻重程度差异很大，那原因往往就在于患者的免疫系统及其对感染的反应情况。此外，COVID-19 感染的进展很复杂，人们一直都有新的发现。这使我们很难对它做出详尽的解说，否则这一章很快就会过时。所以我们只讨论已知的内容，最多就是科学家们很确信的内容。

有些人感染新冠病毒后，尽管能传给他人，自己却全无症状。有 80% 的感染者有轻微症状，虽是轻症，但对许多人来说也很难受了。这里，"轻"只是说不需要住院治疗。感染早期的一个迹象往往是嗅觉甚至味觉的丧失——这对生活质量的影响比多数人设想的大得多，直至患病，人们才意识到这一点。多数人的嗅觉和味觉要几星期后才开始恢复。因为病毒存在的时间还不够长，我们还不能确定完全恢复这些感觉需要多久。

除此以外，多数轻症病例都会有发热、咳嗽、咽痛、头痛、浑身酸痛和乏力等流感样症状。甚至在感染几个月之后，有些人还会有持续疲劳、无法集中注意力、肺活量下降等症状。

关于新冠病毒病对患者的影响、特别是长期影响，我们仍然有许多不了解的地方。现阶段我们还不知道新冠疫情是否会造成不可逆的伤害。在更凶险的 SARS 和 MERS 疫情中，患者肺部的生理改变要至少 5 年才能恢复正常。新冠病毒到底是怎样造成破坏的，为什么对某些人来说会如此致命？

这种病毒针对的是 ACE2 这种很特殊又很重要的受体。这种受体有一些关键的功能，尤其和调节血压有关，这意味着体内很多细胞都有这种受体，都可能因此感染。你可能猜到鼻腔和肺部的上皮细胞有大量这种受体了吧，一点没错。对新冠病毒来说，肺就好比大片大片的免费房产。

不过，拥有 ACE2 受体的细胞，也同样位于全身多处组织和器官，如血管（包括毛细血管）、心脏、肠道和肾脏等等。这些地方都有 ACE2 受体。前面我们讲过，面对病毒感染，身体的首要反应就是发起化学战，主要包含三方面事项：干扰素干扰并减慢病毒的复制，其他细胞因子会引发炎症，并惊醒其他免疫细胞。

新冠病毒之所以这么危险，原因之一就是它能终止（或严重延迟）干扰素的释放，但同时被感染的细胞仍然可以释放各种各样的细胞因子，引发炎症，惊动免疫系统。于是，病毒就可以感染大量的细胞，并且不受拖累地快速扩散，同时引起广泛的炎症反应，激活免疫细胞，后者又会引发更重的炎症。*

对许多人来说，危险正在于此。大量的炎症和活化的免疫细胞会严重损伤肺部——你可能还记得，我们讲过，肺部的免疫细胞一般都很小心，因为肺组织非常娇嫩。没有了干扰素的抑制，病毒就能不受限制地增殖，而此时炎症已经在造成损伤。

随着成百上千万的上皮细胞死去，突然间，起保护作用的上皮层就消失了，使得肺泡，这一堆在身体内外交界处真正负责气体交换的小气囊，都裸露了出来，并会在随后的战斗受伤中甚至死亡。

如果发展到了这个地步，许多危重的病人就需要进行"机械通气"

---

*　呼应一下前面讲过的内容。有些人在感染新冠病毒后，身体能更好地应对，原因之一在于基因的差别、MHC 分子或 Toll 样受体的不同，会使各人的免疫系统有少许差异。在对抗病毒时，有些人的免疫系统就是表现会更出色，而有些人的就会很糟糕。媒体有报道一些年轻人、健康人在遭遇 COVID-19 后表现出重症甚至死去，这就和免疫功能的因人而异有部分关系。不到真正面临考验的时候，我们永远不知道各人的免疫系统到底擅长什么。

了，说直白点儿就是"插根管子到肺里"，这当然为细菌长驱直入肺脏深处提供了一个绝佳的机会，此时肺部的免疫系统早就已经不堪重负，有大片的肺组织可供占领。情况可能急剧恶化。倒霉的病人可能并发严重的细菌感染，这些细菌会喜出望外地进入肺的深处。随着细菌的增殖，免疫系统也只得响应新的威胁，调兵遣将，派更多的巨噬细胞和中性粒细胞执行任务：吐出酸液，引发更广泛的炎症和损伤。

你发现其中的规律了吗？刺激导致活化，活化又引发更多刺激，再导致更广泛的活化。这是一个可怕的恶性循环，常常造成致命后果。大面积的肺部炎症真的会在组织上撕出空洞，造成不可逆的损伤，在身体急速愈合的过程中留下瘢痕。许多幸存者都有永久性的肺功能损伤，这意味着他们会出现呼吸困难和活动能力的下降。

很多人可能也是在这种语境下第一次听说了"细胞因子风暴"，这是指各种免疫信号都给出了极为过度的反应和刺激，而通常情况下免疫系统都会小心地确保所用信号的量刚好能满足需求。

而且，感染还没有清除，所以还有更多坏消息：咆哮的细胞因子风暴还可能影响到另一套关键的身体系统。在 COVID-19 的许多重症患者身上，会出现"凝血级联"反应，即血液中负责让伤口愈合的成分会被激活，并在血管中凝结，导致器官缺氧。体内供氧不足的同时，肺部充满液体也使呼吸变得愈加困难。凝血也会引起一系列我们熟知的后果，如中风、心肌梗死等。

许多原本就有基础疾病的人，尤难承受这样的损伤。风险因素包括但不限于糖尿病、心脏病、高血压、肥胖等。* 另外，许多老年人本

---

* 肥胖之所以会严重影响健康，原因之一是脂肪组织会产生大量炎性细胞因子。即使一切正常，肥胖者体内都有大量的炎症信号。在感染新冠病毒时，他们的初始状态更差一些，

来免疫功能就弱，生成干扰素的能力不强，更容易被新冠病毒抑制。这就是死亡多见于老人和有基础疾病的患者身上的原因。但别误会，还是有很多年轻、健康的人死于 COVID-19。这主要看运气，以及免疫系统应对挑战的能力。

　　这一章我们就讲到这儿吧。当我写这句话的时候，全世界的人已经开始接种新冠疫苗。要是走运的话，在你读到这句话时，我们的生活应该开始恢复正常了。不管怎样，新冠疫情可以让我们清楚地意识到免疫系统何等重要，以及为什么加深对它的了解可以让更多人受益。

体内炎症水平比常人更高。

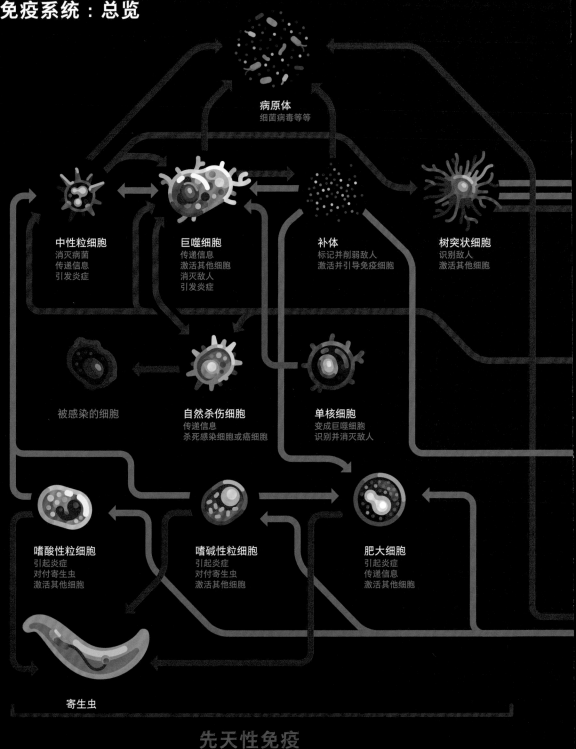

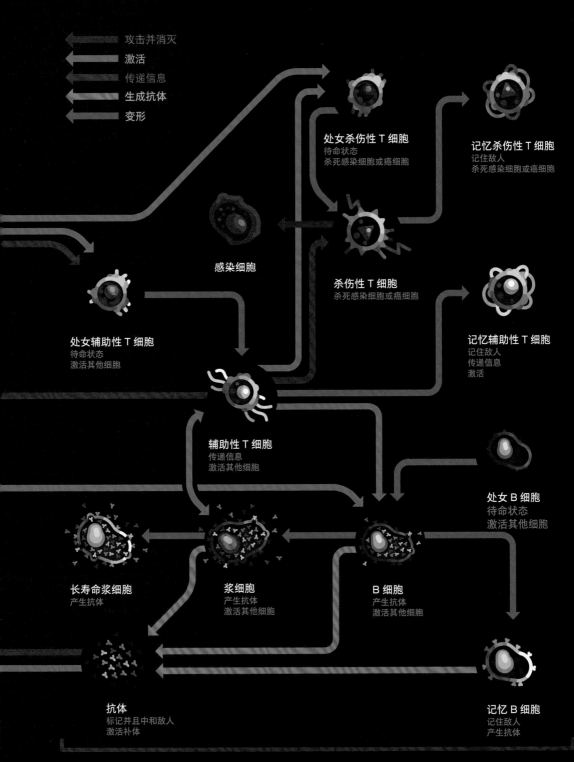

攻击并消灭
激活
传递信息
生成抗体
变形

处女杀伤性 T 细胞
待命状态
杀死感染细胞或癌细胞

记忆杀伤性 T 细胞
记住敌人
杀死感染细胞或癌细胞

感染细胞

杀伤性 T 细胞
杀死感染细胞或癌细胞

记忆辅助性 T 细胞
记住敌人
传递信息
激活

处女辅助性 T 细胞
待命状态
激活其他细胞

辅助性 T 细胞
传递信息
激活其他细胞

处女 B 细胞
待命状态
激活其他细胞

长寿命浆细胞
产生抗体

浆细胞
产生抗体
激活其他细胞

B 细胞
产生抗体
激活其他细胞

抗体
标记并且中和敌人
激活补体

记忆 B 细胞
记住敌人
产生抗体

适应性免疫

结　语

和任何一段美妙的旅行一样，抵达与启程同样重要。在本书中，我们见识了许多许多东西，认识了许多互相交织的复杂系统。我们学习了皮肤、黏膜等人体的各种表面，人体的内部和外部，以及它们共同形成的错综复杂的防御网。我们了解了体内形形色色的战士，像多数时候都很平静的"黑犀牛"巨噬细胞，拿着机关枪的"疯狂黑猩猩"中性粒细胞，等等。

我们讲述了受伤时免疫系统是怎样迅速做出反应的，复杂系统的各个组成部分又是怎样互相合作、跨越了对微小的细胞来说无比遥远的距离并组织起有效进攻的。

我们见证了冷酷无情而又有着强大破坏力的病毒是怎样对身体内部发起偷袭的。我们探讨了免疫系统是如何记住曾经的战斗而我们又可以怎样帮助它。我们讨论了免疫系统没有发挥应有功能或者功能亢进引起疾病时会怎样。尽管有时我们已经讲得比较深入，但仍有那么多神奇的地方和系统来不及探索。不过要是你已经读到了这一页，你应该对你的身体和一些从没想过的重要的事情有了相当程度的了解。

免疫系统很烦人的一点是你必须要同时了解很多相关知识后整个系统才变得有意义，才会展示出它真正的美。要是你知道了巨噬细胞、

309

MHC 分子、细胞因子、T 细胞受体、淋巴系统和抗体，它们就会共同形成一个巧妙复杂的系统，既充满逻辑又令人惊叹。

然而刚开始是非常艰难的，免疫系统本身就设计得非常复杂难懂。我再三吐槽过免疫学的术语很艰深难记，希望你看的时候觉得好笑，不过对我来说可一点都不好玩。为写书做准备的时候我只能用新生的速度来看免疫学教材和试卷，这样我才能勉强看懂。免疫学要是能采用更简洁明了的语言并且试着让大众更容易看懂，将会大大有助于这一学科的发展，且远大于其他学科。说到底免疫学的确是最有魅力的学科之一。

你可以在科学的海洋里畅游，那里有众多的选择。在流行文化中看似更宏大的话题和领域是最受欢迎的。比如关于浩瀚无边、蕴含着黑洞和庞大星体的宇宙的纪录片和科普书籍就很畅销。宇宙很吸引人，但是它并不比生物学更有趣。星体就是一团没有生命的燃烧的气体，最复杂最有趣的行星也不能和细菌试图躲开巨噬细胞攻击的奇妙和惊险景象相提并论。

免疫学不像其他的通俗科学一样简单易懂、新奇有趣。它对读者有要求。你必须要先花时间下功夫掌握一些知识才能真正体会到它的美。在这样一个认为知识要既好玩又好懂的年代，这些要求似乎太高了。尽管面临着这些困难，免疫系统仍然是最值得学习的主题之一，因为它如此复杂，包含了许多以巧妙的方式发生相互作用的不同部分——它就像是宇宙的一扇窗。一扇揭示周围世界以及你自身奥妙的窗口。能活在世上并拥有一具属于自己的躯体是极其幸运的。

我觉得这些付出是值得的，因为你会得到巨大的回报，如果你已经读到了这儿我希望你也有同样的想法。一旦爬上山顶，对整个免疫系统有了全面的了解，看到的风景也将是无与伦比的。不同生物之间的竞争构成了这个世界，它们丝毫不在乎你的想法，而你也将体会到生存于其间意味着什么。

免疫系统之美带有隐隐的伤感。生命太短暂太匆忙，我们无法真正了解世间万物的真相，明白这一点让人痛心。算了，反正最后我们什么也做不了。我们能做的只有时时迎难而上，试着去了解那些比人宏大得多的存在。

哪怕我们永远也无法穷尽其奥秘。

参考资料

刊行印刷品这件事还蛮奇怪的，因为要在付印前很早就定稿。所以为了节省时间，也让印刷人员的日子好过些，我为写作本书而参考的论文、书籍，其详细列表可见于线上：https://kurzgesagt.org/im-mune-book-sources/。

致　谢

　　没有专家们的慷慨帮助，这本书不会存在。他们本已有繁忙的科研和事务安排，却还是为我抽出了时间，耐心地回答了我的许多问题，在我的研究迷失方向时为我指点迷津，就免疫系统及其对手讲了各种了不得的故事。与他们交谈非常有趣。与此同时，他们还在忙于在这场全球疫情中，在这场让所有人都不轻松的疫情中，使世界变得更好。

　　所以，我非常感谢你，James Gurney 博士，你给了我大量的反馈，做了大量事实核查，并讲述了一批来自微生物和病毒世界的精彩故事。慕尼黑免疫学研究所所长 Thomas Brocker 教授，也请你和我来一下兄弟间的碰拳——你在许多次视频电话中，关于免疫学的种种细节，回答了我许多的、经常很奇怪的问题。还有圣保罗大学的 Maristela Martins de Camargo 教授，我们也要来一下跨越大西洋的击掌，谢谢你为免疫细胞的那些惊人能力，讲了那么多神奇的故事！

　　没有你们的帮助，我绝不敢就这样一个复杂话题出版一本书。至今我仍无比感谢你们的时间和热情。此外，向你们所有人学习也真的是一大快事，希望疫情结束之后，我们能有机会一起举杯欢庆！

　　我还要谢谢我的朋友们：Cathi Ziegler、John Green、Matt Caplan、CGP Grey、Lizzy Steib、Tim Urban、Philip Laibacher 和 Vicky

Dettmer。他们都在本书的不同完成阶段通读了全书，有些人还读了好几遍。谢谢你们所有人给出的细致反馈，以及就文风而进行的交谈，你们让我知道了笑料和解说是否都有奏效。谢谢你们适时的开诚布公，并在我情绪低落、不相信自己能写完这本书时给我的鼓励。请朋友阅读一整本书并给出反馈，是一桩巨大的劳烦，尤其是在书还没有完成的时候。所以我非常感谢你们花时间，非常非常感谢。

谢谢 Philip Laibacher，"简而言之"的一号雇员及创意总监，为本书创作了惊艳的插图和封面，也谢谢你牺牲了一部分圣诞假期，一切才得以及时完成。

当然我也欠我的经纪人，Gernert 公司的 Seth Fishman 一个大大的感谢，谢谢你在我对写作第一本书略感惶恐时让我宽心，让整个项目得以启动。感谢我的编辑，兰登书屋的 Ben Greenberg，谢谢你相信这个项目，编辑了初稿，让它朝正确的出版方向发展；谢谢你镇定地出现在全过程中；也谢谢你在我自信满满、傻乎乎地说要 3 个月写完的时候，没有嘲笑我。感谢 Kaeli Subberwal、Rebecca Gardner 和 Jack Gernert，谢谢你们对我的耐心，因为我就是那种"传说中"从不回邮件的作者。大大感谢 Gernert 公司和兰登书屋所有我接触过的人，你们都那么有工作能力、积极主动，让本书的问世成为可能。

我还要感谢"简而言之"团队的全员。我差不多就是请了个长假去写一本我自己心爱的书，而我的团队支持了我，维持了频道和公司的运转。很抱歉我有时不善于沟通，但我真的感谢你们所有人和你们所做的工作。

也非常感谢"简而言之"的所有观众和粉丝。你们中的大多数人我都不认识，当有人当面告诉我，我和团队的创作对他们确有积极意义时，我也从来不知该回答什么。但在这里，在印刷品的安全氛围中，我要说：谢谢你们喜欢我写的东西，谢谢你们的支持；对我而言，这意味着全世界。

如果你读了这本书，并且读到了这里，我也要说：你本有很多别的东西可读，但却读了这一本，所以，谢谢你。

译名表

A 阿司匹林：aspirin
埃博拉：Ebola
癌基因：oncogene
艾滋病（获得性免疫缺陷综合征）：acquired immunodeficiency syndrome，AIDS
氨基酸：amino acid

B 白蛋白：albumin
白血病：leukemia
败血症：blood poisoning，septicemia
瘢痕：scar
板层小体：lamellar body
孢子：spore
杯状细胞：goblet cell
被动免疫：passive immunization/immunity
鼻病毒：rhinovirus
鞭毛：flagellum
扁桃体：tonsil
表皮：epidermis
病毒：virus
病毒神经氨酸酶：viral neuraminidase
病原体：pathogen

补体：complement
布朗运动：Brownian motion

产红青霉：Penicillium rubens C
肠道微生物群：gut microbiota
长寿命浆细胞：long-lived plasma cell
尘螨：dust mite
促炎细胞因子：[pro]inflammatory cytokine

大肠杆菌：Escherichia coli，E. coli D
单核细胞：monocyte
凋亡：apoptosis
动物模型：animal model
多发性硬化：multiple sclerosis

发热：fever F
法氏囊（腔上囊）：bursa of Fabricius（cloacal bursa）
防御素：defensin
肥大细胞：mast cell
肥胖：obesity
肺泡：alveolus

319

K 抗蛇毒血清：antivenom
抗生素：antibiotics
抗体：antibody
抗原：antigen
抗原呈递：antigen presentation
颗粒：granule
克隆选择学说：Clonal Selection Theory
克罗恩 [氏] 病：Crohn's disease
枯草 [芽孢] 杆菌：Bacillus subtilis
狂犬病：rabies
溃疡性结肠炎：uclerative colitis

L 痢疾：dysentery
淋巴 [液]：lymph
淋巴管：lymphatic vessel
淋巴结：lymph node
流感：influenza，flu
流行性腮腺炎：mump，epidemic parotitis
螺旋体：spirochete

M 麻风病：leprosy
麻疹：measle
慢性应激：chronic stress
毛细管：capillary
梅毒：syphilis
免疫 [力]：immunity
[免疫] 平衡：equilibrium
[免疫] 清除：elimination
[免疫] 逃逸：escape
免疫记忆：immunological memory
免疫球蛋白：immune globulin
免疫突触：immunological synapses
灭活疫苗：inactivated vaccine

膜攻击复合物：membrane attack complex，MAC

脑膜炎：meningitis　　　　　　　　N
尼古丁：nicotine
逆转录病毒：retrovirus
黏膜：mucous membrane
黏液：mucus
凝血级联：coagulation cascade
脓毒症：sepsis
疟疾：malaria
疟原虫：plasmodium

派尔集合淋巴结：Peyer['s] patch　　P
疱疹：herpes
皮质醇（[氢化] 可的松）:cortisol, [hydro] cortisone
贫血：anemia
平滑肌：smooth muscle
破伤风：tetanus
剖宫产：cesarean section

桥粒：desmosome　　　　　　　　　Q
亲和力成熟：Affinity Maturation
青霉素：penicillin
趋化因子：chemokine
群体感应（群感效应）：quorum sensing
群体免疫：herd immunity

热泉喷口：hydrothermal vent　　　　R
热休克蛋白：heat shock protein
热原 [质]：pyrogen
人痘接种：variolation

Y　亚单位疫苗：subunit vaccine

咽痛：sore throat

严重急性呼吸综合征冠状病毒 2：severe acute respiratory syndrome coronavirus 2

炎症：inflammation

1 型糖尿病：type 1 diabetes

胰岛素：insulin

乙型肝炎：hepatitis B

抑制受体：inhibitor [receptor]

应激激素：stress hormone

应激源：stressor

幽门螺 [旋] 杆菌：Helicobacter pylori

原生动物：protozoa

Z　谵妄：delirium

真菌：fungus

正黏病毒科：Orthomyxoviridae

脂质：lipid

致癌基因：oncogene

致癌物：carcinogenic substance

质粒：plasmid

质膜：plasma membrane

中东呼吸综合征：Middle East respiratory syndrome，MERS

中心记忆 T 细胞：central memory T cell

[嗜] 中性粒细胞：neutrophil

中性粒细胞胞外陷阱：neutrophil extra-cellular trap，NET

肿瘤：tumor

肿瘤进展：tumor progression

肿瘤免疫编辑：cancer immunoediting

肿瘤微环境：tumor microenvironment

肿瘤抑制基因：tumor suppressor gene

重度免疫抑制：profound immuno-suppression

主要组织相容性复合体：major histo-compatibility Complex，MHC

转移性：metastatic

传染病，感染性疾病：infectious disease

锥虫：trypanosoma

子宫：uterus

自然杀伤细胞（NK 细胞）：natural killer cell

自身反应性 T 细胞：autoreactive T cell

自身抗体：autoantibody

自身抗原：self antigen，autoantigen

自身免疫 [性疾] 病：autoimmune disease

组 [织] 胺：histamine

组织主流记忆 T 细胞：tissue-resident memory T cell